Jana Welch

Sex that connects

AF638032

GOLDMANN

Jana Welch

SEX THAT CONNECTS

Das erotische Playbook
für Paare mit 30 Abenteuern

Mit Illustrationen von
Sabine Timmann

GOLDMANN

FSC www.fsc.org MIX Papier | Fördert gute Waldnutzung FSC® C014496

Penguin Random House Verlagsgruppe FSC® N001967

4. Auflage
Originalausgabe Mai 2024

Redaktion: Nina Schnackenbeck
Illustrationen: Sabine Timmann (alle außer Seite 303);
Vulva gallery: Shutterstock/Kateryna Rodionova
Fotos: Ater Crudus (Seite 336-343)
Beitragende: Yella Cremer (S. 277–288), Ater Crudus (S. 314–350), Ossi Kajas (S. 218–229), Ottokar Lehrner (S. 230–240), Dania Schiftan (S. 184–194) , Stella Anna Sonnenbaum (S. 241–254)
Umschlag: Uno Werbeagentur, München
Satz: Uhl + Massopust, Aalen
Druck und Bindung: GGP Media GmbH, Pößneck
Printed in Germany
GS · IH
ISBN 978-3-442-17996-1

www.goldmann-verlag.de

Für meinen Papa
Arthur Welch
(1922–2002)

INHALTSVERZEICHNIS

Euer erotisches Fest

VORWORT

Liebe Leserinnen, liebe Leser,

ich möchte euch verführen, daran zu glauben, dass ihr euer Liebesleben positiv verändern könnt. Zu jeder Zeit. Denn wie alle anderen Dinge im Leben, unterliegt auch euer Sexleben einem Wandel – liebt und braucht Veränderungen. Dieses Buch ist wie ein Update für eure Sexualität – ihr braucht es nur downzuloaden und könnt gleich loslegen.

Als Sexologin mit eigener Praxis weiß ich nicht nur, dass es geht, sondern auch, wie. Wenn ihr bereit seid, tiefer einzutauchen, verrate ich euch ein paar Geheimnisse, die eure Sexualität zum Leuchten bringen können.

Dieses Buch beschreibt keine akrobatischen Sexstellungen, sondern leichtfüßig praxisnahe und umsetzbare Übungen für Paare jeden Alters, die wenig oder gar keinen Sex haben, viel Sex haben oder die einfach mehr Leben in ihr Liebesleben einladen wollen.

Ich wünsche mir, dass ihr, wenn ihr das Buch fertiggelesen habt, zu euren Freunden sagt: »Hätte ich das nur früher gewusst!«

Wusstet ihr zum Beispiel, dass Erregung und Lust nicht dasselbe sind? Oder dass jeder Mann lernen kann, länger zu können? Dass eine Frau, die sich tagsüber begehrt fühlt, auch mehr Lust auf Sex hat? Oder dass Sex nicht gleich Penetration bedeuten muss?

Wie das geht? Lest einfach dieses Buch.

Möglicherweise wird es nicht ganz so gemütlich und kuschelig wie auf eurem Sofa vor dem Bildschirm … Denn dieses Buch ist abenteuerlich, gewagt, lustig, überraschend, einfühlsam und das Ergebnis vieler Stunden mit meinen Klientinnen und Klienten sowie meiner eigenen Lebenserfahrungen. Es ist quasi all mein Wissen als Sexologin in klarer und leicht verständlicher Essenz.

Seid ihr neugierig geworden? Wunderbar!

Dann lade ich dich und deinen liebsten Menschen herzlich dazu ein, diese Reise zu beginnen. Ihr werdet liebevoll begleitet: Nicht nur von mir, sondern auch von sechs weiteren Experten, die voller Herzblut ihr Wissen an euch weitergeben wollen.

Ich wünsche euch also wunderbare Erlebnisse miteinander, die euch verbinden und sich euch einander nah fühlen lassen. So wird Sex mehr als nur ein körperlicher Akt. Ich möchte, dass eure Seelen miteinander tanzen und ihr erlebt, wie es sich anfühlt, wenn Liebemachen aufregender ist als eure Lieblingsserie.

Ab jetzt gilt das Motto: *Enjoy more Sex that connects!*

Eure Jana

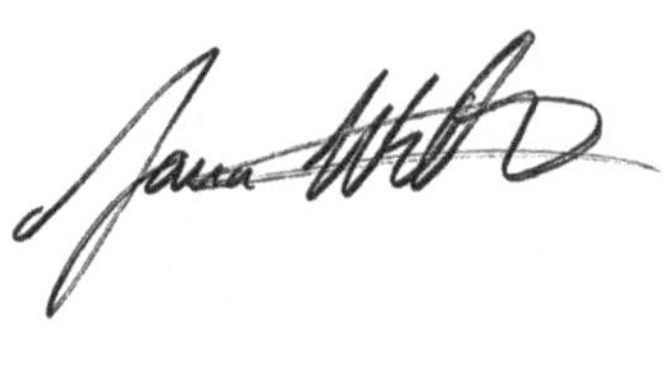

PS: Um den Lesefluss nicht zu stören, gendere ich im Buch wenig. Ich meine aber immer alle Geschlechter und Identifikationen, dieses Playbook ist für alle da.

MEINE LESEEMPFEHLUNG

»Sex that connects« (STC) ist ein **Buch für Paare jeden Geschlechts und mit jeder sexuellen Vorliebe und Gesinnung. Egal ob heterosexuell oder homosexuell.** Also, jeder Mensch, egal wie und wen er oder sie liebt, kann jedes der folgenden Abenteuer erleben bzw. für sich abwandeln. Keines ist zu schwer, zu wild oder zu »versaut«.

Aber weil ich es für Paare geschrieben habe, empfehle ich euch, es *gemeinsam* zu lesen. Vielleicht kauft ihr gleich zwei Exemplare (fände ich super), oder aber ihr lest euch das Buch gegenseitig vor (sehr romantisch und streckenweise mega-heiß).

Ich rate euch außerdem, die Abenteuer hintereinander und in eurem individuellen Tempo zu durchleben. Sie bauen in gewisser Weise aufeinander auf – auch wenn jedes für sich allein gespielt und beliebig oft wiederholt werden kann. Bitte lest die Übung immer erst einmal komplett durch, bevor ihr loslegt.

Ihr seht anhand der **Kategorien,** welche Fähigkeiten ihr mit der jeweiligen Challenge stärkt:

Spielen , Kommunikation , Entdecken oder Verführen .

Die **Spice Scale** zeigt den »Schwierigkeitsgrad« der Übung an. Eine Peperoni steht für »mild« und vier für »sehr scharf«. Mild = Ihr braucht wenige Skills und nicht so viel Mut. Sehr scharf = Ihr kommt vielleicht an den Rand eurer Komfortzone und verlasst diese sogar.

Jede Challenge ist nach demselben Schema aufgebaut: Es gibt eine Einleitung, eine Idee für ein Mindset, das für die Übung dienlich und vielleicht ungewohnt sein kann, einen Grund, warum ihr die Challenge machen solltet, wie sie euch hilfreich sein kann (»Reason why«), die Challenge selbst, die Schritt für Schritt aufgebaut und in der auch immer eine Feedbackrunde enthalten ist. Manchmal gibt es »Hot Tipps«, »Stolpersteine« und Wissensbits (»Gut zu wissen«) oder besonders aufregende, prägnante Hinweise und Augenöffner (»Hot«). Und dann ist da noch ein Stilelement, das ich während des Schreibens besonders geliebt habe:

Ich habe vier Paare frei erfunden, die berichten, wie sie die Challenge erlebt haben. Sie stehen stellvertretend für euch, liebe Leser, und agieren so oder so ähnlich wie Klienten von mir. Sie haben die gleichen Zweifel oder Vorlieben wie viele von euch. Sie durchleben die Challenge und teilen mit euch ihre intimsten Gefühle und Gedanken dazu.

DARF ICH VORSTELLEN?

SUSANNE UND KLAUS – MITTE 50

Die beiden kennen sich seit zehn Jahren. Sie möchte, dass er im Bett (und auch im Haus und Alltag) funktioniert und es ihr regelmäßig und zuverlässig »besorgt«. Das ist für Klaus gar nicht so einfach, schon, weil sein bestes Stück nicht immer so will wie er. Schon gar nicht unter Druck. So hat er irgendwann angefangen, Sex zu vermeiden. Viel lieber masturbiert er zu Pornos – das klappt ganz wunderbar. Susanne übrigens auch. Ihre Lieblingspartner im Bett sind ihre Vibratoren, die sie je nach Lust zielgerichtet und schnell einsetzt.

Weil sich Klaus nicht als echter Kerl fühlt, möchte er auch außerhalb des Bettes alles besonders richtig machen. »Mutti Susanne« schaut dabei kritisch, was er so fabriziert, und kritisiert und korrigiert viel. So ist eine Mutter-Sohn-Dynamik zwischen den beiden entstanden, im Bett und auch außerhalb desselben. Susanne hält die Kontrolle, und Klaus traut sich nicht, endlich erwachsen zu werden.

Dementsprechend frustrierend ist ihr eingeschlafenes Sexleben, wo (noch) keine auf ihre Kosten kommt.

GRETA UND FELIX – ENDE 20

Die beiden lieben sich sehr und wollen bald heiraten und eine Familie gründen. Sie fühlen sich sehr zueinander hingezogen. Auch körperlich. Wenngleich jeder der beiden eine andere Sprache der Sexualität spricht. Felix hat sein sexuelles Knowhow aus den vielen Pornos, die er, seitdem er 15 ist, schaut. Für ihn ist es ein Vorspiel, wenn Greta ihm einen bläst. Dann checkt er kurz, ob sie schon feucht ist, und dringt mit seinem überdurchschnittlich großen Penis ein. Alles viel zu schnell für Greta. Sie mag diese mechanische Art des Liebemachens überhaupt nicht, und manchmal tut es ihr auch weh. Sie weiß, dass es da noch mehr geben muss, und will sich auf die Suche machen.

Beim Sex mit Felix kommt sie zwar zum Orgasmus – vergleicht das jedoch eher mit einem kurzen, erleichternden Niesen. Sie wünscht sich mehr Verbundenheit beim Sex und hat es satt, dass es immer nur um sein Kommen geht – spricht es aber (noch) nicht an.

MARIE UND DAVID – MITTE 30

Ja, Marie und David berühren sich noch. Am liebsten jedoch vor der Glotze. Da kuscheln sie, halten Händchen und schlafen gerne bei der Lieblingsserie ein. Ihr Sexleben war noch nie besonders aufregend (sie kennen sich seit der Schule), und sie wissen auch nicht, wie sie es anders gestalten könnten. Dafür fehlt ihnen schlicht das Wissen und die Fähigkeit, »richtig« miteinander zu kommunizieren. Über Sex reden? Peinlich, peinlich.

So vermeiden beide lieber die für sie lästige Aufgabe des Liebemachens und haben über die Zeit wirkungsvolle Sexvermeidungsstrategien entwickelt. Ihre beiden Kinder (vier und sieben) sind eine beliebte Ausrede, warum sie jetzt oder morgen oder übermorgen keinen Sex haben können oder wollen.

Marie jedoch träumt in ihren Fantasien davon, eine Prostituierte zu sein, die ihre Vulva schön findet. Und David? Er hat noch keine genaue Vorstellung davon, was er für ein Liebhaber sein will. Er fühlt sich im Bett überfordert und unsicher. Wenn er es sich selbst macht, dann ganz schnell und im Geheimen.

MARVIN UND TERESA – ENDE 30 / ANFANG 40

Teresa und Marvin sind vor einem Jahr Eltern geworden. Teresa hat erst vor kurzem aufgehört zu stillen. Seit der Geburt hat sich ihr Sexleben komplett verändert. Marvin fühlt sich wie das dritte Rad am Wagen. Teresa scheint nur noch Augen für ihren Sohn zu haben – alle Zärtlichkeiten gehen an ihn. Marvin schläft seit ein paar Monaten im Gästezimmer, sodass der Körperkontakt zwischen den beiden so gut wie eingeschlafen ist. Er hat für Teresa Verständnis und will sie auch nicht ständig mit seiner Lust bedrängen. So steckt er Abend für Abend zurück. Er vermisst nicht nur den Sex, sondern auch die Nähe zu seiner ehemals so sinnlichen und sexuell aktiven Frau. Er hofft, dass die Zeit alles wieder besser machen wird.

Teresa hingegen ist nur froh, dass momentan Sexpause ist – denn sie fühlt sich seit Schwangerschaft und Geburt in ihrem Körper noch immer unwohl und hat irgendwie den Bezug zu ihrem sexuellen Ich verloren. Dabei hat sie vor der Schwangerschaft den Sex mit Marvin sehr genossen. Sie weiß noch nicht, wie sie aus diesem Sex-Dilemma wieder herauskommen soll, und vermeidet daher lieber das Gespräch.

DER GURU ODER DIE GURUIN

Ist der Guru ein Mann oder eine Frau? So genau weiß ich das gar nicht. Ich finde es jedoch auch nicht so wichtig. Er*sie hat auf jeden Fall das Wissen beider Geschlechter in sich – verfügt über männliche und weibliche Anteile und kann sich auf diese Weise wunderbar in meine Paare hineinfühlen.

Er*sie kommt aus einem fernen Land, wo sexuelles Wissen von Generation zu Generation überliefert wird. Er*sie hat ein tiefes, fast spirituelles Verständnis von Sexualität und schenkt euch, lieben Lesenden, noch einmal einen anderen Blick auf die (Sex-)Dinge. Oft unverblümt, deckt er*sie die Schwachstellen der Paare auf und gibt ungewöhnliche Tipps, wie diese ihr Sexleben verändern könnten.

Der*die Guru*in umschreibt das männliche Genital als »Lingam« und das weibliche Lustorgan als »Yoni«. Beide Begriffe sind aus dem Sanskrit übersetzt und werden heute im Tantra als Synonyme für die Genitalien benutzt.

MINDSET BEIM LESEN

Wenn ihr glaubt, ihr (oder zumindest einer von euch) braucht das eine oder andere Abenteuer nicht oder kennt es schon längst – macht es trotzdem! Vielleicht glaubt auch einer von euch beiden, *»Ach, ich kann es mir schon beim Lesen genau vorstellen«*. Nein, liebe Lesende, den größten Effekt erzielt ihr, wenn ihr die Übungen aus diesem Buch nicht nur im Geiste vollzieht, sondern sie er-*lebt*! Am eigenen Körper, mit allen Sinnen und allen Widerständen, die da vielleicht aufkommen und auch gesehen werden wollen. So geht sexuelles Wachstum. **Schummeln gilt also nicht.**

Natürlich seid ihr auch herzlich eingeladen, die Übungen an euch anzupassen. Verändert sie gerne, verlängert, aber verkürzt sie nicht unbedingt. Lasst euch immer Zeit und startet erst dann mit einer Übung, wenn euch klar ist, wie sie geht. Vielleicht schreibt ihr sie euch auch in Kurzfassung auf einen Zettel, damit ihr nicht mittendrin im Buch blättern und nachlesen müsst.

Die **Zeitangaben** helfen euch, euch auf die Übung einzulassen. Sie schaffen einen sicheren Rahmen, weil jeder von euch weiß: Es geht nur so und so lange, und in dieser Zeit darf ich mich entspannen, nichts tun, nur fühlen etc.

Wenn ihr den Timer eures Handys vermeiden wollt, könnt ihr euch auch Playlists mit verschiedenen Längen anlegen. Wenn die Musik zu Ende ist, wisst ihr genau, dass das auch für die Übung/Runde gilt.

GANZ WICHTIG!

Bevor ihr jetzt gleich startet, möchte ich euch noch eine Sache ans Herz legen. Die heißt **Konsens**. Ein großes Wort, das man überall hört. Für mich heißt das, **ein Nein kann und darf immer sein und wird immer gehört.** Es kann besprochen und verhandelt werden – denn (nur) dann kann aus dem Nein ein Ja werden. Heißt: Jede Übung findet nur dann statt, wenn ihr sie *beide einvernehmlich* ausprobieren wollt und ihr beide Lust darauf habt.

Daher finde ich ganz wichtig, dass ihr immer ein sogenanntes Safeword vereinbart, welches, egal von wem ausgesprochen, einen sofortigen Stopp der Übung zur Folge hat.

So und jetzt geht's endlich los! Also fast. Die meisten Abenteuer finden wahrscheinlich bei euch im Schlafzimmer statt. Daher erlaube ich mir, euch ein paar Tipps zu geben, wie dieser »erotische Raum« im besten Fall aussehen sollte und welche Items No-Gos sind.

TIPPS FÜR EUER LIEBESNEST

Euer Schlafzimmer ist der Spiegel eurer Lust. Das bedeutet, wenn ihr zukünftig mehr und schöner Liebe machen wollt, dann geht *jetzt* einmal gemeinsam in euer Schlafzimmer. Wie sieht es da aus? Steht Omi in einem Bilderrahmen und schaut euch beim Sex zu? Stellt das Bild lieber in einem anderen Raum auf. Auch vollgehängte Kleiderständer und Wäscheberge haben in eurem Liebesnest nichts zu suchen. Wie sieht es mit Kinderspielsachen und Teddys aus? Die können allesamt in einer Kiste verschwinden.

Stellt euch einfach vor, euer Schlafzimmer wäre ein »erotisches« Hotelzimmer – also habt Mut, es zu verändern. Schafft einen Raum der Ruhe und Ordnung. Hier hat nur die Erotik Platz – Kabelberge und Anschlussmöglichkeiten für Handys, Steckdosen und zahlreiche Erinnerungen aus einer nicht gemeinsamen Vergangenheit können in Kartons verschwinden.

In meiner Vorstellung herrschen eher satte, dunkle Farben vor – aber auch ganz in Weiß kann heiß sein.

Wichtig sind die Materialien: Investiert in eine tolle Baumwoll-Satin-Bettwäsche, die sich schmeichelnd auf eurer Haut anfühlt und auf der die Haare nicht knistern. Schöne Plaids und samtene Kissen können für eine »weichere« Atmosphäre sorgen. Eine neue Matratze ist immer eine gute Investition – ebenso ein quietschfreier Bettrahmen. Besonders heimelig sind dicke Samtvorhänge, die neugierigen Nachbarn den Blick verwehren. Neben eurem Bett habt ihr idealerweise alles griffbereit, was ihr zum Spielen braucht: Augenbinden, Öle (gerne angewärmt im Babyflaschenwärmer) und/oder Kondome. Ihr wollt nicht suchen, wenn ihr heiß seid. Kleine Gasthandtücher sind praktisch, um Liebessäfte nach dem Sex zu trocknen.

Für mich wohl am allerwichtigsten, ist das Licht. Wie könnt ihr euren Liebesraum indirekt beleuchten? Vielleicht könnt ihr eine gelbe oder rote Folie über eure LED-Birnen stülpen? Kerzen oder Teelichter sind wunderschön und zaubern tolle Effekte auf eure Körper.

Ebenso anregend wie die Beleuchtung ist der Duft. Wie riecht es bei euch im Schlafzimmer? Nach alten Socken oder nach Lust? Was mögt ihr, und wie könnt ihr euren Raum beduften? Jeder hat da andere Vorlieben – vielleicht bummelt ihr einmal durch die Geschäfte und schnuppert gemeinsam an Duftölen oder Raum-Diffusern.

Und dann die Temperatur – ich höre immer wieder, dass es

zu kalt im Schlafzimmer sei. Nicht zum Schlafen, sondern zum Liebemachen. Also heizt gerne vorher ein oder kauft euch einen kleinen elektrischen Heizkörper. Frieren geht gar nicht – zu warm und stickig kann jedoch auch unangenehm sein.

Und bevor ihr lüstern übereinander herfallt – sorgt für die richtige Musik. Meiner Meinung nach beeinflusst diese ganz erheblich die Stimmung beim Liebemachen. Hardrock zu Slow Sex passt einfach nicht und Klassik zu BDSM vielleicht auch nicht so gut. Also, was wollt ihr hören? Lieber nichts?

Umso besser. Dann hört ihr nur euch selbst.

Aber jetzt: Viel Vergnügen mit STC!

Mehr Infos findet ihr auf: www.sexthatconnects.de

DIE ZEHN GOLDENEN REGELN DER KOMMUNIKATION

In meinem Buch schreibe ich immer wieder, wie wichtig es ist, »achtsam zu kommunizieren«. Für mich bedeutet das, dass ich meinem Partner etwas zutraue, ihm Dinge erzähle, die ich sonst nur meinem besten Freund oder meiner besten Freundin erzähle. Also auch Dinge, die vielleicht unbequem sind oder von denen ich weiß, dass er sie nicht gerne hören mag. Im besten Fall gelingt es mir, mich in einer gewaltfreien Art und Weise auszudrücken. Wie das genau geht, könnt ihr euch sehr unterhaltsam aufbereitet in dem großartigen YouTube-Vortrag von Marshall Rosenberg von seinem Workshop 2015 in San Francisco anschauen.

Gelingt mir das immer? Nein. Auch ich werde manchmal wütend, wenn ich mich getriggert fühle. Und das ist auch nicht weiter tragisch. Wichtig ist nur, dass man generell bereit ist, auch eine andere Meinung zu akzeptieren, und dass es weniger darum geht, dass jemand Recht hat – sondern dass man eine gemeinsame Lösung findet und eben auch mal nachgeben kann (und damit meine ich beide Seiten).

Die folgenden **zehn goldenen Kommunikationsregeln** können euch helfen, in einen intimen Austausch mit eurem Partner zu kommen:

1. **Findet den richtigen Zeitpunkt:** Timing ist alles. Es ist in der Regel sinnlos, eurem Partner, kurz bevor er ins Büro geht, von einem schwierigen Thema zu erzählen. Daher wählt einen Moment aus, der für euch beide – zeitlich und emotional! – gut passt. Vielleicht ist es bei einem ruhigen Abendessen zu zweit. Gerne könnt ihr euren Partner auch vorab fragen, wann sie mal Zeit und Ruhe für ein Gespräch hat.
2. **Fokussiert euch:** Vermeidet es, zu viele Themen auf einmal zu besprechen, auch wenn die Unterhaltung gut läuft. Ein Thema genügt! Daher kann es sinnvoll sein, dass ihr euch vorher selbst darüber klar seid, WAS ihr genau sagen möchtet. Hört also erst mal in euch selbst hinein und sprecht es dann aus.
3. **Seid klar und deutlich:** Auch euer Partner hat bestimmt über die Zeit feine Antennen entwickelt und fühlt unterdrückte Anschuldigungen und Vorwürfe. Daher ist es sinnvoll, euer Anliegen so präzise und deutlich wie möglich zu benennen – eventuell könnt ihr anschauliche, konkrete Beispiele geben. So könnt ihr sicher sein, dass euer Gegenüber auch wirklich versteht und fühlen kann, worum es euch geht.
4. **Gebt eurem Partner eine echte Chance und hört zu!:** Hört aufmerksam zu, ohne dazwischenzuquatschen. Das ist für viele Menschen wirklich schwierig und erfordert Zurückhaltung, Geduld und Neugierde auf den anderen und die Bereitschaft, etwas zu erfahren, was vielleicht nicht so angenehm ist. Doch wer viel redet, erfährt selten etwas Neues. Eine tolle Möglichkeit, um sich zu zügeln, ist das sogenannte »Sharing«: Ihr stellt einen Timer auf drei Minuten. In dieser Zeit darf nur eine von euch sprechen. Der andere

hört zu – schweigt und nickt freundlich. Wenn die Zeit abgelaufen ist, wiederholt der Zuhörer, was er gehört hat. Und nur das. Er bewertet und kommentiert das Gehörte nicht. Dann werden die Rollen getauscht.

5. **Bewertet das Gehörte nicht sofort:** Man ist sehr schnell dabei, die Aussage des anderen in »Schlecht« oder »Gut« zu unterteilen oder in »Richtig« oder »Falsch«. Vergesst nie: Jeder lebt in seiner eigenen Realität, und was für euch gilt, muss nicht für euren Partner gelten. Er hat vielleicht ganz andere Erfahrungen gemacht als ihr. Und diese sind nicht mehr, aber auch nicht weniger wert als eure. Jede Meinung hat eine Daseinsberechtigung. Kommentiert die Aussagen eures Partners also lieber mit »Interessant« und holt tief Luft, wenn euch etwas stark triggert.
6. **Teilt dem anderen mit, wenn ihr stark getriggert seid:** Vielleicht wisst ihr auch, warum. Vielleicht sind es Anteile aus eurer Kindheit oder Vergangenheit, die euch aggressiver, enttäuschter oder anderswie extremer als sonst auf eine Aussage reagieren lassen. Sobald euer Partner das weiß, kann er dementsprechend darauf reagieren. Und schon seid ihr euch wieder ein Stückchen nähergekommen.
7. **Macht euch gegenseitig keine Vorwürfe:** Sprecht keine Beschuldigungen aus. Die bringen euch nicht voran und schon mal gar nicht einander näher. Sie treiben den jeweils anderen in eine Ecke, aus der er nur schwer wieder herauskommt. Also, verzichtet in Zukunft bitte auf Du-Botschaften (»Du hast das und das wieder falsch gemacht, obwohl ...«) und versucht, in Ich-Botschaften zu sprechen (»Ich fühle mich traurig damit, dass ...«).
8. **Kommuniziert nicht mit Generalisierungen:** Streicht Wörter wie »immer« oder »nie« aus eurem Wortschatz. Diese

Wörter begleiten oft schlecht greifbare Verallgemeinerungen, auf die schwer konkret reagiert werden kann, und stellen euren Partner ebenso in eine Ecke. Denn wenn jemand etwas *immer* tut, geht doch die Chance, dass er das verändert, hart gen null, oder?

9. **Versucht, zu einem Ergebnis zu kommen**: Toll wäre es, wenn ihr zu einem *gemeinsamen* Ergebnis kommen könntet. Das kann auch bedeuten, dass ihr einen Kompromiss findet, mit dem ihr beide gut leben könnt. Möglicherweise unterstützt ihr euch gegenseitig dabei, diesen Kompromiss einzuhalten, und verabredet, nach welcher Zeitspanne ihr noch einmal gemeinsam auf den Prozess und den Status quo gucken und das Thema erneut besprechen möchtet.
10. **Erlaubt euch Pausen:** Wenn ihr beide oder eine von euch merkt, dass das Gespräch gerade so gar nichts bringt, Emotionen hochkochen oder ihr extrem unsachlich argumentiert, trennt euch bitte für 30 Minuten und kommt dann wieder zurück. So lange braucht unser System, bis wir uns wieder beruhigt haben.

Intime Kommunikation fällt nicht vom Himmel und braucht immer mindestens zwei Menschen, die Lust haben, eine Beziehung und eine Sexualität zu leben, die lebendig und interessant ist. Aber glaubt mir, sobald ihr einmal damit angefangen habt, eurem Partner etwas zuzutrauen, werdet ihr recht schnell eine positive Entwicklung feststellen können. Es lohnt sich also!

NOCH ZU MÜDE FÜR SEX?

CHALLENGE 1: WIDERSTÄNDE ERKENNEN UND AUFLÖSEN

von Jana Welch, nach einer Idee von Annika Kulich

Wenn eure Lust ein Heißluftballon wäre, wie hoch würde er fliegen? Würde er sich der Thermik hingeben, ziellos im Himmel hin und her schweben, oder eher nah am Boden taumeln? Welche Gewichte hängen an eurem Heißluftballon, die ihr von oben, aus eurem Korb, nicht sehen könnt – aber loswerden wollt, damit euer erotisches Leben wieder abheben kann?

Genauso »beschwert« war der Heissluftballon eines Mannes, der unlängst in meiner Praxis saß und die Welt nicht mehr verstand:

»Ich finde meine Frau so toll. Sie ist super-sexy, schlau, und ich liebe sie sehr. Aber wir haben seit über vier Jahren keinen Sex mehr. Unsere Kinder sind längst aus dem Haus und unsere Leidenschaft auch. Dafür kuscheln wir viel auf dem Sofa.«

Früher hätte ich erst einmal viel Zeit damit verbracht, herauszufinden, welche Fantasien ihn antörnen, was genau er an seiner Frau noch scharf findet und ob er vielleicht einen geheimen Fetisch hat, den seine Frau nicht bedient. Vielleicht hat er sogar eine Affäre, die er mir verschweigt? Oder er schaut lieber Pornos?

Heute, viele Jahre später, weiß ich, dass die Gründe für Unlust auch ganz woanders liegen können: Nicht im Bett, wie man meinen könnte, sondern im ganz normalen Alltag.

»Der Mistkerl hat gestern schon wieder nicht den Müll runtergetragen. Meinen Orgasmus kriegt er nicht, um sich gut zu fühlen« oder »Sie sagt ständig, dass ich mehr Zeit mit ihr verbringen solle, dabei hätte ich mich heute echt gern mit den Jungs getroffen. Dann bleibe ich eben hier – Zärtlichkeiten bekommt sie aber trotzdem nicht«. Das ist ein Kampf, der anstatt am Küchentisch schweigend im Bett ausgetragen wird. Bewusst, aber ganz oft auch unbewusst. Kindisch vielleicht, aber manchmal ist es ein Hilfeschrei nach mehr Anerkennung, physischer Präsenz und emotionaler Nähe im Alltag. Und je länger beide schweigen, desto länger wissen sie nicht, was eigentlich los ist, was unter der Oberfläche brodelt, welche Gewichte am Heißluftballon der Lust hängen.

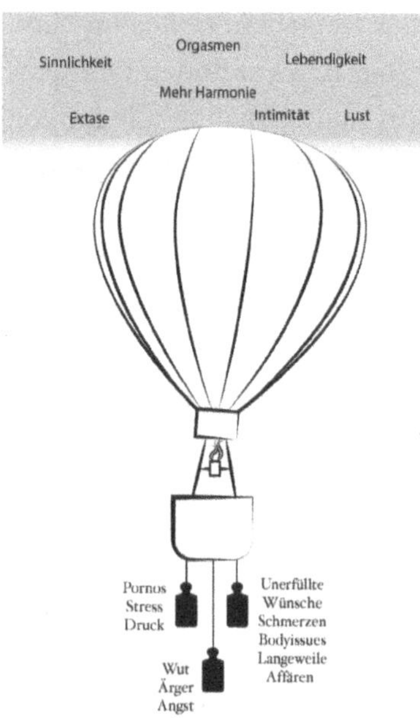

Vielleicht kommt euch das Ergebnis bekannt vor: Netflix schauen, wenig präsente Zeit mit dem Partner verbringen usw. Welches Verhalten legt ihr an den Tag, wenn ihr mit dem Verhalten eures Partners nicht zufrieden seid? Wenn ihr wütend oder frustriert seid?

Wenn ihr bereit seid, eure Gewichte hochzuziehen und anzuschauen werdet ihr belohnt: mit echter Hingabe, mit Leidenschaft und Sinnlichkeit. Denn diese drei Verlockungen sind erst dann möglich, wenn ihr ohne Widerstände/Gewichte miteinander schlaft. Dann steht nichts mehr zwischen euch. Dann könnt ihr euch fallenlassen und Nähe zulassen. Dann fahrt ihr nicht mehr mit angezogener Handbremse. Ihr könnt eurem Gegenüber beim Sex in die Augen sehen, ohne Vorbehalte und Aufrechnungen.

Und genau deshalb ist dies euer erstes Abenteuer. Ihr überprüft, ob und, wenn ja, welche Widerstände mit in eurem Bett liegen, die gar nichts mit Sex zu tun haben. Seid bei der Aufgabe bitte ganz ehrlich, und wenn jeder von euch dazu bereit ist, legt ihr die Karten auf den Tisch. Ihr entlarvt eure Muster und macht euch so startklar für alle weiteren Abenteuer.

Gut zu wissen

Widerstandsverhalten ist eine natürliche menschliche Reaktion auf ungesehene Bedürfnisse und Wünsche. Ihr fühlt euch nicht genug oder falsch geliebt, nicht verstanden, ungerecht behandelt oder auch abgelehnt. Erst wenn ihr euch in eurer Beziehung sicher fühlt, könnt ihr über eure wahren Bedürfnisse, Wünsche und Gefühle sprechen und damit euren Widerstand langsam auflösen.

Mindset

Habt im Kopf, dass es bei dieser ersten Übung nicht darum geht, das WARUM (haben wir zu wenig oder keinen

Sex) zu erkunden, sondern nur um eine Art Bestandsaufnahme eures Verhaltens. Ihr erkundet neugierig, ob vielleicht Wut, Trotz oder andere schwierige Gefühle hinter eurem Verhalten liegen könnte.

Und by the way – es kann auch sein, dass man manchmal *wirklich* einfach zu müde für Sex ist. Und das ist dann auch okay.

Stolperstein

Manchmal hat man sie auch ein bisschen lieb, diese Widerstände. Sie eignen sich immerhin hervorragend, um seinen Missmut passiv-aggressiv auszuleben und den Partner spüren zu lassen: »Mit dir stimmt etwas nicht« oder »Du hast etwas falsch gemacht«. Deshalb kultiviert so manches Paar seine Sexvermeidungsstrategien über viele Jahre: »Wenn du das (nicht) machst, dann kriegst du das nicht …!« Wenn ihr aber Lust auf mehr Lust habt, dann pfeift auf eure Egos und geht wieder aufeinander zu.

Challenge

Ihr lernt heute acht verschiedene Widerstandsverhalten kennen. Erforscht anhand dieser, welche Strategien ihr vielleicht entwickelt habt, um Sex oder Intimität zu vermeiden.

Material

2 Stifte
2 x 8 Karteikarten

Setting

Setzt euch gemütlich an einem Tisch zusammen. Wenn ihr beide einen langen Tag hattet, stellt erst einmal eure Frequenzen aufeinander ein und schaut euch dazu zum Beispiel für zwei Minuten bloß in die Augen.

Schritt 1:

Hier sind die acht Sex-Widerstandsverhalten. Einer liest sie laut vor. Wenn ich keine Lust auf Sex habe und es nicht sagen will, dann ...

1. Mache ich Witze über meinen Partner, ziehe seine Lustlosigkeit/Lust ins Lächerliche oder mache sarkastische Anmerkungen.
2. Erfinde ich Ausreden, warum ich jetzt gerade nicht kann, schiebe andere Dinge vor.
3. Lästere ich bei meinem besten Freund über die Unfähigkeiten meines Partners ab.
4. Bestrafe ich meinen Partner mit schlechter Kommunikation oder Laune: Ich schweige, gehe aus der Situation oder sage zum Beispiel, dass man so ein Sexbuch wie dieses überhaupt nicht brauche.
5. Mache ich (lustlos) mit und lasse Sex über mich ergehen. Stelle sicher, dass das meinem Partner auffällt. Gebe mir keine Mühe – Sex muss halt sein, ist Dienst nach Vorschrift.
6. Sorge ich kreativ dafür, dass Sex sehr selten stattfinden kann. Immer dann, wenn eigentlich Zeit wäre, muss ich leider ins Büro, zum Tennis etc.
7. Streike ich und verweigere jegliche Art von Intimität. Vermeide intime Momente, die zu Sex führen könnten. Höre auf zu küssen, zu berühren.

8. Denke ich an Trennung oder plane den Exit. Schuld hat natürlich der andere.

Welche der Aussagen hat bei euch ein Schmunzeln hervorgerufen? Welche ein Stirnrunzeln? Bei welcher wart ihr sogar erschrocken? Fühlt mal in euch hinein.

Schritt 2:
Jeder nimmt sich acht Karteikarten und schreibt auf jede Karte eines der obigen Widerstandsverhalten in Kurzform. Legt die Karten vor euch auf den Tisch.

Schritt 3:
Einer liest die nun folgenden Statements vor. Nach jedem Statement macht ihr eine Pause und überlegt für euch, welchem der acht Widerstandsverhalten ihr das Statement zuordnen würdet. Auf »1–2–3–4–5« haltet ihr die Karteikarte hoch, die eurer Meinung nach am besten dazu passt. Tauscht euch aus, warum ihr euch dafür entschieden habt.

Wichtig: Es gibt hier kein Richtig oder Falsch.

Die Statements:

- Paul erzählt seinem Freund Peter am Telefon: »Und dann kommt sie wieder mit diesen Dessous an und hat das ganze Schlafzimmer in einen Duftkerzen-Puff verwandelt. Alter, da vergeht mir echt alles.«
- Vera verträgt keinen Knoblauch oder Zwiebeln. Sie bekommt akuten Blähbauch und muss sofort ins Bett. Sascha kocht seit Neustem am liebsten Sizilianisch.

- Sabine hat aufgehört, sich ihre Vulva zu rasieren. Marco hat einen Fetisch für glatt rasierte Vulven.
- Peter schläft nicht mehr mit seiner Frau. Er fühlt sich konstant von ihr bewertet und hat keine Lust mehr, sich das auch noch im Bett anzutun.
- »Oh Mist, ich habe schon wieder die Pille vergessen.«
- »Dein ewiges Gequatsche über Sex nervt mich ohne Ende. Rufe doch deine Freundin an oder suche dir eine Therapeutin.«
- »Der Film ist so spannend. Ich komme gleich ins Bett, ja? Geh du ruhig schon mal und wärme für mich vor.«
- »Ich habe jemand Neues kennengelernt.«
- Innerer Monolog: »Muss das jetzt echt schon wieder sein? Okay, dann blase ich ihm schnell einen. Dann habe ich erst mal wieder meine Ruhe und muss nicht richtig ran.«
- Konstanze weiß: Wenn sie etwas Schlechtes über seine Mutter sagt, wird er sauer und ... schläft auf dem Sofa.
- »Also, mein Ex hat das immer anders gemacht als du.« oder »Bei meiner Ex bin ich immer gekommen«.
- Innerer Monolog: »Wenn ich ganz schnell komme, dann ist es schneller vorbei.«
- Elsa schläft lange, Chris ist vor ihr wach. Er wartet und wartet ... Dann wacht sie endlich auf und hat Lust auf Morgensex. »Nee, ich hatte schon eine Erektion, da hast du noch geschlafen.«
- »Du bist ein Weltwunder – du hast fünfmal im Monat deine Tage.«

Schritt 4:

Nach diesem Aufwärmen geht es ans Eingemachte: Welches Widerstandsverhalten kennt ihr von euch selbst?

Wenn ihr keine Lust auf Sex habt – was macht ihr dann? Gibt es bei euch »Dienst nach Vorschrift«? Welches Verhalten kommt euch bekannt vor?

Begebt euch auf die Suche und kramt ein bisschen in eurer jüngsten Vergangenheit. Versucht dabei, ganz ehrlich mit euch zu sein. Erst einmal jeder für sich.

Schritt 5:
Teilt eure Erkenntnisse im Anschluss erst einmal, ohne sie weiter zu kommentieren. Wechselt euch ab und hört euch aufmerksam und offenherzig zu.

Schritt 6:
Besprecht eure Erkenntnisse achtsam miteinander. Und schaut, wie ihr in Zukunft damit umgehen könnt und möchtet.

Ihr könnt euch dazu folgende Fragen stellen:

- Wofür dient mir mein Widerstand?
- Was sind die Folgen meines Widerstandes, und möchte ich diese in Zukunft behalten?
- Was müsste passieren, damit ich mein Widerstandsverhalten endlich loslassen kann?

Schritt 7:
Bedankt euch bei eurem Partner für sein Vertrauen.

HOT!

Vielleicht ist es euch noch gar nicht bewusst: Derjenige, der weniger Sex will, hält die Macht in der Beziehung. Denn er bestimmt, wann es wieder Sex gibt.

Reason why

Unlust als Reaktion auf ein »Fehlverhalten« des Gegenübers führt selten zu mehr Lust. Das ist euch wahrscheinlich allen klar – aber nicht immer steuerbar.

Fast jede Beziehung läuft besser, wenn man sinnliche und erotische Momente miteinander erlebt. Ergo bestraft ihr euch selbst, aber auch euren Partner, wenn »Kämpfe des Alltags« ins Bett transferiert werden.

Sehr hilfreich, um aus dieser Falle herauszukommen, ist, wenn ihr beide zukünftig besser erkennen könnt, dass die Sexvermeidungsstrategie eures Partners zumindest in vielen Fällen eine Reaktion auf ein (noch) **nicht gehörtes oder formuliertes Bedürfnis** ist. Denn nur dann könnt ihr auch darüber sprechen und euch um die Herausforderung kümmern.

Das macht zwar nicht sofort alles besser, und die Lust kommt auch nicht unbedingt mit einem »Plopp« in euer Leben zurück – aber es verändert schon mal viel an der Situation. Der Nebel kann sich lichten.

Wenn ihr also zukünftig ein Widerstandsverhalten bei euch selbst entdeckt, haltet inne und fragt euch ganz ehrlich: Was habe ich meinem Partner noch nicht gesagt? Worüber ärgere ich mich eigentlich? Welche Wünsche schlummern unter meiner Lustlosigkeit? Welche Gewichte kann ich loslassen, damit unser Ballon wieder abheben kann?

Macht euch das bewusst und teilt eure Erkenntnisse mit eurem liebsten Menschen. Und wenn ihr noch nicht so genau wisst, was eigentlich los ist, besprecht eben das mit ihm oder ihr. Das ist echte Intimität und wird euch als Paar einander näherbringen.

So bereitet ihr den Boden eurer Beziehung neu auf und seid bestens für die nächsten Übungen vorbereitet.

MARIE

»Der Vergleich mit dem Heißluftballon hat mich berührt. Ich glaube, an unserem Ballon hängen ganz schön viele Gewichte. Vor allen Dingen unser Kinderwunsch wiegt zentnerschwer. Wir haben fast nur noch Sex, wenn ich im Eisprung bin. Für mich ist das eher eine Überwindung, und ich mache es, weil es ja muss. Als ich jedoch ›Dienst nach Vorschrift‹ gelesen habe, wurde mir ganz anders. Das bin ich total. Hilfe! Am Ende ist wahrscheinlich auch die Tatsache, dass wir beim Sex immer das Licht ausmachen, ein Widerstandsverhalten. Und dass ich aufgehört habe, mich sexy anzuziehen oder abends etwas Herzhaftes koche, was schwer im Magen liegt. Oh weh. Mir ist durch die Übung bewusst geworden: Ich sorge vermutlich unbewusst dafür, dass keine erotische Atmosphäre aufkommt – damit ich nicht Sex haben muss, den ich nicht will. Nur, was mache ich jetzt mit diesem Wissen? Immerhin haben wir seit wirklich langer Zeit endlich mal über das Thema gesprochen, ohne in Scham zu ersticken.«

GURU

»Liebe Marie, du hast dich heute weit aus dem Ballonkorb gelehnt und geschaut, welche Gewichte da an eurer Lust zerren. Du hast jetzt erkannt, dass Sex zu haben eher eine Last für dich ist und du deshalb offenbar dafür sorgst, dass er selten stattfindet. Diese Erkenntnis ist ein enormer Schritt.

Wenn du an der Wurzel arbeiten möchtest, kannst du mithilfe dieses Buches lernen, dass du aktiv euer Liebesleben mitgestalten kannst und solltest und es so verändern kannst, damit es dir Freude macht und du wieder Sex haben möchtest, weil er dich erfüllt. Beobachte, wie sich dein Widerstandsverhalten verändert, wenn dir die Intimität mit David immer besser gefällt und du dich sicher fühlst.«

DAVID

»Ich musste echt ganz schön lange nachdenken, bis ich verstanden habe, welche Strategie ich habe. Also, ich weiß gar nicht, ob es eine Strategie ist. Ich habe es ja eher unbewusst gemacht. Marie und ich sind wie beste Freunde, und ich tue mich wirklich schwer damit, Sex zu initiieren. Ich habe es in der Vergangenheit öfter versucht – konnte aber nur selten einen Treffer landen. Das hat mich so frustriert, dass ich lieber einfach vor der Glotze einschlafe. Und das regelmäßig.

Mir ist klar geworden, auch durch das sehr schöne Gespräch mit Marie, dass wir beide irgendwie befangen sind und uns nie wirklich mit diesem Thema auseinandergesetzt haben. Na ja, und mein Einschlafen ist eben eine bequeme Flucht aus der Sexlosigkeit.«

GURU

»Lieber David, dein Bedürfnis nach Intimität kam bei Marie wohl nicht so gut an. Das hat dich verletzt, und du hast reagiert: mit seligem Einschlafen vor dem Fernseher.

Du flüchtest aus der Situation, und damit machst du unbewusst klar: ›Hier läuft nichts und wird auch nichts laufen. Ich schlafe ja.‹

Ihr habt nun über eure verschiedenen Verhaltensmuster gesprochen und könnt sie zukünftig leichter identifizieren. Verändern könnt ihr sie mit der Zeit auch. Lest einfach weiter in diesem Buch und staunt, wie euer Heißluftballon wieder Fahrt aufnehmen wird.«

SEXY MOMENTS

CHALLENGE 2: (WIEDER) MEHR EROTIK IN DEN ALLTAG EINLADEN

Selbst wenn ihr nach diesem zweiten Abenteuer mit dem Lesen aufhören würdet, hättet ihr schon eine gute Grundlage für ein neues, intimeres Sexleben. Wirklich. Denn dieses Abenteuer bezieht sich nicht nur auf Sex an sich, sondern zeigt euch einen Weg, wie Erotik wieder einen Platz an eurem Küchentisch bekommen kann. Ja, am Küchentisch und nicht im Bett!

Ich bin überzeugt davon, dass Menschen mehr Lust auf Intimität und Sex haben, wenn sie sich auch tagsüber von der **anderen Person als sexuelles Wesen gesehen, begehrt und wahrgenommen fühlen,** wenn sie sich als »bestes Steak im Restaurant« fühlen. So beschrieb mir mal eine Klientin, wie sie sich fühle, wenn sie mit ihrem Partner unterwegs sei. Und natürlich ist es auch unerlässlich wichtig, dass man sich selbst so fühlt.

Denn kaum ein Mensch kann sich auf Befehl (womöglich noch dazu in einem Zeitfenster zwischen 21 Uhr 22 und 22 Uhr 44) sexy und begehrenswert fühlen. Wir können auf Befehl funktionieren – aber nicht fühlen oder gar Lust beim Sex empfinden.

Und genau darum geht es in dieser Challenge: Ihr probiert selbst aus, was sich verändert, wenn ihr eure erotische Alltags-

Wasserlinie zum Steigen bringt, wenn ihr anfangt, kleine *sexy moments* zu kreieren.

Guter Sex braucht viel Zeit – erotische Momente jedoch nur wenige Augenblicke. Je mehr ihr in Zukunft tagsüber von diesen *sexy moments* sammelt, desto mehr Lust werdet ihr aufeinander haben. Garantiert. Denn gerade, wenn man lange Zeit zusammen ist, kann die Wiederentdeckung der »kleinen Erotik« im Alltag einen erstaunlich großen Impact auf eure gesamte Beziehung haben.

Lasst euch auf dieses Abenteuer ein und holt eure Sinnlichkeit zurück!

PS: Oh, ganz wichtig: Es geht hier **nicht** um Kuscheln oder Schmusen vor dem Bildschirm.

Mindset

Hier fängt keiner an, und keiner muss mitmachen. Ihr macht es gemeinsam. Wenn euch das schwerfällt, könnt ihr auch wochenweise einen »Hüter« eurer Alltagssexualität bestimmen.

Bevor ihr startet, könnt ihr einmal darüber nachdenken, welche kleinen Gesten es bei euch schon gibt und welche ihr besonders gerne mögt oder was ihr vermisst. Teilt eure Gedanken miteinander.

Gut zu wissen

Man kann auf die unterschiedlichsten Arten Sex haben. Penetration ist nur eine Möglichkeit von vielen. Erinnert ihr euch noch, wie heiß Petting war? Oder denkt doch mal ans

Küssen! Eine US-Studie aus den 60er-Jahren hat übrigens herausgefunden, dass Männer, die ihrer Frau morgens einen Abschiedskuss geben, im Durchschnitt fünf Jahre länger leben. Ob und wie sich ein Paar küsst, zeigt recht deutlich, wie es – zumindest sexuell – um die Beziehung steht. Und noch einen wunderbaren Nebeneffekt scheint das Küssen zu haben: Es reduziert Leiden wie Heuschnupfen und Dermatitis. Na dann – *kiss more*!

Was versteht ihr unter »Sex haben«?

Stolperstein

Ich möchte gerne folgenden Gedanken aus euren Gehirnen löschen: Eine Erektion muss irgendwohin. Nein. Sie kann einfach nur sein. Nur weil euer Partner auf euch reagiert (seine Erektion ist ein Reflex, und er »kann nichts dafür«), muss nichts weiter passieren.

Challenge

Dieses Abenteuer unterscheidet sich von allen anderen. Es ist quasi das ultimative Grundrezept für eure Sexualität. Die Dekoration – die Variationen kommen später im Buch. Aber diese Übung verändert schon mal positiv eure Grundstimmung. **Und katapultiert euer Liebesleben aus der sexuellen Grundversorgung in einen neuen erotischen Umgang miteinander.**

Vorbereitung

Keine. Ihr könnt dieses Abenteuer 24 Stunden am Tag leben und ausprobieren.

Schritt 1: Untersuchung eurer Begrüßungs- und Abschiedsrituale
Wie begrüßt ihr euch? Wie verabschiedet ihr euch? Ähnelt euer Abschiedskuss dem Bussi-Bussi, das ihr eurer Mama als Kind gegeben habt? Wie viel Zeit nehmt ihr euch dafür? Wie blickt ihr dem anderen in die Augen. Für wie lange? Hebt ihr kaum den Blick, wenn einer nach Hause kommt oder geht? Steht ihr für den anderen auf? Umarmt ihr euch?

Hier eine Idee

Dauer: ca. 90 Sekunden

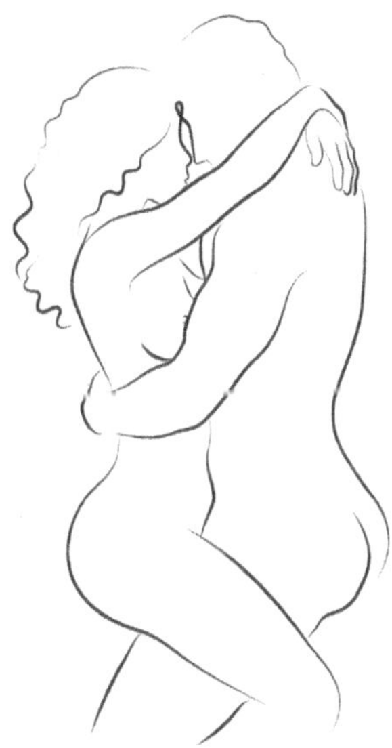

Ihr geht aufeinander zu. Bleibt voreinander stehen mit circa einem halben Meter Abstand. Ihr atmet ein paarmal langsam gemeinsam ein und aus (das kann jeder!). Ihr schaut euch dabei für 30 Sekunden in die Augen (schon Humphrey Bogart wusste, dass das wichtig ist). Erst dann geht ihr aufeinander zu und küsst euch (welche Art von Kuss entscheidet ihr). Die Augen dürfen dabei gerne geöffnet bleiben. Ihr entscheidet, ob ihr den anderen dazu noch im Gesicht berühren wollt.

Und dann die Umarmung: Achtet einmal darauf, *wie* ihr euch umarmt und wie lange. Meine Empfehlung: 30-Sekunden-Umarmung, Körper an Körper. Kein oder wenig Abstand zwischen eurem Beckenraum.

Bitte nehmt euch Zeit für dieses kleine intime Ritual und beobachtet eure eigene körperliche Reaktion.

Falls ihr Kinder habt, können diese von euch lernen, wie sich ein Liebespaar begrüßt und verabschiedet.

Schritt 2: Wer Sex haben will, muss freundlich sein

Irgendwo habe ich diesen Spruch einmal gelesen. Oder ging er doch anders …? So profan das klingen mag, so wahr ist es: Wer den lieben langen Tag seinen Partner blöd anmacht, ihn für alles Mögliche verantwortlich macht, ihn herumkommandiert oder beschuldigt, trägt mit Sicherheit zu einer Little-Sex-Policy bei.

Ja, es gibt Versöhnungssex, aber ich wünsche euch, dass ihr Sex haben könnt, ohne vorher ein großes Drama initiieren zu müssen.

Vielleicht lohnt es sich für euch auch, einmal zu schauen, wo ihr mit eurer Aufmerksamkeit seid, wenn euer Partner etwas erzählt: **Seid ihr wirklich präsent?** Hört ihr zu? Stellt ihr Rückfragen? Und wo ist euer Handy?

Wenn ihr gerade mitten in einer anderen Sache seid, dann ist das okay. Teilt das dem anderen jedoch offen mit und verschiebt das Gespräch auf einen für euch beide passenderen Zeitpunkt.

Schritt 3: Bedtime

Wie geht ihr ins Bett? Mit Schlafanzug, Handy oder iPad? Weg damit! **Das sind Requisiten der Unlust.** Nichts ist unerotischer, als im Bett dick angezogen auf Vinted und Co. zu surfen. Oder in hoher Lautstärke die Zusammenfassung der Bundesliga-Ergebnisse anzuschauen. Lasst eure Schlafanzüge im Schrank, schlaft nackt und, bitte, legt eure elektronischen Geräte weg. Und wenn euch kalt ist, dann rückt näher zusammen oder kauft euch eine wärmere Decke.

Es geht darum, Haut zu spüren. Und euch anzusehen. Dreht euch auf die Seite – und schaut euch für eine lange Weile in die Augen. Fasst euch dabei an den Händen und genießt die Präsenz des anderen, bevor ihr einschlaft.

Und wie ist es am Morgen im Bett? Streichelt ihr zuerst euer Handy oder euren Partner? Nehmt euch fünf Minuten Zeit, in denen ihr euch berührt, langsam, ohne Hast. Ohne Programm. Ohne Plan. Ohne erst den Hund zu füttern etc.

Schritt 4: Küsst euch wieder – einmal am Tag

Die wohl schönste und sicherste Art, Lust in euer Leben einzuladen, ist »Knutschen«. Ihr erinnert euch? An das Ziehen in der Leistengegend, wenn Lippen sich sanft treffen und Zungen miteinander tanzen? Holt euch dieses Gefühl zurück! Dafür braucht ihr wenig Zeit – aber ein bisschen Mut. Denn wenn ihr lange nicht mit Zunge geküsst habt, kann sich das sehr intim anfühlen – und vielleicht auch sehr (zu) nah. Falls das bei euch so ist, lasst es sehr langsam und sinnlich angehen. Tastet euch heran. Spielt miteinander.

Küssen ist magisch – denn es kann die erotische Distanz aufheben. Aber bitte denkt daran: nur küssen. Und nicht mehr. Nur ein bisschen Erregung spüren.

Unterstützung bekommt ihr von den wunderbaren Hormonen Endorphin, Dopamin und Oxytocin.

Falls ihr den andere nicht gerne küsst, fragt euch, woran das liegt. Mundgeruch oder schlechte Zähne können der Grund sein. Vielleicht habt ihr auch verschiedene Vorstellungen davon, wie man »richtig« küsst. Tauscht euch ehrlich darüber aus.

Schritt 5: Erotische Gesten und Wörter

Jedes Paar hat seine eigene erotische Sprache. Je länger ihr zusammen seid, desto eher meint ihr, zu wissen, was der andere mag. Das kann auf Dauer ziemlich langweilig werden – der Überraschungseffekt fehlt. Also probiert mal etwas anderes aus. Hier sind ein paar Anregungen, die euch als Vorlage dienen können. Wichtig ist, dass ihr eure Sprache erweitert.

Macho-Gesten

Sie vermitteln ihr das Gefühl von »Er begehrt mich und findet nur mich attraktiv und sexy«. Auch wenn sich das archaisch anhört – die meisten Frauen stehen nun mal drauf. Also, Männer, traut euch ruhig.

Es ist mutig, das hier zu schreiben, denn es passt nicht mehr in unsere Gesellschaft. Doch in der Erotik gelten andere Regeln – und die sind nicht immer »politisch korrekt«.

Macho-Gesten können sein:

- Dein selbstbewusster Griff am Nacken beim Spazierengehen. Du führst.
- Oder aber du drückst deine Liebste beim Küssen an die Wand. Dabei kann sie dein Gemächt spüren – denn du drückst es ein bisschen an sie. Mehr nicht. Und hörst dann abrupt auf und lässt sie vermutlich verwirrt stehen.
- Oder du berührst das Gesicht deiner Liebsten. Streichst ihr mit dem Finger über die Lippen und öffnest dann mit einem leichten Druck ihren Mund. Heiß für viele Frauen – für manche nicht.

Bevor du glaubst, das mag meine Liebste nicht – probiere es wenigstens einmal aus. Du kannst nur gewinnen.

Weniger erotisierend sind übrigens unbeholfene und fahrige Berührungen an den Brüsten oder am Po.

Komplimente machen

Wie oft denkt ihr etwas Positives über euren liebsten Menschen? Etwas wie »Mein Partner ist echt sexy heute«, »…hat etwas Tolles an, das seine Figur betont«? Oder betrachtet eure Partnerin aus der Ferne und spürt ein bisschen Lust auf sie?

Und jetzt kommt das Entscheidende: Wie oft sagt ihr das eurem Partner?

Das ausgesprochene Kompliment zählt zehnmal mehr als das nur gedachte Kompliment.

Also raus mit der Sprache. Traut euch. So steigt die erotische Wasserlinie.

? Reason why

Es gibt einen ganz einfachen Grund, warum es sich lohnt, die »kleine Alltagssexualität« zu leben, also all die kleinen erotischen Gesten, die den Körper und das Herz kurz vibrieren lassen: ein tiefer Blick, eine sinnliche Berührung im Gesicht, achtsames Zuhören, ein Kuss. **Durch diese zarten Gesten wird eine Beziehung wieder lebendig.** Es sind dieser Art Berührungen, die wir bei einem frisch verliebten Paar beobachten. Es lebt diese selbstverständliche Erotik, die vielleicht später zu Sex führen wird – vielleicht auch nicht.

Möglicherweise wohnt ihr schon länger in WG-ähnlichen Verhältnissen ohne erotische Berührungen zusammen? Als gutes Team miteinander? Ergänzt euch in euren Rollen als Vati, Mutti, Bauleiterin, Kinderbetreuer, Einkäuferin, Wäscher, Köchin usw.? Die Frage ist: Welche Rolle nehmt ihr am Abend mit ins Bett? Die oben aufgezählten sind in der Regel kopflastig, oft von Terminen bestimmt und manchmal auch mega-stressig und haben daher eher nichts in eurem Schlafzimmer verloren. Wahrscheinlich kommen sie euch selbst auch recht unsexy vor (es sei denn, ihr seid schon in die Künste des Rollenspiels eingetaucht; dazu gibt's übrigens auch noch eine Challenge im Buch auf Seite 195). Der Sprung von Vati zum abendlichen sexy Liebhaber ist für den Anfang vielleicht einfach zu groß und setzt euch eher unter Druck.

Eine sichere Brücke ist daher die Entdeckung eurer authentischen Alltagssexualität.

Wenn ihr wieder Sex haben wollt, der euch beiden Spaß bereitet und den ihr beide haben wollt, können die kleinen Alltagssexualitäten dafür sorgen, dass ihr euch

1. langsam wieder auf ein erotisches Terrain begebt, ohne gleich das komplette »Sexprogramm« abspulen zu müssen;
2. neu kennenlernt. Eure Sexualität verändert sich genauso wie alles andere im Leben. Findet heraus: Was hat sich bei euch verändert?;
3. wieder küsst;
4. mehr und mehr sexy Zeit füreinander einräumt. Einfach weil ihr es beide wollt;
5. weniger um die Auswahl neuer Serien kümmern müsst, weil euer eigener Film so spannend ist.

Eure »Tagsüber-Rollen« werden deshalb nicht verschwinden – aber ihr werdet eurem »erotischen Selbst« begegnen: Ihr lernt, euch selbst besser wahrzunehmen und auch den anderen wieder als erotisches Wesen zu sehen.

Die erotische Wasserlinie zum Steigen zu bringen, macht so einen großen Unterschied, und ich bin gespannt, was bei euch alles passieren wird.

HOT!
Wenn ihr euch tagsüber von dem anderen als erotisches Wesen gesehen fühlt, steigt die Chance auf eine intime Begegnung am Abend.

KLAUS

»Wir sind schon seit zehn Jahren zusammen, und unser Sexleben ist eher ein Krampf. Außerhalb unseres Schlafzimmers findet so gut wie keine Erotik statt. Dafür ist auch kaum Zeit – wir sind beide wirklich busy. So lege ich mir das allerdings auch schön zurecht: keine Zeit für Zärtlichkeit.

Ich dachte immer, das sei normal – nicht besonders toll, aber normal eben – und dass es bei allen anderen auch nicht besser sei.

Dabei habe ich ehrlich gesagt auch einfach Angst, dass ich als Liebhaber nicht genüge oder eben nicht gut genug performen kann. Deswegen küsse ich meine Frau auch nicht mit Zunge – sondern gebe ihr nur ein Bussi. Das stört mich selbst, denn eigentlich habe ich sie früher total gerne geküsst. Das habe ich ihr nach dem Durchlesen der Übung auch gesagt und wow – das war echt toll. Denn sie hat mich einfach mal geküsst. So richtig wieder mit Zunge und Anfassen. Das war schön. Und hat mir auch gezeigt, wie wichtig es ist, die kleine Erotik im Alltag wieder zu entfachen. Weil es sich lohnt, glaube ich.«

GURU

»Viele Menschen nehmen sich Zeit für das, was sie müssen, und für das, was ihnen wirklich Spaß macht. Oft wird Sex da leider nicht mitgezählt. Aber *du* kannst dafür sorgen, dass die erotischen Interaktionen im Alltag zwischen euch wieder mehr werden. Du wirst sehen: Dann hast du plötzlich auch Zeit dafür.«

SUSANNE

»Ich habe dieses Abenteuer gelesen und mir nur gedacht: ›YES – ach, wäre das schön!‹ Mehr Erotik im Alltag – davon träume ich. Da könnte ich auch ganz lange auf Sex verzichten.

Momentan bin ich eher unzufrieden mit unserem fast nicht existenten Sexleben. Ich dachte da bisher jedoch vor allem an Penetration. Nach dem Lesen war mir klar: Da gibt es noch etwas dazwischen – etwas, das ich schon fast vergessen habe. Ich bin da wie im Job wahrscheinlich oft zu zielorientiert. Jetzt habe ich Lust, mal ein paar Sachen auszuprobieren, und ich bin neugierig, wie ich mich dabei fühle. Ich würde mir zum Beispiel so sehr wünschen, dass mein Mann mich auch mal anpackt, und schon allein die Vorstellung, dass er mich an die Wand drückt und küsst, finde ich echt heiß.«

GURU

»Liebe Susanne, du bist eine echte Macherin. Wahrscheinlich erledigst du alles in doppelter Geschwindigkeit als dein Mann – der irgendwann aufgegeben hat, mit dir zu konkurrieren. Das hat auch auf euer Liebesleben einen Effekt. Vielleicht gefallen dir daher die Macho-Gesten besonders gut, weil du dir insgeheim wünschst, dass dein Mann im Bett ›die Hosen anhat‹. Wenn das so ist, dann versuche mal, die Kontrolle loszulassen und dich ihm einfach hinzugeben.

Es könnte sich für dich auch lohnen, deine Weiblichkeit zu entdecken: Wann fühlst du dich weiblich, und was bedeutet das für dich? Wann bist du verführerisch?«

GO SLOW, LOVE SLOW, FEEL MORE

CHALLENGE 3: PRÄSENT MITEINANDER DEN TAG VERBRINGEN

Kennt ihr »Waldbaden«? Das bedeutet nicht, dass man sich nackt auf moosigem Boden wälzt, sondern dass man im Schneckentempo durch den Wald spaziert und einfach alles wahrnimmt. Ich habe das einmal gemacht und dachte mir: Um Himmels willen – das halte ich nicht aus! Sooo langsam?! Da ich aber mit einer Gruppe unterwegs war, blieb mir nichts anderes übrig, als ebenso interessiert wie alle anderen für gefühlte zwanzig Minuten auf eine Mini-Waldblume zu starren (die ich normalerweise übersehen hätte). Am Ende habe ich spannende Gewächse entdeckt, die ich sonst auf jeden Fall übersehen hätte.

Ihr wisst schon, worauf ich hinauswill: Die Langsamkeit sorgt dafür, dass wir Dinge wahrnehmen, riechen, fühlen, schmecken, die wir in der Hektik des Alltags oft gar nicht mehr registrieren und wertschätzen können. Wir huschen durchs Leben und oft auch durch unser Liebesleben. Wir sind zwar im selben Raum – aber sehen einander nicht mehr. Bussi, Bussi auf die Wange – fertig. Ein paar Stöße – und schnell wieder ans Handy.

Dabei braucht intensives Liebemachen vor allen Dingen eines:

Präsenz und Achtsamkeit. Und wenn ihr keine Zeit für Erotik habt, dann lasst es lieber ganz sein an diesem Tag. Ihr mampft euch ja auch nicht in Rekordzeit durch ein Fünf-Gänge-Menü.

Wenn ihr also Sex für euch neu entdecken wollt, dann kann dieses Abenteuer euren Blick schärfen, eure Sinne stimulieren, und das alles nur, weil ihr euch ZEIT füreinander nehmt. An einem Tag im Monat lasst ihr es ganz langsam angehen. Der »Zeitlupentag« hat Elemente aus der Sexy moments-Übung, aber geht noch ein bisschen mehr in die Tiefe und lädt euch ein, **einen ganzen Tag nur euch beiden zu widmen.** Denn das ist viel mehr, als einmal schön essen zu gehen.

Mindset

Glaubt daran, dass diese Challenge etwas verändern kann, und bitte, lasst euch darauf ein. Packt alles weg, was euch sonst immer stört und ablenkt (wahrscheinlich sogar eher unbewusst) und lebt diesen Tag bewusst MITeinander. Achtet auf eure Ideen und Wünsche und teilt sie einander mit. Zelebriert bewusst die achtsame Kommunikation. Lasst euch auf die Gegenwart ein und verzichtet auf zielorientierte Handlungen oder Berührungen. Genießt die totale Präsenz des anderen und nutzt sie nicht aus, um unliebsame Themen zu diskutieren. Auch wenn es verlockend ist.

Stolperstein

Wer die ganze Woche arbeitet, für den scheint so ein Tag fast illusorisch und kaum umsetzbar. Aber! Am Ende entscheidet *ihr*, was möglich ist und wirklich wichtig in eurem Leben.

Zieht doch einmal die Handbremse, nehmt Tempo raus aus dem Alltag. Verschiebt die ach so nötigen und wichtigen Dinge. Heute seid *ihr ein Paar* und müsst nichts müssen.

Challenge

Vorbereitung

Sucht euch einen Tag im Monat aus, an dem ihr beide keine anderen Verpflichtungen habt. Plant euch diesen Tag fix ein. Kauft vorher alles ein, was ihr dafür braucht.

Bitte vermeidet *alle* Reize und Reizthemen an diesem Tag (Kindererziehung, Job, Probleme). Ihr habt quasi ein Date mit eurem Herzensmenschen. Und der hat heute Priorität.

Falls ihr Kinder habt, versucht, einen Babysitter zu organisieren, und fahrt irgendwohin. Stellt eure mobilen Daten auf eurem Handy aus und verzichtet für einen Tag auf Prime Video & Co.

Schritt 1: Euer Morgen am Zeitlupentag

Wie kann es anders ein: Er beginnt extrem langsam. Ihr wacht auf. Ihr seid beide nackt – weil ihr gestern keinen Schlafanzug angezogen habt. Ihr streckt euch und wendet euch eurem Partner zu. Wie sieht er oder sie aus, wenn er oder sie vielleicht noch schläft, wie atmet sie, welche Körperstellen seht ihr, die euch gefallen? Wie ist der Schwung seiner oder ihrer Nase, des Halses, der Wimpern, des Mundes?

Schaut den anderen genau an. Eure Blicke machen euren Partner wach. Wie ist dieser erste Blick? Könnt ihr euch einfach ansehen? Für eine lange Zeit? Legt euch gegenüber auf eure Flanken und versucht, im Blick des Gegenübers zu versinken (vielleicht mit ein wenig Abstand, es sei denn, euer Partner atmet morgendlichen Blumenduft aus).

Fangt an, euch langsam zu berühren. Fahrt mit euren Fingern wirklich langsam über den noch warmen, verschlafenen Körper des anderen. Berührt euch sachte, ohne Hast. Ihr müsst heute nichts erledigen. Ihr habt Zeit. Oder ihr legt euch mit dem Bauch auf den Rücken eures Partners und … atmet nur.

Lust auf Musik? Dann los. Vielleicht verspürt ihr den Impuls, dem anderen gleich ans Genital zu fassen, das kann schön sein, muss aber nicht. Und wenn, dann nur in aller Achtsamkeit. Verzichtet auf übliche Bewegungsmuster, die irgendwo hinführen.

Fahrt vorsichtig mit einem oder zwei Fingern über die Genitalien des anderen. Falls ihr mit dem Finger die Vagina besucht, zieht ihn am Schluss sehr langsam heraus (das gilt auch an allen anderen Tagen). Das fühlt sich wunderbar achtsam an.

Aber schaut doch erst einmal, ob ihr alle – also wirklich alle – Körperteile berühren könnt. Zeichnet die Konturen nach. Von den Zwischenräumen der Zehen bis hinter die Ohren.

Gestaltet euch einen ganz sinnlichen Morgen. Nehmt ein schönes Körperöl und erkundet abwechselnd die Täler und Berge des anderen Körpers. Oder ihr legt euch aufeinander und bleibt so für eine lange Weile verbunden. Haut an Haut. So fängt der Tag gut an, oder? Und wenn ihr dazu keine Lust habt, dann macht etwas anderes Schönes. Vielleicht bringt einer Kaffee ans Bett. Und der andere macht das Frühstück?

Schritt 2: Der weitere Tag
Es bleibt euch überlassen, wie ihr den weiteren Tag gestaltet – ob ihr spazieren geht, etwas Tolles kocht, gemeinsam ein Bild malt (macht megaviel Spaß) oder ob ihr euch entschließt, lieber den ganzen Tag im Bett zu bleiben. Macht all die Dinge, für die ihr sonst so wenig Zeit habt. Hier ein paar Anregungen, was ihr gemeinsam machen könntet.

Handmeditation

Dauer: ca. 10 Minuten mit Timer

Dieses Abenteuer schult eure Fähigkeit, den anderen achtsam zu berühren.

Setzt euch bequem einander gegenüber. Einer nimmt die Hand des anderen in seine Hände und beginnt, sich diese anzusehen. Das sind die Hände eures Partners. Wie gut kennt ihr sie wirklich? Dreht sie um. Berührt sie überall: Finger für Finger. Schenkt dieser Hand alle Aufmerksamkeit, die ihr habt. Mehr nicht. Berührt die Lebenslinien, drückt sachte die Handflächen – ihr könnt alles machen, was euch einfällt. Bleibt aber mit eurer Präsenz nur bei dieser Hand. Wie fühlt sich die Haut an, wie der Nagel, wie ist die Struktur an den Innenflächen usw.?

Dann wird getauscht und ausgetauscht.

Diese kleine Körpermeditation könnt ihr auch mit anderen Körperteilen machen.

Zusammen duschen
Ein wunderbarer Zeitvertreib. Geht zusammen in die Dusche. Seift euch gegenseitig ein. Genießt das warme Wasser und die Berührungen eures Partners. Lasst euch Zeit und vergesst nicht: Alle Körperteile sehnen sich

nach Berührung. Wenn ihr euch gegenseitig abgebraust habt, trocknet den anderen langsam ab. Und wer weiß – vielleicht wollt ihr noch einmal zurück ins Bett?

Walk and Talk

Macht einen schönen Spaziergang an der frischen Luft. Hand in Hand, wenn ihr wollt. Geht für 20 Minuten einfach nebeneinanderher, und dann beginnt einer von euch mit seinem »Sharing« – das bedeutet, einer spricht für drei Minuten über all die Dinge, er an dem anderen schätzt. Die andere hört aufmerksam zu, kommentiert nicht und geht auch nicht auf das Gehörte ein, wenn sie dran ist. Selbst wenn dir nach zwei Minuten nichts mehr einfällt – es bleibt deine Zeit, bis der Timer abgelaufen ist!

Einer spricht – einer hört zu.

Geht weiter und wechselt die Rollen.

Naked bodies

Bevor ihr (wieder) ins Bett schlüpft oder euch anzieht: Stellt euch nackt einander gegenüber. Und bleibt so für ein bis zwei Minuten stehen. Mehr nicht. Einfach nur so. Atmet im Gleichklang und umarmt euch dann für eine Minute.

Einfach mal gemeinsam liegen und reden

Das ist eine ganz besondere Art, wie man miteinander liegen kann. Sie symbolisiert auf der einen Seite ganz viel Nähe – auf der anderen Seite aber eben auch Freiraum.

Ihr braucht einen weichen Untergrund, legt euch eine Decke auf den Boden, wenn ihr keinen Teppich habt. Nun legt ihr euch Kopf an Kopf darauf. Nun hebt euren Kopf an, rutscht noch etwas nach oben und legt den Kopf auf das Schlüsselbein des anderen. Quasi Wange an Wange. So seid ihr euch mal ganz anders nah.

Auf diese Weise kann man wunderbar liegen und miteinander reden. Vielleicht habt ihr Lust, einmal über eure schönsten gemeinsamen erotischen Abenteuer zu sprechen? Oder aber ihr lest euch in dieser Position etwas aus diesem Buch vor.

Slow Sex

Seit etwa zehn Jahren wird diese Art des Liebemachens immer populärer – quasi als Gegenbewegung zum schnellen, meist unbefriedigenden »Pornosex«. Üblicherweise geht es vielen Paaren beim Sex ums Kommen. Doch mit diesem Ziel wächst der Performancedruck, der Kopf ist nicht frei, und die ganze Sache wird oft zum Krampf – die Frau soll bitte dreimal hintereinander unterschiedlich zum Orgasmus kommen, und der Mann muss ständig eine knallharte Erektion haben. Wie anstrengend – weil beide mehr performen als fühlen.

Slow Sex verspricht Abhilfe. Denn hier geht es nie ums Kommen – sondern um so wundervolle Dinge wie Hingabe und Präsenz. Es geht um die Entdeckung des Moments, um Entspannung und um intensiven Blickkontakt. Es ist eine ganz andere Art des Liebens.

Wenn euch das Thema interessiert, dann empfehle ich euch das Buch *Slow Sex: Zeit finden für die Liebe* von Diana Richardson. Ein echter Klassiker. Und natürlich die Challenge von Yella auf Seite 277, »Kuscheln mit Reinstecken«.

Reason why

Wie war das, als ihr euch kennengelernt habt? Habt ihr es damals kaum erwarten können, gemeinsam zum Baumarkt zu fahren? Wart ihr gierig darauf, eure Wäsche zu machen oder sie zur Reinigung zu bringen? Wart ihr voller Lust, gemeinsam in der überfüllten Stadt einkaufen zu gehen? Oder habt ihr euch lieber eine AUSzeit genommen, seid irgendwohin gefahren oder einfach nur im Bett geblieben und habt euch mehrmals am Tag geliebt?

Was ist also passiert von damals zu heute?

Wenn ich das meine Klienten und Klientinnen frage, höre ich oft: »Wir sind schon seit fünfzehn Jahren zusammen – da ist das normal.« Ja, es ist *leider* normal – und nicht besonders erotisch.

Passiert ist Folgendes:

Eine Beziehung steht auf zwei Säulen – einer Liebes-/Ritualsäule und einer Erotiksäule. Am Anfang konzentrieren sich die meisten Paare auf die erotische Säule. Man verabredet sich zu Dates, wo nicht genau klar ist, was passieren wird, alles ist neu und aufregend und will entdeckt werden. Die Erotik liebt das Unberechenbare und das Neue. Das Spiel und die Kreativität. Stellt euch also vor, wie rote Farbe in dieser Säule emporsteigt.

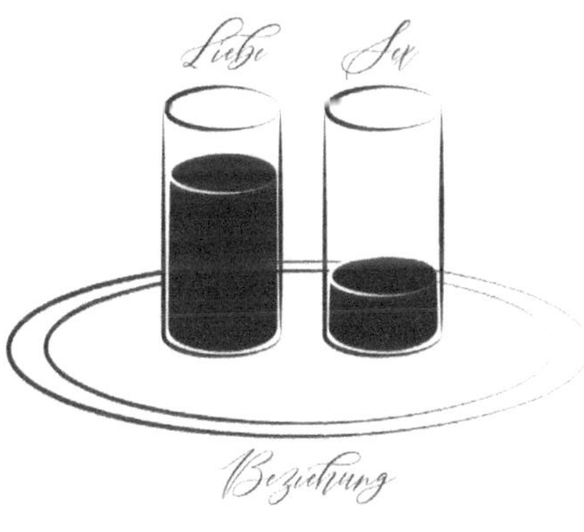

Dann, nach einiger Zeit, verschiebt sich der Fokus auf die zweite Säule. Jetzt wird ferngeschaut, gekuschelt und gemuschelt. Pläne werden geschmiedet, Kinder gezeugt, Häuser gebaut und Jachten gemietet. Und schwups wechselt die Farbe zur anderen Seite – zur Liebes- und Ritualsäule. Die Farbe dort steigt und steigt – die Erotiksäule wird gleichzeitig immer blutleerer.

Wenn ihr also wieder Lust erleben wollt, dann braucht ihr neue Farbe – denn die alte hat die Seiten gewechselt. So ein »Zeitlupentag« ist genau dafür da: um die andere mal wieder pur zu erleben und eurer Erotik eine Infusion zu geben. Es geht darum, dass ihr einen »leichten«, unbeschwerten, tollen Tag mit voller Präsenz erlebt. Erlebt die andere Person, erfreut euch daran, einfach miteinander zu sein – ohne irgendetwas machen zu müssen. **Haltet euch vor allen Dingen an die Regeln – no Phone, no TV, no Internet.**

Gut zu wissen

Täglich verbringen Paare mehr Zeit an ihrem Handy als mit ihrem Partner. In einer Studie der Baylor University in Texas gaben 46,3 Prozent der Befragten an, dass sie sich von ihrem Partner oder ihrer Partnerin schon mindestens einmal wegen des Handys stark vernachlässigt gefühlt hätten. Im Fachjargon nennt man das *»phubbing«*. Der Begriff setzt sich zusammen aus den Wörtern *»phone«* (Telefon) und *»snub«* (brüskieren, jemanden vor den Kopf stoßen). Auch Gefühle wie Misstrauen und Eifersucht treten gerne auf, wenn im Bett lieber mit dem Telefon gekuschelt wird als mit dem Partner, der neben einem liegt.

TERESA

»Unser Kleiner ist mittlerweile ein Jahr alt, und eigentlich haben wir seit meiner Schwangerschaft keinen Tag ohne ihn verbracht. Mir fällt es auch gar nicht so leicht, den Schlumpf abzugeben.

Marvin hat mich jedoch davon überzeugt, dass uns so ein Tag echt guttun könnte. Ich dachte insgeheim, er will das ja nur, weil er glaubt, dass wir dann endlich mal wieder Sex haben.

Na ja – wir sind dann tatsächlich in ein kleines Hotel in der Lüneburger Heide gefahren, und allein das war schon überraschend herrlich. Wir waren einfach mal wieder zu zweit, und ich war seit langer Zeit nicht Mama, sondern wieder nur seine Frau. Wir sind händchenhaltend spazieren gegangen, haben tatsächlich miteinander geduscht (bei Kerzenschein), und ich hatte seit langer Zeit mal wieder Lust, die von mir ausging. Wir haben uns lange gestreichelt und uns dabei angesehen. Das war megaintensiv und hat uns einander nähergebracht. Ich hatte auch nicht das Gefühl, dass Marvin auf Sex lauerte – es hat sich dann ganz natürlich ergeben. Wir wollten es beide und eben nicht so wie sonst nur Marvin. Wir wollen uns öfter so einen Genusstag gönnen.«

GURU

»Liebe Teresa, ich freue mich so, dass ihr einen leichtfüßigen Paartag hattet. Manchmal braucht es gar nicht so viel, um den anderen zu spüren. Präsenz und Aufmerksamkeit sind zwei wichtige Zutaten für eine glückliche Liebesbeziehung. Du hast auch die Nähe gespürt, als ihr euch beim Liebemachen angeschaut habt. Toll. Bitte behaltet das bei. Sex mit Augenkontakt kann so intensiv sein. Man blickt der anderen in die ›Seele‹.

Schön, dass ihr euch öfter so einen Tag gönnen wollt – und vielleicht könnt ihr auch in eurem Alltag etwas mehr Präsenz einfließen lassen. Damit nicht zu viel Gewicht und Erwartung auf diesem einen Tag lastet.«

MARVIN

»Ich traue mich kaum, es laut zu sagen, aber ich war wirklich so froh, Teresa einmal nur für mich zu haben. Ohne dass unser Sohn die ganze Zeit an ihrem Rockzipfel hängt. Ich fühle mich oft überflüssig und nur noch als ›Versorger‹ der Familie. Meist geht es einfach um unseren Nachwuchs. Ich weiß, dass sich das kindisch anhört – aber ich bin manchmal richtig eifersüchtig auf all die Zärtlichkeiten, die unser Sohn von Teresa bekommt. Daher war der Tag für mich wunderschön. Wir hatten dann sogar mal wieder Sex – superschön und mit viel Lust und ohne Zeitdruck. Ein Geschenk.«

GURU

»Lieber Marvin, dir geht es wie ganz vielen, wenn auf einmal ein Baby da ist: Ihr seid jetzt eine Familie und eben nicht mehr ›nur‹ ein Paar. Ihr habt jetzt erlebt, wie wichtig es ist, auch euer Paarsein weiterzuzelebrieren, und konntet es richtig genießen.

Für dich kann es sich lohnen, einmal mit Teresa über dein Bedürfnis, ›gesehen‹ zu werden, zu sprechen. Und überlege doch mal: Wie kannst *du* aktiv kleine ›Freudeninseln‹ in eure Beziehung einbauen? Zeiten, die nur euch beiden gehören? Das könnte euch helfen, nach der anfänglichen anstrengenden und herausfordernden ›Elternzeit‹ euch als Paar zu regenerieren.«

ENE, MENE, MISTE

CHALLENGE 4: VERFÜHRUNGS-KOMPETENZEN VERBESSERN

»*Und jedem Anfang wohnt ein Zauber inne, der uns beschützt und der uns hilft, zu* lieben.«

Zugegeben – ich habe das Gedicht von Hermann Hesse leicht verändert. Doch geht es heute genau um diesen Zauber, den es braucht, um Sex zu initiieren. Der fällt nur leider nicht vom Himmel – sondern einer von euch muss den Zauberstab in die Hand nehmen und Fee oder Elf spielen. Wenn beide darauf lauern und warten, dass jeweils das Gegenüber aktiv wird, könnte das eine lange Wartezeit werden.

Die heutige Challenge unterstützt euch dabei, das Hindernis des Anfangens zu überwinden – wenn ihr der Meinung seid, Sex ist eigentlich die schönste Sache der Welt. Oder könnte es zumindest (wieder) werden.

Meistens fällt der erste Schritt in Richtung Schlafzimmer schwer, weil es entweder schon so lange her ist oder aber einer das Gefühl hat, dass er immer anfängt und vielleicht auch immer mal wieder abgewiesen wird. Dieses Ungleichgewicht sorgt für Missmut und ist auf Dauer lustraubend. Daher lade ich euch ein, eine neue Balance in euer Liebesspiel zu bringen: **Ihr übt, Sex zu initiieren, ohne dass ihr Sex haben werdet**. Es geht um die Überschreitung einer unsichtbaren Schwelle, um die Überwindung von Scham und um die Lust, den anderen zu überraschen. Ihr überwindet euer Widerstandsverhalten (das kennt ihr schon aus der ersten Challenge). Holt euch den Zauber zurück, den ein erster Schritt mit sich bringen kann!

Gut zu wissen

Es ist ganz normal, dass einer mehr Lust hat als der andere. Das ist laut Studien in 36 Prozent aller Beziehungen so. Was dabei jedoch wichtig ist zu beachten: **Derjenige mit weniger Lust auf Sex** bestimmt den Zeitpunkt, wann er stattfindet. Derjenige mit dem größeren Begehren hört irgendwann auf zu werben. Die Sexualität erlahmt, und irgendwann ist man »nur noch« ein gutes Team im Geschehen des Alltags.

Mindset

Sex sollte niemals zur Währung in eurer Beziehung werden. Vergesst die Liste in eurem Kopf (falls ihr so eine führt), in der ihr mental notiert, wann wer wie das letzte Mal angefangen hat. Ihr braucht heute beide ein eindeutiges Ja, wenn ihr an eurer Situation etwas verändern wollt. Oft hindert einen die eigene Einstellung daran, Erotik leben zu wollen. Lasst euch spielerisch auf diese Challenge ein und nehmt in Kauf, dass es vielleicht am Anfang etwas holprig wird. Bitte wählt eure »Anmachen« zwar authentisch aus, aber traut euch auch etwas. Schlagt eurer Scham ein Schnippchen und werdet erfinderisch und kreativ.

Stolperstein

Denkt nicht zu viel darüber nach, was der andere denken könnte. Wenn du Lust hast, deinem Partner ein sexy Foto zu schicken – dann tu es. So durchbrichst du mit deinen Handlungen die erotische Eiszone.

Challenge

Heute geht es darum, was genau passieren muss, bevor etwas passieren kann. Und genau das übt ihr. Wie kannst du deinen Partner mit Worten/Gesten/Ideen verführen?

In den vorangegangenen Abenteuern habt ihr erfahren, dass die kleine Alltagserotik ein wunderbarer Weg sein kann, um das Erotikniveau eurer Beziehung zu steigern. Aber wer macht den ersten Schritt? Gerade wenn ihr schon lange keine Sexualität mehr miteinander lebt, nur noch gemütlich auf dem Sofa rumkuschelt und ein prima Alltagsteam seid, kann diese Challenge den Weg zurück ins Schlafzimmer erleuchten.

Schritt 1:

Setzt euch zusammen und überlegt einmal, wie das **Vorspiel vor dem Vorspiel** normalerweise bei euch abläuft oder früher abgelaufen ist. Stellt euch gegenseitig diese Fragen – und gerne auch noch andere, die euch interessieren. Seid einfach neugierig und mutig:

- Ist es eher ein Glücksfall, wenn ihr Sex habt?
- Glaubt einer von euch, dass es die Aufgabe des anderen ist, zu beginnen? Und beginnt immer derselbe? Warum? Nervt das einen von euch?

- Woran merkt ihr, dass euer Partner Lust hat? An welchen Gesten, Verhaltensweisen? Sind sie eindeutig?
- Welche Anmache würde euch (besser) gefallen? Teilt eure Ideen dazu.
- Was ist euch wichtiger: ein intensiver Blick, Worte oder Gesten, die signalisieren: »Ich habe Lust auf dich« oder was sonst?
- Wie entscheidet ihr, ob ihr Lust habt, mitzumachen?
- Welche Faktoren müssen stimmen, damit ihr Lust habt, mitzumachen? Oder zu initiieren?
- Wisst ihr, wie ihr den anderen in Stimmung bringen könnt?
- Wie bringt ihr euch selbst in Stimmung? Oder glaubt ihr, der andere ist dafür verantwortlich?
- Zeigt ihr euch begehrlich? Gebt ihr euch Mühe? Oder habt ihr eure Dessous gegen die Jogginghose getauscht? Und Männer – wie zieht ihr euch sexy an?
- Glaubt ihr, dass ihr immer das volle Penetrationsprogramm abspulen müsst? Stresst euch das?
- Stresst es euch, weil einer von euch glaubt, dass er immer zum Orgasmus kommen muss, damit der andere glücklich ist?
- Traut ihr euch zu sagen, dass ihr keine Lust auf das volle Programm habt? Sondern nur Lust auf ...
- Wisst ihr schon vorher, wie der genaue Ablauf sein wird? Und findet ihr das vielleicht langweilig? Anstrengend? Veränderungswürdig? Oder geliebt vertraut?
- Was fühlt ihr, wenn ihr von eurem Partner abgewiesen werdet?

Schritt 2:
Unsicherheit und die Sorge vor Ablehnung sind oft die Gründe, warum niemand mehr initiiert. **Deshalb übt ihr ab heute jeden Tag (solange ihr Lust habt) eine kleine Anmache.** Und das im Wechsel. Dauer: ca. eine Minute. Es geht darum, jeden Tag einen kleinen *Spark* zu setzen. Es geht hier um eine echte sexuelle/sinnliche Anmache. Um einen erotischen Moment, in dem ihr den anderen nicht schweigend, sondern begleitet von Worten nach einer konkreten sexuellen Handlung fragt. Und das am liebsten an einem Ort oder zu einem Zeitpunkt, wo ihr ganz sicher keinen Sex haben werdet. Denn darum geht es nicht. Ihr übt euch im verbalen Ausdruck eurer Wünsche – begleitet von einer körperlichen Geste. Ihr übt euch im Anmachen.

Eurer Fantasie sind keine Grenzen gesetzt – es darf auch gelacht werden. Nehmt es nicht so ernst, sondern spielt miteinander.

Ideen für sie:

- Ihr sitzt in einem Restaurant. Du nimmst seine Hand unter den Tisch und führst sie an deinen Schritt. Du sagst: »Meine Vulva pulsiert, wenn ich dich so anschaue. Ich will, dass du das mal fühlst.«
- Ihr seid beim Eisessen. Du sagst, erotisch Eis schleckend: »Schau mal genau hin. Das mache ich später mit dir.«
- Ihr geht spazieren. Du erzählst ihm, dass du merkst, dass du erregt bist, wenn du an seinen harten Schwanz denkst. Und du sagst ihm, wie sehr du willst, dass er später in dich eindringt.

Ideen für ihn:

- Ihr seid bei Freunden. Du ziehst sie für einen kurzen Moment an dich heran und sagst ihr, wie sexy sie heute aussieht und dass du sie später noch ... willst.
- Du bist mit ihr in der Küche – es ist wenig Zeit. Du ziehst sie ganz eng an dich. Und hauchst ihr ins Ohr: »Heute Abend werde ich dich ganz langsam nehmen.«
- Ihr seid im Café. Du nimmst ihre Hand. Schaust ihr lange in die Augen. Nimmst sie wahr. Und sagst nach einiger Zeit: »Ich will dich. Am liebsten würde ich dich jetzt am ganzen Körper berühren.«

Liebe Leserinnen und Leser, bitte, bitte lernt diese Sätze nicht auswendig. Es sind Inspirationen, Ideen. Jedes Paar hat seine eigene Liebessprache. Aber traut euch mal, über die Stränge zu schlagen. Überrascht den anderen mit eurer fiktiven Anmache.

Keine dieser Aussagen soll oder muss stimmen.

Reason why

Hättet ihr gedacht, dass viele meiner Klienten-Paare den Sex, den sie haben, gar nicht so schlecht finden? *Wenn* er denn stattfindet. Sie mögen es sehr, den anderen zu spüren. Ist es nicht seltsam, dass es dann so schwierig zu sein scheint, den ersten Schritt zu machen? Aber er steht so oft im Raum: der unsichtbare »Wer fängt an«-Elefant.

Viele Paare schleichen lieber um das Thema Sex herum. Beide wissen oder denken »Es müsste mal wieder sein«. Einer ergreift dann mutig die Initiative, und wenn der andere keine Lust hat, tut er entweder so, als würde er es nicht bemerken, oder aber er wendet sich ab. Im schlechtesten Fall macht man einfach mit und lässt es »über sich ergehen«, damit »mal wieder für eine Zeit Ruhe ist«.

So macht Sex keinen Spaß.

Ja sicher – es gibt immer wieder Tage, an denen man *wirklich* keine Lust auf Sex und Nähe hat, einfach, weil man sich nicht gut fühlt, gestresst ist usw. Es gibt tausend (bestimmt auch gute) Gründe, warum man keinen Sex haben kann oder möchte (siehe Challenge 1).

Wenn ihr aber immer auf den perfekten Moment wartet, kann es sein, dass dieser eben nie eintritt. Fangt darum lieber einfach mal an und schaut, was entsteht, wenn ihr eurer Lust eine Bühne bietet. Die Erregung kommt vom Tun, nicht vom Nichtstun.

Wie also könnt ihr diesen ersten Schritt gestalten, damit er nicht auf Ablehnung und Zurückweisung bei dem oder der anderen stößt? Inspirationen dazu habt ihr oben von mir bekommen. Ihr könnt mit dieser Challenge gut herausfinden, welche Anmachen euch gefallen, dann nämlich, wenn ihr eine Erregung in euch spürt, und welche für euch gar nicht gehen. Lasst euch auf dieses Experiment ein und staunt!

Je öfter und konsequenter ihr euch dieser kleinen Challenge stellt, desto leichter wird es euch fallen, und desto einfacher wird es zukünftig sein, das Eis zu brechen – ihr werdet sehen.

DAVID

»Ich habe schon generell Lust auf Sex, aber es fällt mir schwer, ihn zu initiieren. Darum habe ich mir irgendwie angewöhnt, mich mit Pornos zu befriedigen. Nicht, dass ich das besonders schön finde, aber ich habe mich eben damit abgefunden. Es ist vielleicht auch bequemer.

Ich habe vor ein paar Wochen mal wieder einen Versuch gestartet – den hat Marie mit einem Augenrollen und Schulterzucken abgewehrt. Da brauchte es keine Worte – ich wusste sofort, dass sie keine Lust auf mich hatte. Warum das so ist, kann ich nicht genau sagen. Wir sprechen kaum über solche Dinge.

Die Übung war für mich darum auch eine echte Herausforderung. Wir haben uns gegenseitig die Fragen gestellt, und ich habe erfahren, dass Marie einfach generell nicht so viel Lust hat und es für sie so auch okay ist. Ihr genügt es, einmal im Monat Sex zu haben. Was soll ich da machen? Wir haben uns daher den zweiten Teil der Übung gespart.«

GURU

»Lieber David, Pornos sind für viele Menschen ein leichter Ausweg aus der partnerschaftlichen Sexlosigkeit. Aber nicht die Lösung. Ein Porno wird nicht dafür sorgen, dass ihr euch sexuell wieder begegnet. Wenn Marie sagt, dass sie wenig Lust hat, dann frage noch einmal nach, worauf sie denn Lust hat. Traue dich nachzufragen und lass sie da nicht so einfach raus. Vielleicht ist es auch so, dass sie gewisse Dinge in eurem Beziehungsalltag stören. Fehlendes Begehren hat seinen Ursprung manchmal in ganz anderen Dingen. Vielleicht hilfst du ihr zu wenig im Haushalt, oder aber ihr habt generell zu wenige intime Momente miteinander?«

MARIE

»Es fällt mir tatsächlich schwer, den ersten Schritt zu machen. Ich war auch noch nie die Aktive beim Sex.

Wir sind, was unsere Sexualität anbelangt, aber auch irgendwie faul geworden. Ich weiß, dass Sex zu einer Beziehung dazugehört. Aber wenn ich mal ganz ehrlich bin, dann fehlt mir der Sex mit David nicht. Ich habe darum manchmal das Gefühl, mit mir stimmt etwas nicht. Daher war ich ganz froh, dass David auch keine Lust auf Schritt zwei der Übung hatte. Schon die ganzen Fragen bei Schritt eins waren für mich gar nicht so einfach zu beantworten und zu stellen. Wir reden ganz wenig oder gar nicht über unser Sexleben.

Es hat aber auf jeden Fall etwas gebracht. Und ich habe verstanden: Wir müssen einfach nur mal machen, anstatt immer nur fernzusehen.«

GURU

»Es ist ganz normal, dass einer in der Beziehung weniger Lust hat als der andere. Nach der prickelnden Anfangszeit, die ihr sicherlich auch hattet, seid ihr bequem geworden und habt euren Fokus auf andere Dinge gelegt.

Heute habt ihr es jedoch geschafft, überhaupt mal wieder über eure Sexualität zu sprechen. Das ist toll! Denn es ist immer besser, die Karten auf den Tisch zu legen und meinetwegen einvernehmlich aktiv ›sexlos‹ zu sein, als immer zu denken: ›Wir *müssten* mal wieder.‹

Die Rolle der Verführerin ist dir jetzt noch fremd – ich wünsche mir für dich, dass du dich mehr und mehr traust, David mit etwas mehr Erotik zu überraschen. Es wird eurer Beziehung guttun – da bin ich mir sehr sicher. Deswegen meine Idee: Springe über deinen Schatten und mache den zweiten, praktischen Teil der Übung!«

ME, MYSELF AND I

CHALLENGE 5: ÜBUNG MACHT DEN MEISTER

Hinter euch liegt ein langer Arbeitstag. Ihr seid gestresst, könnt nicht gut einschlafen, habt keine Lust auf das volle Paarsex-Programm und verschafft euch lieber selbst einen schnellen, zielorientierten Orgasmus. Eins vorneweg: Daran ist nichts verkehrt, und die meisten meiner Klienten masturbieren genau aus diesen Gründen.

Wer jedoch ein guter oder besserer Liebhaber sein möchte, für den könnte es sich sogar lohnen, sich das »Masturbationsverhalten« mal ganz genau anzusehen – und vielleicht zu verändern. Denn: Masturbation ist das Trainingslager für besseren und leidenschaftlicheren Paarsex. Hier trainiert ihr eure Erregung (besser steuern zu können), eure Lust, euren Körper, eure Empfindlichkeit und eure eigenen sexuellen Fertigkeiten.

Heute verlasst ihr dazu eure Masturbationsroutine und katapultiert euch ganz automatisch auch ins nächste Level beim Liebemachen. In dieser Challenge werdet ihr lernen, wie so viel mehr erregend es sein kann, wenn ihr mehr atmet, euch mehr bewegt, wenn eure Muskeln lockerer sind und ihr euch erlaubt, auch beim Masturbieren Töne von euch zu geben. Ihr braucht keine Technik, keine digitalen Vorlagen und keine Vibratoren. Ihr braucht lediglich – ganz wichtig! – *kein* Ziel und Zeit für euer Liebemachen mit euch selbst.

Betrachtet dieses Abenteuer als die nächste Stufe der Masturbation oder als »Selbstbefriedigung 2.0«. Ihr könnt diese Übung so oft wiederholen, wie ihr wollt. Denn je sinnlicher ihr mit euch Liebe macht, desto lustvoller wird auch euer Sexleben mit eurem Partner werden.

Und jetzt: Genießt diese erste Trainingseinheit mit euch selbst!

Mindset

Es ist ganz wichtig, dass ihr nicht zu viel von eurem Körper erwartet. Schließlich verlasst ihr gerade eure geliebte und angelernte Masturbationsroutine. Da kann es durchaus sein, dass eure Erektion oder Erregung ausbleibt. Das ist normal und okay. Ihr müsst hier nichts erreichen, sondern nur entdecken und fühlen. Wenn euch viel durch den Kopf geht oder ihr euch gestresst fühlt, nehmt euch am Anfang ein paar Minuten Zeit, um einfach nur zu sitzen oder zu liegen und langsam zu atmen. Achtet darauf, dass das Ausatmen länger dauert als eure Einatmung. Seid euch selbst der beste Liebhaber und macht so Liebe mit euch, wie ihr es euch von eurem Partner wünschen würdet.

Challenge

Dauer: 45–60 Minuten

Setting

Für dieses Abenteuer ist es wichtig, dass ihr einen »sicheren Raum« für euch selbst kreiert, einen Ort, an dem ihr allein sein könnt, ohne gestört zu werden. Idealerweise findet ihr einen Raum, wo ihr auch laut sein könnt und wo ihr euch wohl und sicher fühlt. Beachtet bei dieser Challenge meine Vorschläge zum Thema »Sinnlicher Raum« auf Seite 21.

Verzichtet heute auf eure Lieblings-Toys. So könnt ihr euch besser auf eure eigenen Berührungen, Bewegungen und auf euer Körpergefühl konzentrieren. Ich empfehle euch unbedingt, ein schönes Intimöl zu verwenden. Alles fühlt sich damit besser an! Jede Berührung wird sinnlicher und lustvoller erlebt.

Schritt 1:

Lege dich nackt auf den Rücken und nimm dir ein oder zwei Minuten Zeit, um in deinen Körper hineinzuspüren – welche/s Körperteil/e machen sich gerade bemerkbar? Wie fühlen sie sich an (entspannt, angespannt, warm, kalt, pulsierend, vibrierend, juckend, schmerzend, erregt usw.)? Versuche, die Empfindungen in deinem Körper wahrzunehmen, ohne sie als gut oder schlecht zu bewerten und ohne darauf zu reagieren.

Schritt 2:

Spüre in dich hinein, wo deine Hände zuerst auf deinem Körper landen möchten – wohin zieht es sie? Mache den ersten Kontakt langsam, spüre, wie deine Hand deinen Körper berührt – wie fühlt sich diese Hand an? Wie fühlt sich der Teil deines Körpers an, der berührt wird? Atme ein paarmal tief ein und aus und beobachte, wie sich das Gefühl in deinem Körper verändert.

Schritt 3:
Lasse in dieser Phase deine Genitalien nicht aus, aber behandele sie auch nicht besonders – berühre sie genauso neugierig und forschend wie den Rest deines Körpers. Für viele ist dies eine neue Art, die Genitalien zu berühren, ohne etwas von ihnen zu wollen oder sie »zu benutzen«, um sich zu erregen.

Hier sind einige Dinge, die du in dieser Phase ausprobieren kannst:

- Spiele und entdecke verschiedene Berührungsqualitäten – weich und federleicht, fest, »erdig«, drückend, kratzend, kneifend, fließend, mit den Fingerspitzen klopfend, massierend und alles andere, was dir einfällt. Du kannst auch versuchen, dich anders als mit deinen Händen zu berühren – reibe zum Beispiel deinen Arm an deinem Bauch oder drücke ihn gegen deine Genitalien.
- Experimentiere mit verschiedenen Geschwindigkeiten – von sehr langsamen Berührungen (wenn du denkst, dass du langsam bist, versuche es dreimal so langsam!) bis hin zu dynamischen, feurigen Strichen über deinen Körper. Manchmal möchtest du vielleicht ganz aufhören, dich zu bewegen, und sehen, wie es sich anfühlt, nur deine Hand auf einem Körperteil zu spüren, bevor du weitermachst.
- Trau dich mehr und mehr, deinen Atem einzusetzen. Öffne deinen Kiefer und lass die Luft raus. Vielleicht kannst du

auf ein »A« ausatmen? Wie verändert sich deine Erregung, wenn du laut stöhnst oder leise atmest? Experimentiere mit deinem Atem und deinen »Tönen«.

Schritt 4:
Berühre dich weiterhin, aber bewege dich jetzt dazu. Bewegung sorgt für eine bessere Durchblutung. So verteilt sich deine Erregung im ganzen Körper und konzentriert sich nicht nur auf deine Genitalien.

Wie kannst du deinen Körper bewegen? Die Antwort lautet: Lasse deinen Körper entscheiden! Wenn du den Impuls verspürst, dich zu bewegen, dann bewege dich – sei so spontan und frei wie möglich. Wenn es sich angenehm und lustvoll anfühlt, weißt du, dass du es richtig machst. Wenn du merkst, dass deine Bewegungen oder Berührungen mechanisch werden oder einem bekannten Muster folgen, werde langsamer, atme ein paarmal tief durch und höre darauf, was dein Körper als Nächstes tun möchte.

Hier sind einige Ideen für das Experimentieren mit Bewegung:

- Bewege dein Becken, indem du es entweder weich hin und her schaukelst (siehe dazu auch die Beckenschaukelübung auf Seite 95) oder kreist. Wenn du dir nicht sicher bist, wie das geht, bewege dein Becken einfach auf entspannte und irgendwie rhythmische Weise. Diese Bewegung eignet sich hervorragend, um deine Genitalien zu sensibilisieren und dein Erregungsniveau selbst zu regulieren, weil sich die genitale Anspannung im ganzen Körper verteilt. Für Männer mit Erektionsproblemen oder vorzeitiger Ejakulation ist diese Übung also genau das Richtige!

- Bringe deinen ganzen Körper in Aktion! Schlängele dich wie eine Schlange, strecke dich, rolle dich herum, gehe für eine Weile auf alle viere, stehe auf ... Du bist frei! Achte darauf, welche Bewegungen sich besonders lustvoll und erregend für dich anfühlen.

HOT TIPP
***Move it!* Stelle dir vor, deine Erregung wäre die Farbe Rot – durch deine Bewegungen verteilst du sie in deinem ganzen Körper und wirst dadurch komplett erotisiert.**

Schritt 5:
Unsere Stimme ist ein Teil unserer Identität. Sie kann dich unterstützen, lustvoller mit dir, aber auch mit anderen Menschen Liebe zu machen. Bitte gib deiner Lust eine Stimme und traue dich, »mal die Luft rauszulassen«. Deine individuellen Lustgeräusche können auch für dich selber sehr heiß sein.

Schritt 6:
Und jetzt kommt der Moment, auf den du sehnsüchtig gewartet hast: Beginne, Erregung aufzubauen, indem du deinen Fokus nun komplett auf deine Genitalien richtest.

Verwende zu Beginn deine bewährte Methode, um dich »heiß« zu machen: Reiben, Streicheln, Körper-Anspannen Klopfen, was auch immer dein Feuer normalerweise entfacht. Wenn du daran gewöhnt bist, Fantasien, Bilder oder Pornos zu benutzen, um erregt zu werden, versuche, sie für den Moment beiseitezulassen und dich ausschließlich auf die Empfindungen in deinen Genitalien zu konzentrieren.

Was fühlt deine Eichel? Was deine Vagina/Vulva? Was deine Nippel?

Schritt 7:
Jetzt kommt der Teil, der vielleicht neu für dich ist: Sobald du dich erregt fühlst, gehe zurück zu Schritt 3, 4 und 5! Berühre dich am ganzen Körper, atme und stöhne und bringe Bewegung in deinen ganzen Körper.

Wiederhole diesen Zyklus – spüre, wie du deine Erregung modulieren kannst. Deine Helfer sind: deine Bewegung, deine Atmung sowie Geräusche (Stöhnen etc.) und natürlich deine Berührungen. Erlebe lustvolle Höhen und Tiefen, anstatt sofort zum Gipfel zu stürmen. Je mehr Erregung du aufbaust und je öfter du diesen Zyklus wiederholst, desto köstlicher wird dein Spiel mit dir selbst werden.

Schritt 8:
Wenn du fühlst, dass deine Session mit dir selbst zu Ende ist – das bedeutet nicht zwingend, dass du gekommen sein musst –, lege dich auf den Rücken und atme tief ein und aus. Gratuliere dir selbst und sei stolz auf dich, dass du deine Routine durchbrochen hast.

HOT TIPP

Experimentiere mit neuen Arten der Berührung deiner Genitalien, um deine Erregung zu steigern: Probiere doch mal einen Handwechsel aus. Oder wie wäre es, wenn du einen Finger in deine Vagina einführst – aber nur dein Becken bewegst? Wenn du dich hinstellst? Wenn du

anstatt der üblichen Rauf- und Runterbewegung nur dein Becken bewegst und deine Hand stillhält?

Spiele mit Geschwindigkeit, Druck und Technik. Wie kannst du deine Genitalien überraschen? Wie kannst du sie ganz sanft berühren und sie trotzdem spüren? Und was macht dein Kiefer? Öffne deinen Mund und »aaaahhhtmeee«.

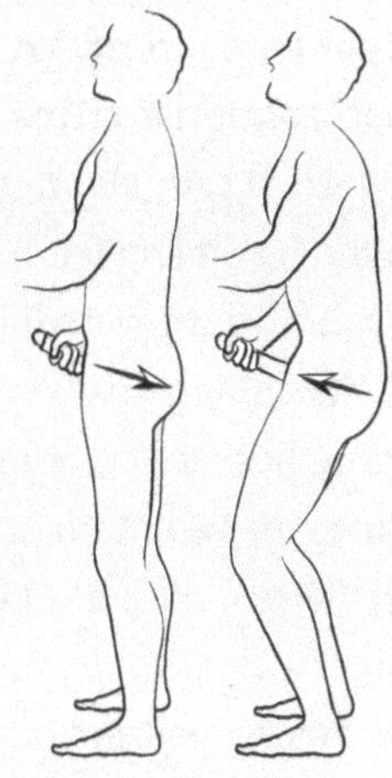

Die Hand bleibt still, das Becken führt den Penis. Bitte mit Öl probieren.

Tabubrüche können besonders heiß sein – nutze die Gelegenheit, deinen Anus zu erforschen (mit reichlich Gleitmittel), vergnüge dich auf allen vieren oder im Stehen vor dem Spiegel, sag »versaute« Sachen zu dir selbst – sei frei und wild.

Reason why

Erinnert ihr euch, wann ihr das erste Mal zum Orgasmus gekommen seid? Und wie? Vielleicht verborgen unter der Bettdecke, damit Mutti oder Vati nichts mitbekommen? Oder schnell unter der Dusche mit dem Duschstrahl? Heimlich still und leise? Hat sich seitdem viel an der Art und Weise verändert, wie ihr euch selbst zum Höhepunkt bringt?

Darf ich raten? Nein. Meist verändert sich unser Masturbationsverhalten nämlich nicht wirklich im Laufe unseres Lebens. Und so entwickelt sich ein Muster, welches wir seit unseren Teenagertagen kennen. Da gibt es viele Frauen, die nur kommen können, wenn der Vibrator im Winkel von 36,78 Grad auf die Klitoris trifft. Oder Männer, die mit ganz viel Druck in der Hand masturbieren und sich dann wundern, warum sie in der Vagina wenig spüren. All diese vermeintlichen Probleme sind oft gar keine, sondern lediglich das Ergebnis einer bestimmten Masturbationsroutine. Die kann beim Paarsex aber natürlich hinderlich sein, denn mal ehrlich: Kein Penis vibriert und keine Vagina ist so eng wie eine Männerhand.

Daher lohnt sich diese Übung so sehr für euch! Denn indem ihr euer Masturbationsverhalten verändert, lernt ihr, eure Erregung besser zu steuern und euren *gesamten* Körper zu erotisieren. Und eben nicht nur eine klitzekleine Stelle.

Ich weiß, dass das kein leichter Weg ist – denn warum sollte man etwas verändern, das doch so gut klappt?

Einfach, weil ihr damit die verborgenen Geheimnisse eures Körpers entdecken könnt und sich euer Empfindungshorizont massiv erweitert. Ihr schafft neue Verbindungen zu euch selbst und zu eurem Gehirn. Aus Schwarz-Weiß wird Farbe. Ihr werdet euch »von innen« heraus spüren und weniger auf Funktionsweisen achten. Denn wer in einem Orchester mitspielen möchte, der sollte zunächst sein eigenes Instrument perfekt beherrschen. Nur so entsteht am Ende ein wunderbar sinnlicher Gesamtklang.

Gut zu wissen

Jede sexuelle Aktion beginnt mit einem Erregungsreflex und endet (im besten Fall) mit einem Orgasmusreflex. Zwischen diesen beiden festen Punkten findet eure sexuelle Reise statt. Diese könnt ihr durch Bewegung, Atmung und Töne individuell gestalten und damit bestimmen, wie schnell ihr ans Ziel segeln wollt. Es ist ein Spiel aus Muskelanspannung und -entspannung. Aus Bewegung und Stillstand. Aus Tönen und Atmen.

SUSANNE

»Das ist eine völlig neue Art der Selbstbefriedigung für mich. Meine üblichen Methoden – entweder auf dem Bauch liegend und ein Kissen zwischen meine Beine drückend oder mit einem Vibrator – bringen mich garantiert innerhalb von zwei Minuten zum Orgasmus. Das Problem ist, dass ich beim Sex mit Klaus nicht auf diese Weise kommen kann – seine Zunge kann mit meinem Vibrator nicht mithalten.

Meine selbst herbeigeführten Orgasmen sind eher kurz, es geht eben hauptsächlich darum, Spannungen abzubauen. Daher habe ich den Sinn der Übung gleich verstanden. Ich fand es jedoch unglaublich schwierig, langsam zu machen und mich auf die Körperempfindungen zu konzentrieren – meine Fantasien kamen immer wieder auf, und ein paarmal war ich so kurz davor, nach meinem Vibrator zu greifen, um ›den Job‹ zu erledigen. Ich habe es letztendlich aber nicht gemacht.

Stattdessen habe ich meine ganze Vulva mit Öl verwöhnt und habe sogar einen Finger in meine Vagina eingeführt. Das mache ich sonst wirklich nie! Ich bin echt ein Gewohnheitstier.

Obwohl ich weit davon entfernt war, zu kommen, konnte ich spüren, wie sich die Erregung in meinem Körper auszubreiten begann, was für mich eine ganz neue Erfahrung war. Es war auch das erste Mal seit Ewigkeiten, dass ich mir Zeit genommen habe, nur mit mir selbst zu sein – ich hatte fast ein schlechtes Gewissen!«

GURU

»Liebe Susanne, das klingt, als hättest du den ersten Schritt getan, um zu entdecken, wozu dein Körper fähig ist. Natürlich braucht es Zeit und Übung – schließlich hast du deinen Körper viele Jahre lang auf eine bestimmte Art und Weise in seinem Lust- und Erregungsempfinden ›trainiert‹. Du kämpfst nun gegen deine Gewohnheit an. Toll. Ich freue mich, dass du erkannt hast, dass du dir mit deinen eigenen Händen Vergnügen bereiten kannst.

Die gute Nachricht: Je mehr von deinem Körper du in deine Selbstentdeckung miteinbeziehst, je mehr Aufmerksamkeit und Berührungen du deiner Yoni schenkst, desto mehr wirst du empfinden, und desto unabhängiger wirst du vom Vibrator.

KLAUS

»Ich masturbiere, seitdem ich denken kann, immer auf dieselbe Art und Weise: im Bett, meine Beine sind stark angespannt, ebenso mein Po, ich bewege meine Hand mit ziemlich viel Druck schnell hoch und runter – meist schaue ich dazu ehrlicherweise einen Porno und nehme den Rhythmus auf, in dem sich darin bewegt wird. Ich komme dann ganz schnell – also, von Genuss und Lust kann man da wirklich nicht reden.

Dennoch: Darauf jetzt verzichten zu müssen, empfand ich nicht wirklich als verlockend. Aber vielleicht ist das der einzige Weg, endlich nicht so schnell zu ejakulieren, dachte ich mir. Ich habe darum nur am Anfang einen Porno geguckt und ihn dann ausgemacht und mich ganz meinem Penis gewidmet. So intensiv habe ich das noch nie vorher gemacht. Sogar mit Öl. Ich habe entdeckt, dass meine Eichel sehr empfindlich ist, und ich hatte die meiste Zeit eine harte Erektion. Ich habe mich viel mehr bewegt als sonst und konnte so verhindern, dass ich gleich komme. Diese Art der Selbstkontrolle fand ich spannend. Ich übe auf jeden Fall weiter!«

GURU

»Lieber Klaus, du hast alles richtig gemacht. Du hast erfahren, dass du sogar mit weniger Pornoschauen deine Erektion sehr gut halten kannst, und hast gespürt, dass du deine Erregung durch mehr Bewegung im ganzen Körper verteilen kannst.

Bisher hat dein Lingam sozusagen wie ein Gartenschlauch funktioniert: Wenn er den Druck nicht mehr halten konnte, musste er ›sich entladen‹. Bewegung und Töne sind ab jetzt deine besten Freunde und dein Ventil für deine Erregung. Du kannst diese neuen Fertigkeiten vertiefen, indem du allein weiterübst. So wirst du bald auch mit Susanne eine andere Sexualität leben können.«

PICK ME!

CHALLENGE 6: KOMPLIMENTE BEKOMMEN UND AUSHALTEN

Stellt euch folgende Situation vor: Ein Paar, beide um die dreißig, treffen sich in einem Eiscafé zum zweiten Date. Sie hat gefühlt den ganzen Vormittag im Bad verbracht und stundenlang an ihren störrischen Haaren herumfrisiert, Verschiedenes ausprobiert. Auf Insta hat sie zuletzt ein Foto zur Abstimmung gepostet, um die Meinung ihrer Community zu erfragen. Die Antwort war eindeutig: Haare offen lassen. Okay.

Einigermaßen selbstsicher stolziert sie also zum Date. Und tada – er sitzt schon da. Schaut ihre super-gestylten Haare an und säuselt honorierend: »Wow – deine Haare sehen heute echt toll aus!« Sie legt den Kopf leicht schief, winkt ab und sagt lächelnd: »Ach Quatsch! Die sehen doch immer so aus.«

Kommt dir so ein Verhalten bekannt vor? Dann ist diese Übung perfekt für dich! Denn dann leidest du vermutlich unter der »*compliment shyness*-Krankheit« (ich habe das Phänomen übrigens frei erfunden). Sie betrifft in der Regel Frauen. Aber auch Männer fallen ihr manchmal zum Opfer. Es gibt zwei verschiedene Arten von *compliment shyness*. Mir geht es um die echte und nicht die vorgespielte. Bei der echten *compliment shyness* fühlt sich die betroffene Person wirklich unsicher und kann sich nicht vorstellen, dass es an ihr Eigenschaften oder Merkmale gibt, die ein anderer Mensch toll und erwähnenswert findet. Oftmals verbirgt sich dahinter das Gefühl von »Ich bin nicht gut / nicht schön / nicht schlau … genug«.

Und dann gibt es noch eine zweite Möglichkeit, warum wir Komplimente nicht einfach mit einem »Dankeschön« beantworten: Wir wollen der anderen nicht den Eindruck vermitteln, dass wir Aufwand für sie betrieben haben. Wir spielen uns damit selbst runter, aber auch die Wichtigkeit des anderen. Nach dem Motto: »Wer bist du schon, dass ich für dich drei Stunden an meinen Haaren herumgebastelt habe?!«

Ganz schön kompliziert, findet ihr nicht?

Mal schauen, wie *ihr* beide mit Komplimenten umgehen könnt: Wie gut seid ihr darin, Komplimente zu verteilen, anzunehmen und sie sogar zu wiederholen?

Gut zu wissen

Komplimente haben nur dann einen Wert, wenn sie ernst gemeint sind und wenn keine Absicht hinter ihnen steckt. Also nicht gesagt: »Oh, du hast so schöne Lippen!«, und gedacht: Die wollen mir bestimmt mal wieder einen Blowjob geben. Auch Komplimente, die eingefordert werden, verlieren auf Dauer ihre Wirkung. »Schmeckt doch gut mein Essen, oder?« – »Ja, sehr!«. Mit einem Nein zu antworten, brächte da wohl kaum jemand über die Lippen. Aber wie ehrlich ist das Kompliment gemeint?

Um diese Art Komplimente geht es uns also *nicht* in dieser Übung. Ernst gemeinte Komplimente hingegen sorgen für die Ausschüttung unseres Lieblingshormons Oxytocin und fördern eure Verbundenheit.

Mindset

Bleibt bei der Auswahl eurer Komplimente bitte achtsam, wahrhaftig und ehrlich. Gebt euch Mühe und nehmt die Übung als Möglichkeit wahr, etwas auszusprechen, das ihr normalerweise nur denkt. Bleibt offen für diese Erfahrung und traut euch, die Challenge wirklich langsam auszuführen.

Sich dem anderen zu präsentieren, kann sehr herausfordernd sein. Beobachtet genau, welche Gefühle ihr habt, wenn A um euch herumgeht oder vielleicht auch einmal stehenbleibt. Was denkt ihr? Was ist eure Sorge? Welche Komplimente könnt ihr leicht annehmen und welche nicht? Welche Entdeckung soll er oder sie lieber nicht machen?

Stolperstein

Vielleicht gibt es etwas an deinem Partner – z. B. ein Blutschwämmchen am Innenschenkel –, das dich eher abtörnt. Es könnte genau dieser »Makel« sein, an den du während der Übung die ganze Zeit denkst und der es dir schwer macht, etwas »Positives« am Körper deines Partners zu finden. Entscheide, ob du es ansprechen und damit eure Verbundenheit stärken willst.

Challenge

Variante 1

Dauer: ca. 20–30 Minuten

Setting

A = Person, die sich anschauen lässt

B = Person, die den anderen betrachtet

Für die »harmlosere« Variante 1 braucht ihr nur euch selbst und einen geschützten Raum. Zieht euch außerdem gerne etwas Körperbetontes an.

Schritt 1:
Ihr stellt euch einander gegenüber, am besten mit drei Metern Abstand. Ihr steht beide aufrecht und fest da. Die Beine sind hüftbreit auseinander aufgestellt. Das Gewicht verlagert sich ein wenig auf die Fersen. Die Knie sind weich.

Ihr seht euch zehn tiefe Atemzüge lang in die Augen und seid euch einfach der Präsenz des anderen bewusst.

Schritt 2:
Dann geht B los. Langsam. Ganz langsam. Noch viel langsamer, als ihr denkt, dass es langsam ist.

B geht bewusst auf A zu. A spürt die intensiven Blicke und die Bewunderung.

B bleibt etwa einen Meter vor A stehen und hält den Blickkontakt.

A sagt: »Spieglein, Spieglein an der Wand, was ist das Schönste an meinem Körperland?«

B – in seiner Funktion als rosaroter Spiegel – umkreist A nun dreimal im Schneckentempo, bleibt vielleicht sogar einmal stehen und geht in die Knie und scannt dabei den Körper von A von oben bis unten.

Schritt 3:
B bleibt vor A stehen, sieht A in die Augen und gibt das erste Kompliment preis: »Das Schönste an deinem Körperland ist die wunderschöne Form deines eleganten Halses« (zum Beispiel).

A fühlt die Aussage in seinem Körper und wiederholt das Gesagte: »Oh, du magst die Form meines eleganten Halses. Danke, dass du die Form meines Halses magst und es mit mir teilst.«

Schritt 4:
B umkreist A noch drei weitere Male und überrascht A immer wieder mit einem neuen kleinen Kompliment, welches A wiederholt.

Schritt 5:
Nach der letzten Runde macht ihr eine kleine Pause und tauscht dann die Rollen. Bitte tauscht euch noch nicht aus.

Variante 2
Setting
Für die herausfordernde Variante 2 braucht ihr einen geheizten/warmen Raum.

Diese Variante unterscheidet sich lediglich darin, dass ihr euch beide (oder nur die jeweils betrachtete Person – ihr entscheidet gemeinsam, wie ihr euch wohlfühlt) eurer Kleidung entledigt. Der Ablauf bleibt derselbe wie in Variante 1.

Für eine etwas mildere Variante 2 könnt ihr euch gern ein Tuch um die Hüften / den Oberkörper wickeln.

Wichtig ist, dass ihr eure Grenzen wahrnehmt, sie auch kommuniziert und dass sich beide daran halten, damit ihr euch wohlfühlt.

Feedbackrunde

Führt erst beide die Übung aus und lasst sie im Anschluss noch ein bisschen auf euch wirken.

Mögliche Fragen für den folgenden Austausch könnten sein:

- Wie hast du dich gefühlt, als ich dich angesehen habe?
- Wie war es für dich, dass ich so langsam gegangen bin und dich dabei die ganze Zeit angeschaut habe?
- Gab es etwas, das sich für dich komisch angefühlt hat?
- Habe ich dir ein Kompliment gemacht, das dich überrascht hat?
- Welches Kompliment hat dir besonders gut gefallen?
- Welche Rolle ist dir leichter gefallen, A oder B? Und warum?
- Fiel es dir schwer, ein Kompliment zu finden?
- Hast du das Kompliment für dich im Geiste bewertet, bevor du es geteilt hast?

Reason why

Mal ganz ehrlich: Tief in uns drin fühlen sich Komplimente einfach toll an. Es ist ein schönes Gefühl, wenn unserem Partner auffällt, dass wir eine neue Frisur haben, oder er honoriert, dass es ein feines Essen gibt.

Es ist genau diese Wertschätzung, die dafür sorgt, dass wir uns gesehen fühlen. So entstehen kurze, wunderbare Momente der Nähe. Je mehr ihr von diesen sammelt, desto verbundener werdet ihr euch fühlen.

Selbst in Zeiten, in denen im Bett Flaute herrscht, können Komplimente dafür sorgen, dass ihr in einem liebevollen und achtsamen Kontakt miteinander bleibt.

Brisant sind Komplimente, die sich auf Körperteile beziehen, mit denen ihr selbst auf Kriegsfuß steht. Die ihr am liebsten verstecken würdet, für die ihr euch schämt. Vielleicht hat euch jemand mal etwas Verletzendes über eure/n Brüste/Yoni/Lingam gesagt, oder aber ihr hattet einen Unfall, eine Krankheit, eine Operation, der/die Narben hinterlassen hat. Der wahrscheinlichste Fall ist jedoch, dass ihr eurem eigenen und dem gesellschaftlichen vermeintlichen Schönheitsideal nicht entsprecht. Ihr vergleicht euch und schneidet in eurer Vorstellung nur mittelmäßig ab. Sich nun dem anderen in dieser Verletzlichkeit und Unsicherheit (vielleicht auch noch nackt!) zu zeigen, sich bei Licht anschauen zu lassen, braucht ein hohes Maß an Vertrauen. Die Sorge, dass der andere etwas entdecken könnte, was ihm nicht gefällt, schwingt natürlich mit. Nehmt dieses Abenteuer als Aufhänger, um über eure Zweifel an eurem eigenen Körperbild nachzudenken und mit eurem Partner zu sprechen. Wenn ihr keine habt, genießt ganz einfach die bewundernde Präsenz des anderen.

Ansonsten bietet das Abenteuer eine tolle Möglichkeit, zu erfahren, wie schön der andere einen findet oder wie viel wichtiger andere Körperpartien für sie sind als die, die einem selbst vielleicht zu schaffen machen. Diese Übung ist ein Realitätscheck, der euch wertvoll und besonders fühlen lässt.

TERESA

»Ich habe sofort den Sinn der Übung verstanden. Seit der Geburt unseres Sohnes bin ich, was meinen Körper betrifft, echt unsicher. Auch im Bett. Am liebsten habe ich ein T-Shirt an, das meinen Bauch und meine Brüste bedeckt. Ich weiß, das ist doof – aber vielleicht brauche ich da noch ein bisschen Zeit und *(lacht)* mehr sportliche Betätigung.

Für mich war beim Lesen schnell klar: ›Nee – ich stelle mich da auf gar keinen Fall nackt hin! Das geht mir dann doch zu weit.‹ Marvin hat versucht, mich zu überreden – aber *no chance*.

Angezogen war schon etwas Besonderes. Als mein Schatz mich so direkt angesehen hat, wurde mir warm ums Herz. Das fand ich ganz besonders schön.

Das Um-mich-Herumlaufen war mir persönlich zu langsam. Er hat mich gefühlt stundenlang betrachtet – ich kam mir ein bisschen vor wie eine Kuh auf der Auktion *(lacht wieder)*.

Schön waren seine Komplimente. Er hat Dinge gesagt, die ich sonst nie hören mag, weil ich immer denke, er sagt das nur, weil er mit mir ins Bett will.

Das Wiederholen seines Kompliments empfand ich eher als gestellt, an der Stelle verstehe ich den Sinn der Übung noch nicht ganz, fürchte ich.«

GURU

»Liebe Teresa, du fühlst dich nach deiner Schwangerschaft verletzlich in deinem Körper. Das ist ganz normal und geht den meisten Frauen so. Dein Körper hat eine große Leistung vollbracht, und du kannst stolz auf ihn und dich sein. Mit der Zeit eroberst du dir deine noch ungeliebten Körperteile wieder zurück, da bin ich sicher. Mit viel Liebe und positiver Aufmerksamkeit.

Warum du die Komplimente wiederholen solltest? So erreichen sie dein Bewusstsein viel besser und können dann ihre volle Wirkung entfalten. Denn: Wir sind, was wir sagen und denken. In Zukunft kannst du, wenn dir jemand ein Kompliment macht, es zumindest leise für dich wiederholen. So sammelst du unbemerkt positive Energie und stärkst dein Selbstbewusstsein.«

MARVIN

»Ich hatte ein ganz intensives Gefühl, als ich meine Frau für ein paar Atemzüge beobachtet habe. Das fühlte sich so an wie damals bei unserer Heirat, als ich auf sie zugelaufen bin. So langsam, aber ganz präsent. Das war auch jetzt sehr schön.

Ich liebe meine Frau, und ich habe ganz viel Dankbarkeit gespürt, dass sie unser Kind zur Welt gebracht hat. Fast ›heilig‹ fühlte sich das an, irgendwie.

Dann um sie herumzulaufen und sie dabei anzusehen, hat gemischte Gefühle in mir ausgelöst. Sie ist ja jetzt Mutter und nicht mehr nur meine sexy Frau. Da gab es einen Zwiespalt in mir.

Mich von ihr ansehen zu lassen, war hingegen recht einfach. Ich gehe regelmäßig ins Fitnessstudio und fühle mich in meiner Haut sehr wohl. Lustig fand ich, dass ich mich automatisch gestreckt und meine Muckis angespannt habe.

Ihre Komplimente fand ich total schön. Ich wusste bis jetzt auch gar nicht, dass sie mein kleines Muttermal am Arm sexy findet.«

GURU

»Lieber Marvin, du stehst vor einer nicht ganz einfachen Situation. Deine Frau ist jetzt Mutter – aber sie will auch als (sexy) Frau gesehen werden. Sie braucht dein Begehren, um sich begehrt und sexy zu *fühlen*. Mache ihr also gerne Komplimente, die ihr vermitteln, wie heiß du sie in manchen Situationen findest. Überrasche sie mit deinen Beobachtungen und Komplimenten – auch außerhalb des Bettes. Nämlich immer dann, wenn dir etwas auffällt – sprich es aus! Bedränge sie nicht, aber begehre sie.«

DIE SCHNEEKUGEL

CHALLENGE 7: WIE SCHAUKELN EURE ERREGUNG VERBESSERN KANN

Stellt euch eine Schneekugel vor, in der eine kleine, verwunschene Stadt ist, die recht öde aussieht, wenn man es nicht schneien lässt. Sobald man jedoch anfängt, die Kugel zu schütteln, herrscht helle Aufregung in dem kleinen Universum.

Ähnlich verhält es sich mit der Erregung. Klar kann man sich von allem Möglichen antörnen lassen – aber wirklich spannend wird es, wenn ihr wisst, dass *ihr* euch nur ein bisschen mehr »schütteln«, also bewegen müsst, um mit ziemlich garantierter Sicherheit eure Erregung zu steigern. Denn je mehr ihr euch bewegt, desto besser kann sich die Erregung in eurem Körper verteilen (das kennt ihr schon). Bewegt ihr euch jedoch nicht, bleibt die Erregung – wie der Schnee in der Kugel – einfach am Boden liegen beziehungsweise konzentriert sich dann auf nur eine Stelle, meist das Genital.

Um mehr zu fühlen, mehr zu erleben und um sich besser fallenzulassen, braucht es das Spiel mit der An- und Entspannung. Und genau darum geht es in dieser Übung. Man kann sie wunderbar in die Selbstliebe integrieren (denn auch da ging es schon um »mehr Bewegung«) oder zu zweit spielen. In jedem Fall lohnt es sich immer, sich zu bewegen und zu atmen. Ihr erweckt auf diese Weise eure Lust zu neuem Leben, wie das Städtchen in der Schneekugel, wenn es schneit.

Mindset

Es kann durchaus sein, dass euer Körper erst einmal irritiert auf diese Übung reagiert und zu seinem gewohnten und liebgewonnenen Muster zurückkehren möchte. Bitte akzeptiert, dass jede Veränderung ein bisschen Zeit braucht. Durch die ungewohnten Bewegungen kann es auch durchaus passieren, dass eine Erektion kommt – und wieder geht. Das ist normal.

Challenge

Diese Challenge besteht aus verschiedenen Stufen, und ihr könnt sie jederzeit variieren und verändern – wichtig ist, dass ihr regelmäßig übt (gerne zwei- bis dreimal die Woche), um das Thema »Bewegung und Atmung« langsam, aber stetig in euer Liebemachen zu integrieren.

Schritt 1:

Stellt euch einander gegenüber und spannt alles an, was ihr habt. Ich meine wirklich alles. Eure Augen, euren Kiefer, eure Arme, eure Hände, euren Bauch, euren Rücken, euren Po, eure Oberschenkel, eure Füße und Zehen. Und weil ihr alles anspannt, haltet ihr bestimmt auch den Atem an. Also – auf 1–2–3 geht's los. Haltet so lange die Spannung, wie ihr könnt.

Wenn ihr nun die Anspannung loslasst, nehmt wahr, was

sich in eurem Körper tut. Wie fühlt er sich in der Entspannung an? Was war für euch angenehmer? In welchem Zustand könnt ihr euch vorstellen, dass ihr mehr empfindet – sich mehr Erregung im Körper verteilen kann? Bingo – im *ent*spannten.

Und genau darum geht es im zweiten Teil der Übung.

Schritt 2:

Ihr lernt jetzt eine recht einfache Technik kennen, die ihr beim Liebemachen ausprobieren könnt: die Beckenschaukel. Sie liest sich vielleicht zunächst wie eine trockene Yoga-Übung – die jedoch Wunder wirken kann und euch mehr Genuss beim Sex schenken wird. Probiert diese Übung gern zusammen aus, aber jeder für sich. Vielleicht habt ihr aber auch Spaß daran, euch gegenseitig zu assistieren.

Legt euch dazu nebeneinander mit dem Rücken auf den Boden (gern auf einen Teppich oder eine Matte) und stellt eure Beine auf. Achtet darauf, dass die Füße nicht zu nah am Po sind.

Atmet nun tief ein und aus. Wenn ihr euch nicht sicher seid, wie das geht, könnt ihr die Hand auf den unteren Bauch legen. Wenn sich eure Hand nach oben bewegt, atmet ihr tief ein. Euer Bauch weitet sich in der Einatmung. Stellt euch einen Luftballon in eurem Bauch vor, den ihr mit eurer Einatmung aufblast und der beim Ausatmen wieder ganz klein wird.

Vielleicht merkt ihr auch die Bewegung im Rücken: Beim Einatmen hebt sich der Rücken ein bisschen (ihr macht ein kleines Hohlkreuz), und beim Ausatmen senkt er sich wieder. Achtet darauf, dass euer Po und eure Beine ganz locker bleiben.

Ihr könnt nun üben, wie eure Atmung eure Bewegung begleitet.

Nach einer Weile kann die Bewegung ein bisschen mehr werden, und ihr beginnt, ganz natürlich zu schaukeln. Dabei kippt ihr euer Becken ganz weich nach oben – so, als würde ein unsichtbarer Faden euren Bauch beim Einatmen nach oben ziehen. Variiert dabei gerne: Mal ist die Bewegung kleiner, mal größer. Vielleicht spürt ihr schon ein sanftes Kribbeln in euren Genitalien?

Lasst euch Zeit – schließt gerne die Augen und genießt den Flow eurer Bewegungen.

Übt die Beckenschaukel ruhig auch mal im Stehen oder im Sitzen. Schließlich soll sie euch beim Liebemachen in allen Positionen zur Verfügung stehen.

Da es sich um ganz kleine Bewegungen handelt, könnt ihr die Beckenschaukel auch im Büro, im Bus oder auf dem Küchenstuhl üben.

Schaukelt, was das Zeug hält, und verbessert so eure Erregungsfähigkeit. Denn: Je öfter ihr die Beckenschaukel macht, desto leichter wird es euch fallen, euch auch beim Sex auf diese Weise zu bewegen und euer Genital allein durch eure Atmung zu beleben.

Wenn ihr euch unsicher seid, wie die Beckenschaukel genau funktioniert, dann schaut mal auf www.lilli.ch. Hier wird sie noch mal super-genau in vielen verschiedenen Positionen mit Videos erklärt.

Variante der Beckenschaukel

Ich wiederhole mich hier – aber es ist einfach so wichtig: Gebt eurer Lust eine Stimme. Stellt euch euren Atem als

Farbe vor, die sich im ganzen Körper verteilen möchte. Gebt eurem Atem mehr Raum, indem ihr euch traut, auf »Aaaaa« auszuatmen.

Schritt 3:
Sobald sich jeder von euch einigermaßen sicher in der Beckenschaukel fühlt und ihr Spaß am »Schaukeln« gefunden habt, könnt ihr die Bewegungen in euer Liebemachen integrieren.

Es geht nicht darum, dass ihr alles perfekt macht, sondern dass ihr ab jetzt darauf achtet, dass ihr beide euer Becken stärker bewegt und ihr mehr und mehr in eine Art Schaukelbewegung kommt. Ihr könnt euch gegenseitig unterstützen, indem ihr dem anderen zum Beispiel liebevoll zuflüstert: »Atme mit mir«, »Lass deinen Po etwas lockerer«, »Kannst du dein Becken noch etwas mehr bewegen?«. Erkundet auf diese Weise gemeinsam eure neuen Bewegungen.

Feedbackrunde

Nehmt euch die Zeit und sprecht nach dem Liebesspiel über eure Beobachtungen und eigenen Erfahrungen. Macht euch sichtbar für den anderen.

- Was hat dir an der Schaukelei gefallen und was nicht?
- Hast du mehr gespürt? Wenn ja, was?
- Kannst du sagen, wo du etwas gespürt hast?
- Wie war es für dich, laut auszuatmen?
- Hast du dich irgendwie geschämt?
- War es für dich schwer, dich zu bewegen?

- Hattest du manchmal das Gefühl, dass deine Erektion weniger wird?
- Hattest du den Eindruck, dass sich deine Vagina belebter anfühlt?

HOT TIPP

Viele Männer machen den Fingertest und glauben, eine Frau, die feucht ist, hat auch Lust. Oder Frauen glauben, dass nur, weil ihr Partner eine Morgenlatte hat, er auch Lust hat. Das ist ein Irrglaube. Lust und Erregung sind zweierlei. Körperliche Reaktionen sind kein sicheres Indiz für Lust. Ein längeres Vorspiel erhöht die Wahrscheinlichkeit, dass auch die Lust auf penetrativen Sex steigt.

Reason why

Wahrscheinlich könnte ich ein ganzes Buch über die Beckenschaukel schreiben. Sie ist meiner Meinung nach die Königin der Bewegungsübungen und so unglaublich hilfreich, dass ich finde, man müsste sie im Sexualkundeunterricht lehren.

Kurze Info vorneweg: Unsere Atmung kann unser Nervensystem beeinflussen und beruhigen.

Ist eure Atmung flach oder ihr haltet womöglich den Atem an, ist euer Körper alarmiert. Eure Körperspannung ist hoch. Denn euer Gehirn denkt: Hilfe, ich muss weg! Ich muss losrennen! Da ist Gefahr in Verzug. Wenn ihr also in einem sehr angespannten Zustand Liebe macht, könnte das eure Erregbarkeit negativ beeinflussen. Euer Körper reagiert mit »Jetzt bloß keine Erektion bekommen / bloß nicht feucht werden – der

Feind naht!«. Dagegen können wir gar nichts machen – dieses Verhalten haben wir von unseren Vorfahren aus der Steinzeit übernommen.

Übersetzt bedeutet das für euer Liebesspiel: Je höher eure Anspannung ist, desto weniger seid ihr Herr und Frau der Lage.

Doch zum Glück gibt es ein Mittel gegen zu hohe Anspannung: Atmung und Bewegung.

Je mehr ihr euch bewegt und dabei atmet, desto besser spürt ihr euer Genital, desto feinfühliger und sensibler werdet ihr, und desto besser könnt ihr selbst bestimmen, wann ihr kommen wollt und wann nicht. Denn das Spiel mit der Bewegung sorgt für eine bessere Durchblutung: das A und O, um feuchter zu werden oder eine standhaftere Erektion zu bekommen. Gerade wenn Sex für dich als Frau schmerzhaft ist, kann dir die Beckenschaukel dabei helfen, deine Verspannung zu lösen. Durch die verbesserte Durchblutung wird deine Vagina feuchter.

HOT TIPP

Apropos »Entspannung«: Vielleicht ist euch schon aufgefallen, dass einige Menschen ihr Gesicht verzerren, wenn sie zum Höhepunkt kommen, fast wie unter Schmerzen. So richtig genussvoll sieht das nicht aus. Mehr Genuss könnt ihr erleben, wenn ihr euren Kiefer entspannt – also euren Mund etwas öffnet. Denn Kiefer und Becken korrespondieren miteinander: wie oben, so auch unten. Möchtest du dich unten öffnen, kann dir ein entspannter Kiefer helfen, diesen Zustand zu erreichen.

Gut zu wissen

Die Beckenschaukel ist eine zentrale Körperübung aus dem »Sexocorporel«. Das Konzept des Sexocorporels wurde von Jean-Yves Desjardins entwickelt und wird heute weltweit in der Sexualtherapie angewandt. Es ist ein wunderbar einfaches Modell, das zur Verbesserung des sexuellen Handelns und Erlebens führt. Ich arbeite in meiner Praxis unter anderem nach diesem Modell.

Also move, move, move.

GRETA

»Ich bewege mich beim Sex nicht so wirklich. Vielleicht ist mir auch nie so ganz klar gewesen, wie ich mich bewegen soll. Ich bin nicht so die wilde Liebhaberin. Ich komme auch eher selten zum Orgasmus beim Sex. Eher als Zufallsprodukt, um ehrlich zu sein. Überhaupt war mir nicht klar, wie ich Erregung anders steigern kann als durch irgendwelche Fantasien. Ich weiß von einigen Tantra-Büchern, dass der Atem eine große Rolle spielt – aber wie das genau geht, war mir nie klar.

Ich fand die Übung darum spannend und habe mich auch darauf eingelassen. Ich habe aber erst einmal allein geübt, geschaukelt und ausprobiert, ob sich da etwas tut. Das war am Anfang nicht so, aber nach und nach hatte ich die Bewegung drauf und konnte tatsächlich spüren, dass meine Vulva ein bisschen zuckte. Das war ein schönes Gefühl.

Als wir dann Sex hatten, habe ich tatsächlich versucht, mich mehr zu bewegen. Ob das jetzt die Schaukel war, weiß ich nicht genau. Auf jeden Fall hat es sich besser angefühlt, denn ich war lockerer und feuchter als sonst, wodurch das Eindringen leichter ging und auch gar nicht wehtat.«

GURU

»Liebe Greta, mach einfach weiter so. Hauptsache, du bewegst dich beim Sex und erlebst dadurch mehr Genuss, auch, weil deine Yoni feuchter ist. Ob das die perfekte Beckenschaukel ist, spielt überhaupt keine Rolle. Ich möchte dich jedoch bitten, dass du niemals (wirklich niemals) penetrativen Sex haben solltest, wenn du nicht wirklich dazu bereit bist. Du brauchst immer das O. K. von deinem Körper, bevor ein Penis in dich eindringt. Hüte deine Yoni wie einen Schatz und kümmere dich um sie. Sei ihre beste Freundin.

Vielleicht möchtest du Folgendes einmal ausprobieren: Creme deine Vulva großflächig mit einem dir angenehmen Öl ein. Lege deine Hand auf deine Vulva. Bewege dein Becken mit der Schaukel und genieße die weibliche Energie, die du in deinen Schoßraum schickst.«

FELIX

»Ich bewege mich schon beim Sex. Mir macht das Stoßen Spaß – vielleicht bin ich manchmal zu stürmisch oder zu schnell. So richtig kann ich meine Erektion auch nicht steuern.

Ich habe es als etwas bedrohlich empfunden, jetzt mit der Übung alles zu ändern. Wenngleich die Vorstellung schon verlockend ist, dass ich besser ›Herr der Lage‹ sein könnte, wenn ich mich mehr oder anders bewege und atme. Greta hat mir nach der Übung auch gespiegelt, dass ich super-viel Spannung in meinen Beinen und meinem Po habe. Also ein bisschen so wie im ersten Schritt der Übung.

Mein Becken bewege ich normalerweise nicht – sondern stoße eher aus den Beinen heraus, aus den Oberschenkeln. Das ist zum Teil mega-anstrengend. Mir fehlt also die Lockerheit, die in der Übung beschrieben wird und die mich angeblich zu mehr Glück führen soll. Ich finde es auf jeden Fall lohnenswert, es noch ein bisschen weiterzuprobieren. Vielleicht auch eher erst mal allein.«

GURU

»Lieber Felix, die meisten Männer – es sei denn, sie tanzen Salsa – sind eher steif im Beckenraum. In Pornos kann man das gut sehen: Hier stoßen die Darsteller meistens aus den Beinen heraus, das Becken bleibt starr.

Wenn du lernst, dich locker aus dem Becken zu bewegen, wirst du mit der Zeit merken, dass deine Erektionen härter sind, länger dauern und du sie auf einmal steuern kannst. Das ist ein tolles Gefühl. Vielleicht fällt dir auch auf, dass du, sobald du bewusster atmest und schaukelst, deine Ejakulation hinauszögern kannst.

Es ist einfach viel Druck auf deinem Lingam, wenn du viel Spannung aufbaust – dann musst du dich entladen. Durch die Schaukel kannst du genau diese hohe genitale Energie verteilen.

Vielleicht lohnt es sich für dich, Folgendes auszuprobieren: Übe die Schaukel in deiner Masturbation. Dabei stellst du dich etwas breitbeinig hin – nimmst ein schönes Öl und bewegst dein Becken anstatt deine Hand. Die bleibt einfach still. Deine Stoßbewegung kommt dabei aus dem Becken, deine Po- und Rückenmuskulatur sind nur in der Vorwärtsbewegung angespannt, ansonsten achtest du auf die Entspannung. So lernst du wunderbar, mit An- und Entspannung zu spielen. Und hey, du darfst auch Geräusche machen, wenn du ausatmest! Das ist noch mal ein Booster.«

EROTISCHE LANDKARTE

CHALLENGE 8: DEN KÖRPER DEINES PARTNERS NEU ENTDECKEN

Ich bin jetzt mal ein bisschen gemein: Woran könnte jemand Außenstehendes feststellen, dass ihr schon ziemlich lange miteinander schlaft? An der Vorhersehbarkeit eurer Berührungen.

Die meisten Paare entwickeln nach einer gewissen stürmischen Anfangszeit eine sexuelle Routine, die eine verlässliche Abfolge von Handlungen beinhalten kann. So etwas wie: »Erst berühre ich da – (dann ahnst du vielleicht, dass ich mehr will), dann da und dann da – und dann ist es vorbei.« Beide wissen eigentlich schon, was als Nächstes kommt – verlässlich und bewährt.

Versteht mich nicht falsch: Das muss nicht verkehrt sein. Aber da ihr gerade dieses Buch in der Hand habt, könnte es immerhin theoretisch sein, dass euch das langweilt (beide oder zumindest einen von euch) und ihr bereit seid, den anderen neu zu entdecken. Dieses Abenteuer ist genau dafür gemacht. Denn eins ist klar: Aufregender Sex sucht die Abwechslung und das Neue.

Die Herausforderung: Ihr kennt euch schon eine ganze Weile

und wisst genau, wie der andere tickt und wie ihr ihn berühren müsst, damit er Lust empfindet. Oder glaubt es zumindest ... Aber seid ihr euch da wirklich so sicher?

Dieser leise Zweifel könnte eure große Chance auf Veränderung sein!

Je offener und je mehr willens ihr seid, infrage zu stellen, ob ihr den anderen wirklich »in der Seele« berührt und erregt, desto besser. Lasst euch darauf ein, heute etwas ganz Neues und Überraschendes über den Körper eures Lieblingsmenschen zu erfahren. Betrachtet ihn als Landkarte, auf der es möglicherweise noch weiße Flecken für euch zu entdecken gibt. Erotisierende Flecken. Ich will, dass ihr staunt und sagt: »Oh wow – das hätte ich ja nie gedacht!« Je öfter ihr diesen Satz sagt, desto mehr hat sich diese Übung für euch gelohnt. Denn je mehr ihr heute über die erogenen Zonen – denn genau um diese geht es! – des anderen erfahrt, umso variantenreicher könnt ihr zukünftig spielen und umso verbundener werdet ihr euch fühlen.

So, und jetzt ran an Stifte und Papier! Heute wird erst einmal gemalt. Keine Sorge, ihr müsst keine künstlerischen Vorkenntnisse mitbringen – nur eine Portion Mut, Freude und ein offenes Ohr.

Gut zu wissen

Unsere Haut ist das größte Organ unseres Körpers und grenzt an die Außenwelt an. Als wir noch glückselig im Mutterleib umherschwammen, war die Haut das Tor zur Welt. Sie ist dazu gemacht, Berührungen zu erfahren. Verantwortlich dafür sind Millionen von Berührungsrezeptoren, mit denen wir Wärme, Kälte, Strukturen, Texturen und Druck, aber auch die

Richtung und Geschwindigkeit von Berührungen wahrnehmen können. Über Nervenbahnen werden Signale in unser Gehirn gesendet, und dort wird die Berührung blitzschnell emotional bewertet. Ist sie angenehm, vertraut – oder aber unangenehm und fremd? Körperkontakt, der als »schön« empfunden wird, sorgt dafür, dass ihr euch zugehörig fühlt. Nah. Verbunden. Das Hormon Oxytocin leistet da einen wunderbaren Beitrag – denn es wird durch körperliche Berührung angeregt. Allerdings nur, wenn wir der Person, die uns berührt, vertrauen. Im Gegenzug reagiert unser Körper ganz empfindlich, wenn wir eine Berührung/Person NICHT mögen. Das Stresshormon Cortisol schießt dann ins Blut – die Lust bleibt aus.

Ob wir eine Berührung nun als erregend empfinden oder nicht, hängt auch davon ab, ob unser Gehirn diese Berührung bereits kennt (und mag) und eine Nervenbahn zu diesem Körperteil gebaut hat. Im Klartext heißt das: Je öfter du einen Körperteil berührst, desto sensibler wird er auf diese Berührung reagieren. Das geht nicht von heute auf morgen – kann aber auf Dauer bestimmte Körperregionen aus dem Dornröschenschlaf erwecken.

Wenn ihr euch also »neu« berührt, könnte es ein wenig dauern, bis die Erregung im Kopf ankommt. Gebt also nicht so schnell auf.

Ganz wichtig: Unsere Haut liebt langsame und wiederkehrende achtsame Bewegungen und reagiert weniger auf schnelle, hektische Berührungen, die funktionell sind.

Mindset

Jede Information in dieser Übung ist wichtig und kann euch helfen, alte und ausgediente Berührungsmuster zu beerdigen und beerdigen zu lassen. Traut eurem Partner etwas zu (und *traut* euch)!

Je expliziter ihr seid, desto größer werden die Veränderungen sein, und umso wahrscheinlicher werdet ihr zukünftig beim Liebemachen erregt(er) sein.

Inspirationen, um eure Empfindungen in Worte zu fassen: »Ich mag es nicht, wenn du gleich am Anfang meine Nippel fest berührst« oder »Ich wünsche mir, dass du meinen Po mal fester anfasst und nicht immer so vorsichtig bist« oder »Kannst du dir vorstellen, mein rechtes und linkes Ohrläppchen mit der Zunge zu erkunden? Das macht mich wirklich an«.

Außerdem geht es mir in dieser Übung darum, euch den absichtslosen Touch ans Herz zu legen. Das sind Berührungen, die *nicht* zu einem Ziel führen, sondern »nur« dazu dienen, Berührung als sinnlich-erregend erleben zu dürfen. **Dafür braucht es Ruhe und viel Zeit.**

Stolperstein

Es kann sehr gut sein, dass ihr selbst gar nicht so genau wisst, wie und wo ihr am liebsten berührt werden wollt. Wenn dass der Fall ist, *no worries*! In Challenge 5, »Übung macht den Meister«, könnt ihr noch mal nachblättern, wie ihr selbst zu eurem besten Forscher werdet.

Challenge

Material

jeweils 1 roten, grünen und blauen Buntstift

je 3 DIN-A1-Papiere

Schritt 1:

Zeichnet auf das erste Blatt skizzenhaft die Vorderseite eures nackten Körpers. Auf das zweite die Rückseite. Auf das dritte Blatt euer Genital.

Schreibt euren Namen auf jedes der Papiere.

Nun überreicht eure drei Bilder dem anderen.

Schritt 2:

Jetzt geht jeder für sich allein in einen Raum:

Überlegt dort: Wo glaubt ihr, dass euer Partner gerne von euch berührt wird? Kennzeichnet mit den verschiedenen Farben diese Stellen nach folgendem Schema:

Mit ROT werden Stellen versehen, von denen ihr glaubt, dass es sich um die erogenen Hotspots handelt.

Mit GRÜN markiert ihr Körperstellen, die »in Ordnung« sind, an denen eine Berührung aber nicht besonders erregend ist.

Und mit BLAU kennzeichnet ihr zu guter Letzt die Stellen, die eurer Meinung nach vernachlässigt werden können.

Dabei ist wichtig, keinen Körperteil auszulassen, berücksichtigt den gesamten Körper, einschließlich der Genitalien.

Wenn ihr Lust habt, könnt ihr mit Zahlen noch die Reihenfolge der Körperstellen festlegen: Die höchste Zahl kennzeichnet die erogenste Zone.

Schritt 3:
Ihr trefft euch wieder, wenn ihr beide fertig seid. Tauscht eure Kunstwerke wieder aus.

Nun betrachtet in Ruhe die Einschätzung eures Partners. Interessant, was euer Partner über euch annimmt, oder? Stimmt alles aus eurer Sicht? Oder wollt ihr noch etwas hinzufügen oder ändern?

Dann führt ihr euch abwechselnd durch die Hot- und Coldspots eurer Körper – auf dem Papier! Es wäre schön, wenn ihr dabei nicht nur Dinge sagt wie »Ja, da ist es ganz schön«. Nehmt euch stattdessen Zeit, alle Körperteile nacheinander durchzugehen: Stellt euch vor, ihr erklärt jemandem, der euch noch nie berührt hat, welche Berührungen ihr als sinnlich, erotisch, weniger angenehm oder sogar unangenehm empfindet. Je genauer ihr das tut, desto höher euer Benefit.

Schritt 4:
Ihr habt beide ganz viel über den anderen erfahren und brennt darauf, euer neues Wissen in die Tat umzusetzen. Das könnt ihr jetzt auch – aber bitte noch nicht in einem hoch erotischen Kontext. Vielmehr geht es bei dieser Variante darum, einmal auszuprobieren und zu testen, wie gut ihr das, was ihr über euren Partner erfahren habt, umsetzen könnt – ohne darüber zu verhandeln. Ihr begebt euch quasi in euer ganz persönliches »Sexlabor«.

A legt sich entspannt ins Bett und zeigt B nun, *wie* er gerne an den Körperstellen berührt werden möchte, die als erregend von ihm definiert worden sind. Er macht es vor, und B macht es nach. Dabei wird viel gesprochen, und die Körperteile werden wieder benannt: z.B. »Ich mag es sehr, wenn du meine Klitoris genau hier nur drückst und nicht streichelst«.

Schritt 5:
B fragt immer wieder nach, ob er es »richtig« macht und ob es sich für A schön anfühlt. A zeigt die Berührung gegebenenfalls noch einmal in aller Ruhe.

Ihr könnt nach diesem Muster den ganzen Körper des anderen neu kennenlernen.

Schritt 6:
Tauscht gerne die Rollen, wenn B glaubt, dass er genug am Körper von A für heute entdeckt hat.

Feedbackrunde

Die braucht es unbedingt – denn es ist doch spannend, zu erfahren, wie es sich angefühlt hat, den anderen so zu berühren, wie er es sich vorstellt.

Hier ein paar Fragen für euch.

- Was war neu für dich?
- Wie war das für dich, mich »nach Plan« anzufassen?
- Was hat dich überrascht?
- Was würdest du gerne in unser Liebesspiel einbauen?
- Welche Art der Berührung hat dir am besten gefallen?
- Was habe ich deiner Meinung nach besonders gut umgesetzt?

Vielleicht erleichtert es euch, zu erfahren, dass noch kein Berührungsmeister vom Himmel gefallen ist. Wie gut oder schlecht jemand berührt, ist die Summe der Erfahrungen, die man selbst bisher gemacht hat und wie man sich »weitergebildet« hat. Denn wie alles andere auch, kann man auch die »Sprache der Berührungen« lernen. Dazu muss man erst einmal wissen, dass es diese Sprache überhaupt gibt. Ich sage euch: Es gibt sie! Und sie lügt nie. Jeder Mensch fühlt ganz genau, ob er eine Berührung wirklich mag oder nicht – dieses »Wissen« ist intuitiv immer ehrlich und sollte unbedingt kommuniziert werden.

Variante für mutige Entdecker

Stellt euch vor, der gesamte Körper eures Partners sei ein riesiges unentdecktes erotisches Gebiet. Ja, der *ganze* Körper und nicht nur die primären und sekundären Geschlechtsmerkmale! Wie oft habt ihr schon den Kopf eures Liebsten berührt? Wie oft den empfindlichen Hals und die Schultern? Wann habt ihr mal am großen Zeh gelutscht? Und welche Körperstellen könnt ihr noch alle entdecken, denen ihr euch noch nie gewidmet habt? Geht auf Erkundungstour!

Dazu könnt ihr noch eure Fähigkeit ausbauen, *wie* ihr den anderen berührt: schnell, langsam, klopfend, ziehend, fordernd, druckvoll, leicht, fest usw. Eurer Fantasie sind keine Grenzen gesetzt.

Reason why

Die meisten Menschen mögen es nicht, wenn sie immer auf dieselbe Art und Weise berührt werden. Vor allen Dingen dann nicht, wenn Berührungen dabei sind, die ohnehin als wenig erregend, zu schnell, überflüssig oder vielleicht sogar schmerzhaft erlebt werden. Vielleicht hat sich der Geschmack auch über die Jahre verändert – was man früher mal mochte, mag man heute einfach nicht mehr. Und das ist auch gut so. **Es gibt keine verlässlich guten Berührungsstrategien, die für immer gelten.**

Und auch ganz wichtig: Jeder Mensch empfindet Berührungen anders, hat andere Vorlieben und erlebt Sinnlichkeit anders. Manchmal ist es sogar tagesabhängig, zyklusabhängig oder einfach nur eine Laune.

Und nur weil du etwas magst (oder dein Ex-Partner es mochte), bedeutet es noch lange nicht, dass auch dein Partner davon begeistert sein muss.

Im besten Fall ist es natürlich so, dass der emphatisch Berührende an der Art und Weise, wie der Empfangende reagiert, feststellen kann, was ihm gefällt. Da das aber nicht immer ganz einfach ist und auch gerne missdeutet wird, trägt diese Übung wunderbar dazu bei, einmal Klartext zu sprechen. Und das zunächst außerhalb des Bettes und später zwar im Bett, aber immer noch außerhalb eines erotischen Kontextes. Das ist wirklich ganz entscheidend. Denn meiner Erfahrung nach, ist es ziemlich abtörnend für die meisten Paare, wenn während des Aktes gemaßregelt oder kritisiert wird. Es ist also viel schöner, wenn die Spielregeln vorher klar kommuniziert werden und beide wissen, was vielleicht ausgedient hat und was noch erforscht werden könnte.

Mit etwas Glück und Offenheit könnt ihr ab heute euer altes Berührungsmuster ad acta legen und den anderen zukünftig mehr und mehr überraschen, wenn ihr seine Wünsche umsetzt. Die Kirsche auf der Sahnetorte könnte dann sein, dass ihr euren Sex zukünftig viel entspannter und freier genießen könnt. Ihr könnt euch dann nämlich darauf verlassen, dass der andere euch nur so berührt, wie es sich für euch auch schön anfühlt. Das macht euch beide selbstbewusster im Bett und vertreibt die Unsicherheit, den anderen eventuell »falsch« anzufassen.

GRETA

»Als ich die Übung gelesen habe, war ich erst einmal ziemlich unsicher. Vielleicht, weil ich selbst gar nicht so genau weiß, wie und wo ich eigentlich angefasst werden will. Ich mache beim Sex eher mit und bin weniger aktiv. Felix fasst mich eben an – und ja klar, ich kann dann schon fühlen, ob ich es schön finde oder nicht. Ihm das aber zu sagen – puh! Das ist eben neu für mich und ganz und gar nicht einfach. Ich weiß ja, wie wichtig es für ihn ist, ein guter Liebhaber zu sein, und ich will ihm da nicht die Illusion nehmen.

Die Übung war daher eine tolle Brücke für mich und hat mir geholfen, über meinen Schatten zu springen und ihm zu sagen, dass für mich alles viel langsamer sein müsste.

Ich fand es interessant, welche Hotspots er markiert hat – ich glaube, das waren eher seine als meine. Darüber konnten wir in der Feedbackrunde gut sprechen.

Für ihn konzentriert sich alles auf ›Da unten‹ – für mich sind aber andere Regionen viel wichtiger. Ich wünsche mir, dass er mich am ganzen Körper berührt – und ich nicht immer das Gefühl habe, dass ich jetzt bald kommen muss. Das stresst mich.«

GURU

»Liebe Greta – toll ist, dass du dich getraut hat, deine Wahrheit auszusprechen. Denn ab jetzt kann sich vieles für dich verändern. Viele Frauen stellen ihre Bedürfnisse hintan – einfach, weil sie den Mann in seiner sexuellen Eitelkeit nicht kränken wollen. Sie spielen Erregung vor, da, wo keine ist, täuschen Orgasmen vor – und der Mann hat keine Ahnung. Das ist ja auch ihm gegenüber nicht fair, und dir bringt es ebenso wenig.

Diese Hürde hast du nun genommen. Ich wünsche dir, dass du dich immer mehr traust, die Quellen deiner wahren Erregung zu entdecken.«

FELIX

»Ich finde unsere Sexualität, so wie sie ist, eigentlich ganz schön. Ich mag es nun mal, wenn alles nicht so lange dauert, und ich liebe es, Greta von hinten zu nehmen. Das macht mich tierisch an. Ich habe jetzt aber verstanden, dass sie sich eigentlich etwas ganz anderes wünscht. Am liebsten so etwas in Richtung Tantra – alles viel langsamer und mit mehr Gefühl. Da muss ich mich erst mal drauf einlassen, und vielleicht machen wir mal einen Kurs. Ich weiß gar nicht so genau, wie ich sie anders anfassen könnte. Ich bin aber offen für alles, und mir ist auch wichtig, dass es Greta Freude bereitet.

Es war fast ein bisschen tragisch-komisch, dass sie keine wirklichen Hotspots von mir kannte – außer meinen Penis. Und so richtig konnte ich auch nicht sagen, was ich sonst noch mag. Also, da ist noch viel Luft nach oben, und ich habe Lust, noch ein bisschen auszuprobieren.«

GURU

»Lieber Felix, der weibliche Körper ist für viele Männer ein Mysterium. Doch je mehr du dich auf Forschungsreise begibst, desto tiefer und befriedigender kann sich eure Sexualität entwickeln. Ich kann mir einen Berührungskurs für euch beide sehr gut vorstellen – vielleicht wäre auch eine Paar-Tantra-Massage eine tolle Idee für euch.«

DAS ALIEN VOM ROTEN PLANETEN

CHALLENGE 9: VERTRAUEN SPIELERISCH VERSTÄRKEN

Warum faszinieren uns Aliens so sehr? Weil wir nicht genau wissen, wie sie aussehen, wie sie sich bewegen, wie sie fühlen und denken. (Wir wissen ja nicht mal, ob es sie wirklich gibt.) Geschweige denn, wie sie Sex haben. Sie sind mysteriöse Wesen für uns. Und alles Mysteriöse hat seinen Reiz.

Jetzt stellt euch doch mal vor, was die Aliens über *uns* denken könnten! Sie sind bestimmt genauso neugierig auf die Art und Weise, wie wir hier auf Erden leben und vor allen Dingen *lieben*.

Und genau so ein Alien landet heute in deinem Bett. Okay – es ist kein richtiges Alien, sondern »nur« dein Partner. Aber stelle es dir einfach mal vor. Lass für dieses Abenteuer die Vernunft aus deinem Kopf hinaus- und die Fantasie hineinströmen.

Dieses Alien stammt vom »roten Planeten« und hat eine wichtige Mission: Es soll möglichst viel über den menschlichen Körper und seine Reaktionen herausfinden. Sein Ziel: Es möchte langfristig die Beziehung zwischen Menschen und Aliens verbessern. Sein Hauptinteresse gilt dabei nicht der menschlichen Anatomie oder der Physiologie – sondern es will erfahren, wie

Menschen sich fühlen und wie sie auf alle möglichen Berührungen reagieren. Als »Versuchskaninchen« hat das Alien dich auserkoren!

Das Alien in deinem Bett ist eine besonders neugierige Kreatur und untersucht haargenau alle Stellen deines Körpers. Was es da alles zu entdecken gibt! Es kennt keine Regeln, ist grenzüberschreitend und frech und liebt es, dich mit all seinen Sinnen zu erkunden. Es riecht, schmeckt, fühlt und starrt dich an.

Gut zu wissen

Wenn wir beim Liebesspiel einen spielerischen Geist entwickeln, geschehen viele positive Dinge im Gehirn und im Nervensystem: Der Cortisolspiegel sinkt, Stress wird abgebaut. Das hilft, um uns zu entspannen, zu vertrauen und Freude zu erleben. Der Dopaminspiegel steigt und motiviert uns, weiterzuspielen, und auch der Oxytocinspiegel steigt und ermöglicht uns eine intime Bindung zu unserem Partner.

Mindset

Let's get crazy! Am besten, ihr schaltet euer Gehirn aus und genießt die Leichtigkeit, den Humor und die Verrücktheit dieses Abenteuers. Ob ihr der Außerirdische oder der Mensch seid – nehmt euch nicht zu ernst!

Stolperstein

Als Alien bist du vielleicht versucht, in deiner Komfortzone zu bleiben. Das wäre aber nur der halbe Spaß. Probiere dich lieber aus und sammle neue Erfahrungen. Gehe Risiken ein. Mache die Dinge ganz anders als sonst. Denke daran, dass dein Mensch jederzeit »Stopp« sagen kann, also vertraue darauf, dass er dich wissen lassen wird, wenn du zu weit gehst.

Als Mensch könntest du in den Konsummodus übergehen und passiv werden – denke daran, dass dein Teil des Deals darin besteht, deinem Außerirdischen Feedback zu geben. Nur so weiß er, was du fühlst und magst.

Challenge

Dauer: insgesamt ca. 45 Minuten oder solange ihr Spaß an der Übung habt

Setting

Ihr entscheidet, wer zuerst Mensch, wer Alien ist.

Der Mensch braucht einen bequemen Platz, um sich auf den Boden zu legen. Super sind ein Futon, eine Matratze oder ein paar Yogamatten neben- und übereinander (es sollte auch weich sein). Er zieht sich am besten bequeme, lockere Kleidung an.

Der Außerirdische kleidet sich entsprechend seiner Herkunft: Male dir das Gesicht gern grün an (oder in welcher Farbe du dir Aliens auch immer vorstellst), bastele dir aus Alufolie einen schrägen Hut mit Antennen ... Deiner Fantasie sind keine Grenzen gesetzt. Überrasche deinen Partner mit einem wirklich verrückten Outfit.

Ganz wichtig ist: Du hast in der Rolle des Menschen ein magisches Wort zur Verfügung, und dieses Wort ist »STOPP!«. Wann immer du willst, dass das Alien aufhört, benutze dein magisches Wort, und es wird dein Stopp respektieren – das ist Teil eures Deals. Sowohl du als auch der Außerirdische freut sich über jedes »Stopp«, das während eures Abenteuers auftaucht – denn es bedeutet, dass du eine Grenze entdeckt und ausgedrückt hast.

Nun aber los:

Schritt 1:
Der Mensch legt sich auf den Rücken. Wenn er bereit ist, das Abenteuer zu beginnen, kann er dem Alien den Daumen nach oben geben.

Schritt 2:
Denkt beide daran, dass der Außerirdische zum ersten Mal einen menschlichen Körper aus nächster Nähe erlebt und extrem neugierig ist. Natürlich hat er auch ein wenig Respekt und umkreist das »Objekt Mensch« erst einmal, betrachtet es aus der Ferne und aus verschiedenen Blickwinkeln.

Dann bewegt er vielleicht erst behutsam, dann kräftiger die Gliedmaßen des Menschen.

Das Alien geht näher heran, untersucht die Muster der Handflächen, beobachtet das Anschwellen von Bauch und Brust beim Atmen des Menschen, die Krümmung der Ellbogen – was auch immer sein Interesse weckt.

Wenn es bereit ist, geht es ganz nah heran und schnüffelt ein bisschen herum – wie riechen die verschiedenen Körperteile eines Menschen?

Auf dem Planeten, von dem es kommt, gibt es keine Vorurteile – alles ist gleich interessant!

Schritt 3:
Liebes Alien, jetzt ist es an der Zeit, mit deinem Touch-Experiment loszulegen! Es geht bei diesem Schritt darum, völlig neue Wege der Berührung und das Spiel mit einem echten Menschen auszuprobieren. Wege, die du noch nie gegangen bist! Hier geht es um dich und deine Neugier – es geht nicht darum, deinen Partner zu massieren oder auf deine vertraute Trickkiste zurückzugreifen. Und weil es sich um ein Experiment handelt, gibt es keine guten oder schlechten Ergebnisse – alles ist interessant, auch ein »Stopp!«.

Folgende Regeln gelten für dich:
Bleib nicht zu lange bei einer Berührungsart – 30 bis 90 Sekunden sind eine gute Faustregel, bevor du zu einer anderen übergehst. Dein Mensch soll nur die Möglichkeit haben, seine Reaktion zu spüren und sich dir mitzuteilen.

Wenn dein Mensch nicht reagiert, hast auch du ein Zauberwort zur Hand, und das heißt »Hallloooooo!«. Sage es auf eine lustige und spielerische Art und Weise und spitze die Lippen beim »ooooo«. Du sprichst schließlich auch kein Deutsch, sondern die individuelle Aliensprache. Frage deinen Menschen immer wieder, wie es ihm gefällt – auch das in der (ausgedachten) »Roter-Planet-Sprache«.

Wenn dein Mensch »Stopp« sagt, bedanke dich einfach mit einem Kopfnicken, und sei stolz auf dich, dass du eine Grenze entdeckt hast, und gehe zu etwas anderem über.

Es gibt unendlich viele Möglichkeiten, wie du deinen Menschen berühren und mit ihm spielen kannst.

Hier ein paar Ideen, wie Aliens berühren können:
Mit den Händen: streicheln, kratzen, dehnen, drücken, kitzeln, kneifen, ziehen, hämmern, stoßen, klopfen, Karateschlag, Federberührung, Schlagzeug oder Klavier spielen …

Mit deinen anderen Körperteilen: lecken, reiben, pusten, beißen, dein Körpergewicht auf deinen Menschen legen, dich herumrollen, auf seinem Rücken gehen, ihn zwischen deine Beine klemmen, mit deiner Nase an seinem Körper entlangfahren …

Bewegung: Spiele und schüttle seine Gliedmaßen, hebe und bewege den Kopf, rolle den Körper herum, dehne ihn – dein Mensch ist wie deine Marionette.

Du kannst zwischen subtilen Empfindungen (z.B. leichtes Lecken am Ohr) und raueren Empfindungen (wie auf den Bauch prusten) wechseln und mit ihnen spielen.

Vor allem aber: Mache das, worauf du Lust hast, habt beide Spaß daran! Sei offen und neugierig auf die Reaktion deines Menschen.

Wenn der Timer klingelt, bringe das letzte Experiment langsam zu Ende.

Liebes Alien, finde einen Weg, deinem Menschen dafür zu danken, dass er so großzügig zugestimmt hat, an deinen Forschungen auf dem Planeten Erde teilzunehmen.

Lieber Mensch, du bist so freundlich, deinen Körper dem Außerirdischen zur Verfügung zu stellen. Auch wenn du eher passiv bist, so hast du doch zugestimmt, deinem Alien Rückmeldung zu geben, wie es dir geht und was sich für dich gut anfühlt. Versuche, dein Feedback konkret und spezifisch zu gestalten.

Anstelle von »Das fühlt sich gut/schlecht an« sind hier einige Beispiele für Feedback, das Aliens verstehen können:

- »Das fühlt sich entspannend an, ich merke, dass ich tiefer atme.«
- »Das fühlt sich ein bisschen komisch an, ich weiß noch nicht, ob ich es mag oder nicht.«
- »Das gibt mir ein flaues Gefühl im Magen, aber gleichzeitig ist es auch irgendwie aufregend.«
- »Das empfinde ich als neutral, wenn du so weitermachst, wird es langweilig.«
- »Ich fühle mich sinnlich und ein bisschen erregt.«
- »Das fühlt sich eklig/unangenehm an und törnt mich total ab.«
- »Das fühlt sich wirklich spielerisch und leicht an, ich liebe es!«

Wenn es dir anfangs schwerfällt, Worte zu finden, kannst du deine Reaktion auch mit Geräuschen ausdrücken: Grunzen, Stöhnen, Schreien, Seufzen, Gähnen, Lachen – lasse jeden Laut zu, der dir in diesem Moment einfällt und deine Stimmung ausdrückt.

Schritt 4:
Nach einer (Umzieh-)Pause tauscht ihr die Rollen.

Variante
Ein nacktes Alien trifft auf einen nackten Menschen. Das ist eine wunderbare Variante! Das Alien kann mit dem Intimbereich spielen – unschuldig und voller Neugierde.

Reason why

In diesem Abenteuer schärfen wir zwei unterschiedliche sexuelle Fähigkeiten, die für die intime Sexualität wesentlich sind: die *selbst-bestimmte Sexualität* und die *Kraft des Spiels*.

Beginnen wir mit dem **Spielen**. Wir alle haben ein sexuelles Gas- und Bremspedal in unserem Gehirn. Etwas vereinfacht ausgedrückt: Wenn das Gaspedal betätigt wird, spüren wir Erregung in unserem Körper. Unser Bremspedal wirkt in die entgegengesetzte Richtung: Es hemmt unsere Erregung. Es wird euch nicht überraschen, zu lesen, dass unser Bremssystem sehr empfindlich auf Leistungsdruck reagiert: Wir wollen es richtig machen, unserem Partner gefallen, ein guter Liebhaber sein, »Leistung bringen«. All das bremst unsere Leidenschaft.

Sich in einen spielerischen Zustand zu versetzen, hat den gegenteiligen Effekt: Es entspannt unsere Bremsen, indem es die Leistung aus der Gleichung nimmt.

In diesem Abenteuer beschwören wir die Kraft des Spiels, um die Routine zu durchbrechen und den Spaß und die Kreativität in euren Sex zurückzubringen.

Bei **selbst-bestimmter Sexualität** geht es darum, sich selbst sexuell zu ermächtigen – es geht darum, seinen Impulsen zu folgen und Risiken einzugehen, ohne zu wissen, wie der Partner reagieren wird. Es geht darum, zu lernen, wie man Sex für sich selbst spaßig, interessant und erregend gestalten kann, ohne von seinem Partner abhängig zu sein, bestimmte Dinge tun oder sich auf eine bestimmte Art und Weise verhalten zu müssen.

Als Alien lebst du genau diese selbst-bestimmte Sexualität. Du konzentrierst dich auf deinen eigenen Spaß und auf deine

Neugier – bleibst dennoch offen und interessiert an den Reaktionen deines Partners.

Als Mensch übst du dich ebenfalls in selbst-bestimmter Sexualität – durch dein ständiges Feedback lernst du, deinem Partner deine Lust und deine Grenzen klar zu vermitteln.

GRETA

»Ich habe zuerst den Menschen gespielt – Felix hat eine Weile gebraucht, um in Gang zu kommen. Ich glaube, er war ein bisschen unsicher und wusste erst nicht, was er tun sollte. Dabei war seine Maskierung so unglaublich lustig. Nach einer Weile wurde er dann aber wirklich zu einem Alien – ich war überrascht über die Ideen, die er hatte! Einmal rollte er mich auf dem Boden herum und biss mir dann vorsichtig aber an jeder erdenklichen Stelle in den Körper, um zu testen, wann mein ›Stopp‹ kommen würde. Es war nicht wirklich erotisch, aber am Ende konnten wir nicht mehr aufhören zu lachen! Normalerweise ist unser Sex so ernst und zielstrebig. Wir wissen immer ganz genau, worauf es hinausläuft – deshalb war es toll, einfach mal gemeinsam zu spielen und an nichts denken, nichts beachten zu müssen.

Alien zu sein, war für mich schwieriger – ich habe gemerkt, dass ich es gewohnt bin, im Bett passiv zu sein und Felix die Führung zu überlassen, obwohl ich mich dann meist beschwere, dass er zu schnell und grob ist.«

GURU

»Liebe Greta, es freut mich zu hören, dass ihr beide gelacht habt. Lachen entspannt den Körper, und wenn du anfängst, diese Art von Verspieltheit in euren Sex zu integrieren, wirst du feststellen, dass Felix weniger hart stoßen wird und ihr mehr Leichtigkeit fühlen werdet.

Was deine Tendenz angeht, die passive Rolle zu bevorzugen – das ist etwas, womit ihr auch wunderbar spielen könnt! Wenn du das nächste Mal Sex mit Felix hast, stelle dir einen Timer auf fünf Minuten und übernimm dann ganz bewusst die Führung.«

FELIX

»Ich liebe Karneval, und insofern hatte ich echt Spaß, mich zu verkleiden und Greta zu überraschen. Wie ein Alien auszusehen, ist das eine – aber das Alien zu *spielen,* war ganz und gar nicht einfach. Ich kam mir anfangs ziemlich bescheuert vor. Außerdem habe ich mich gefragt: Was hat das jetzt mit Sex zu tun? Ich habe dann versucht, Greta den Slip runterzuziehen, um ihre Vagina alienmäßig zu erkunden. Dafür habe ich ein sehr lautes »Stopp« kassiert. Mit einem lauten, unmenschlichen Knurren habe ich dann von ihr abgelassen, und wir haben beide sehr gelacht. Das war eine neue Erfahrung für mich – dass ich ihre Ablehnung einfach so hinnehmen konnte und nicht beleidigt aufgehört habe, sondern einfach etwas anderes probiert habe.

Mensch sein war nicht so einfach für mich. Ich spreche wenig beim Sex, daher war es erst mal seltsam, Greta in ihre Schranken zu weisen oder überhaupt etwas zu sagen. Eigentlich müssen doch nur die Frauen im Bett laut sein *(lacht)*!«

GURU

»Felix, Felix – auf welchem Planeten lebst du eigentlich? Frauen lieben es genauso wie Männer, ihren Partner beim Sex zu hören. Stiller Sex ist wenig aufregend. Das gilt für alle Geschlechter.

Wie soll man denn sonst wissen, was den anderen erregt, wie er sich gerade fühlt und wo auf der Erregungskurve er sich befindet? Trau dich ruhig, beim Sex zu tönen. Bei diesem Abenteuer kannst du das wunderbar üben und vielleicht später in euer ›reales‹ Liebesleben einbauen.«

ZECK-ZECK

CHALLENGE 10: BEDRÄNGT ODER BEGEHRT?

Dieses Abenteuer werdet ihr nie vergessen! Ich kann heute noch körperlich spüren, wie es war, als ich es das erste Mal gemacht habe. Und das, obwohl es auf den ersten Blick nichts mit Sex zu tun zu haben scheint.

Diese Übung kann jedoch ein Dilemma aufdecken, das euer Sexleben möglicherweise bremst: Es geht um den feinen Unterschied zwischen »Sich begehrt«- und »Sich bedrängt«-Fühlen. Ungünstigerweise ist das pro Mensch Auslegungs- und Gefühlssache, es gibt kein generelles Richtig oder Falsch.

Kleines Beispiel: Ein Paar küsst sich eines Abends mit der Zunge. Sie spürt sein Begehren in Form einer harten Erektion an ihrem Becken. Er spürt sein Begehren und seine Lust auf mehr. Sie weiß instinktiv, dass er jetzt mehr will. Sie will aber nur küssen. Sagt jedoch nichts. Irgendwann wendet sie sich brüsk ab und geht an den Computer. Er fühlt sich im wahrsten Sinne des Wortes sitzengelassen und abgelehnt. Er ist frustriert und versteht nicht, was er »wieder« falsch gemacht hat.

Das Problem: Sie fühlte sich bedrängt – nicht begehrt.

Kennt ihr solche oder ähnliche Situationen?

Von außen darauf geschaut, lässt sich vermuten: Beide fühlen sich missverstanden und in ihren Bedürfnissen nicht wahrgenommen. Dabei hätte sie »nur« sagen müssen: »Hey, ich habe Lust, dich zu küssen – aber keine Lust auf mehr«. Und die beiden hätten sich mit Zunge geküsst bis an ihr Lebensende.

So sieht es aber nur im Märchen aus. Für viele Menschen ist es gar nicht so einfach, ihre eigenen Grenzen wahrzunehmen (oder die anderer) und über sie zu sprechen.

Und so fühlt sich eben einer oft schnell bedrängt und der andere zurückgewiesen.

Die »Zeckenübung« ist perfekt, um genau diesen Konflikt körperlich spürbar zu machen: Spielerisch schlüpft ihr in beide Rollen, in die der Zecke und die des Wirts. Und erlebt, wie es ist, wenn der andere einem so nah ist, dass man es kaum ertragen kann und will. Ihr fühlt, wie beklemmend es ist, nichts zu sagen, zu ertragen, wenn der andere dann einfach weitermacht.

Erlebt am Schluss des Abenteuers, wie befreiend es sein kann, wenn ihr euer Nein aussprecht und der andere eure Grenze, **ohne beleidigt zu sein**, akzeptiert und respektiert. Das macht so einen großen Unterschied und ist Balsam für eure erotische Seele.

Gut zu wissen

Spult mal kurz an den Anfang eurer Beziehung zurück. Als ihr nicht genug voneinander bekommen konntet. Da war ein Zungenkuss, um beim obigen Beispiel zu bleiben, ein klarer Ausdruck von »Oh, mein Partner begehrt mich!«. Derselbe Kuss könnte heute dazu führen, dass sich einer von euch bedrängt fühlt und die andere abgewiesen. Was ist passiert?

Die Grenze zwischen den Empfindungen »sich bedrängt fühlen« und »sich begehrt fühlen« ist eine sehr zarte und durchaus flexibel. Meinem Verständnis nach fühlen wir uns immer dann bedrängt, wenn eine sexuelle Handlung gegen unseren Willen geschieht, wenn wir sie als unangenehm empfinden, sie uns wehtut oder aber, wenn sie uns schlichtweg nicht erregt.

Begehrt fühlen sich Menschen, wenn sie sich in ihren sexuellen Bedürfnissen gesehen und verstanden fühlen, wenn sie sich in Anwesenheit des anderen in ihrer sexuellen Identität bestätigt fühlen und wenn sie sich emotional mit dem Partner oder der Partnerin verbunden und sicher fühlen.

Nur weil jemand mit dir Sex haben will, bedeutet das also nicht, dass du dich automatisch begehrt fühlen musst. Begehrt fühlst du dich, wenn du dich in deinen Bedürfnissen gesehen und respektiert fühlst.

Überprüft einmal selbst, wann ihr euch jeweils bedrängt oder gesehen fühlt – welche Handlungen eures Gegenübers in welchem Moment zu welcher Emotion bei euch führen.

HOT!
Ob du dich begehrt oder bedrängt fühlst, hat etwas mit dir selbst zu tun und nicht mit deinem Partner.

Mindset

Hier geht es um ein Spiel mit viel Freude am Ärgern und Übertreiben. Je mehr ihr euch auf die Rolle einlasst, desto besser. Taucht voll ein – genießt es, den anderen physisch, aber auch verbal zu torpedieren, ihn zu manipulieren und so systematisch in die Enge zu treiben. Gerade für die Person, die normalerweise weniger Lust hat, kann es anfänglich sehr befremdlich sein, den Angreifer oder die Angreiferin zu spielen. Das genau ist die Herausforderung, und je mehr ihr euch traut, desto besser. Der andere muss leiden – hahaha.

Und er leidet auch – glaubt mir. Denn eine Nähe, die man stillschweigend erträgt und eigentlich nicht möchte, kann von Ablehnung bis hin zu Ekelgefühlen führen.

Challenge

Dauer: ca. 30 Minuten

Setting

Sucht euch einen schönen Spazierweg aus – einen, der vielleicht wenig besucht ist, im Wald, in einem großen Garten, auf einer Wiese. Im besten Fall handelt es sich um ein gerades Stück, wo ihr wenig auf den Weg achten müsst. Ihr vereinbart, wer in Runde eins die Bedrängerin (die »Zecke«) spielt und wer das »Lustobjekt«. Wahrscheinlich habt ihr beim Lesen des obigen Textes schon eine Idee dazu entwickelt, wer die »Anhänglichere« von euch beiden ist und wer von euch mehr Raum zu brauchen scheint. Das spielt jedoch bei der Entscheidung, wer beginnt, keine Rolle.

Ganz entscheidend: Vielleicht wird euch die Übung zu viel, und ihr wollt sie vorzeitig abbrechen. Vereinbart für diesen Fall bitte ein Safeword, das, einmal ausgesprochen, die Übung sofort beendet.

Während ihr die Übung durchlebt, achtet auf folgende Gefühle: Wie ist es, wenn ich bedrängt werde oder selbst bedränge? Welche Rolle gefällt mir besser? Kenne ich ähnliche Gefühle im Bett? Wie fühlt sich das an, welche Gefühle kommen da in mir hoch? Und wie fühlt es sich an, schweigend abgelehnt zu werden? Wie fühlt es sich an, »needy« zu sein? Wie gehe ich mit dem Widerwillen des anderen um? Und wie toll ist es, wenn ich sehe, wie der andere einfach so meine Grenzen respektiert?

Ihr müsst euch nicht strikt an die Minutenangaben halten – es sind nur ungefähre Angaben.

Schritt 1:
ca. 2 Minuten
Ihr geht nebeneinander, ohne euch zu berühren. Die Zecke bereitet sich schon mal auf ihren Angriff vor. Bitte mit viel Humor und Vorfreude am »Ärgern« und »Kleben« und »Absichtlich-Raum-Nehmen«.

Schritt 2:
ca. 2 Minuten
Die Zecke rückt jetzt so nah, dass sich eure Körper beim Gehen berühren. Die Zecke nimmt den Wirt dann entschlossen an die Hand. Fest und unerschrocken bestimmt die Zecke nun den Weg durch leichten Körperdruck an der Flanke des anderen. Der Wirt wird von seinem Kurs gebracht – sagt aber nichts, sondern gibt schweigend nach.

Wichtig: Es geht hier nicht um eine erotische Annäherung!

Schritt 3:
ca. 2 Minuten
Die Zecke wird langsam, aber sicher penetranter, rückt beim Gehen noch näher und schaut den Wirt dabei unentwegt an. Lächelt ihn an und greift den Wirt am Arm oder an den Schultern. Je mehr Körperkontakt, desto besser. Der Wirt lässt alles zu und wehrt sich nicht. Er schluckt seine Beklemmung hinunter und schweigt!

Schritt 4:
ca. 5 Minuten
Nun fängt die Zecke während des Gehens an zu sprechen: »Du bist toll«, »Ich finde dich so super«, »Ich möchte mit dir für immer zusammenbleiben«, »Ich möchte jeden Tag mit dir schlafen«, »Du hast so zarte Haut« … – Übertreibungen sind erwünscht. Säusel, säusel. Seid so klebrig wie möglich. Sucht den Blickkontakt, seid aufdringlich in eurer Körpersprache. Übertreibt ohne Ende. Der Wirt schluckt seine Gefühle und seinen möglichen Unwillen. Er erduldet und erträgt.

Schritt 5:
Es ist so weit: Der Wirt darf sich wehren und seinen Widerwillen verbalisieren. Er beendet mit einem lauten »Nein« oder »Geh weg!« die Aktion. Die Zecke lässt sich abfallen. Akzeptiert das Nein.

Bevor ihr die Rollen tauscht, macht euch ein bisschen locker – schüttelt euch wie ein nasser Hund und streift damit die alte Rolle ab.

> Redet noch nicht über eure eben gemachte Erfahrung. Führt die Feedbackrunde bitte erst am Schluss aus – wenn ihr beide dran wart.

Feedbackrunde

Als Idee könntet ihr euch gegenseitig folgende Fragen stellen:

Wirt fragt Zecke:

- Wie war es für dich, mich zu bedrängen?
- Was ist dir leicht-, was schwergefallen?
- Was hat dir vielleicht sogar Freude bereitet?
- Wovor hattest du Angst/Respekt?
- Wie war es für dich, mein Nein zu hören?

Zecke an Wirt:

- Welche Gefühle hattest du beim Bedrängtwerden (Scham, Angst, Wut), was war schwierig und was okay?
- Welche Handlung hat dich besonders getriggert (körperliche Handlungen/Mimik/Berührungen)?
- Wie war es für dich, nicht zu reagieren?
- Wie und wo hast du deine Abneigung körperlich gespürt?
- Wie war es für dich, dein Nein auszusprechen und zu erfahren, dass ich es problemlos akzeptiere?

Transferfragen – von der Wiese ins Bett:

- Was von dem Erlebten kennst du aus unserem sexuellen Miteinander?
- Wie geht es dir damit?
- Was könnte dir helfen, dich freier/sicherer zu fühlen?
- Was wünschst du dir von mir?

Reason why

Die wenigsten Paare sind sich einig über die Quantität und Qualität ihres Liebeslebens. Meist gibt es einen, der mehr Lust auf Sex hat und der sich beklagt, dass dieser »natürliche« Drang beim Gegenüber häufig auf Abneigung stößt. Und je mehr er versucht, den anderen von seinen guten Absichten zu überzeugen und zu verführen (zu bedrängen), desto abweisender, inaktiver und lustloser zeigt sich das Objekt der Begierde. Da gibt es übrigens keinen Unterschied zwischen Männern und Frauen.

Fakt ist – wenn wir uns bedroht oder bedrängt fühlen, wird unser natürlicher Fluchtinstinkt ausgelöst. Da es aber nur selten einen beleuchteten Notausgang im Schlafzimmer gibt, verharrt das »Opfer«, verfällt in eine Art wortkarge Sexstarre – die Körperbewegungen werden auf ein Minimum heruntergefahren, der Atem stockt, die Flüssigkeiten versiegen, die Erregung bleibt aus. Sex wird zum Pflichtprogramm – man hat ihn halt, damit die Stimmung gut bleibt. Zumindest bei einem.

Ein ungutes, immer wiederkehrendes Muster, das auf Dauer beim Begehrenden zu Frust und Ablehnungsgefühlen führt. Der weniger Begehrende fühlt sich falsch und schuldig – weiß aber nicht genau, wie er ihren eigenen Raum wieder so vergrößern könnte, dass er frei genug ist, das Liebesspiel aktiv mitzugestalten.

Gerade beim Sex ist es jedoch superwichtig, dass ihr euch immer sicher fühlt und euch darauf verlassen könnt, dass nur Dinge passieren, die euch erregen und lustvoll sind. **Zu glauben, dass der andere schon weiß, was man möchte oder wie und wann man berührt werden will, ist der wohl größte Irrglaube.** Jeder Mensch hat andere Grenzen und Vorlieben – findet die eures Partners heraus und respektiert diese. Im Gegenzug kommuniziert eure eigenen Grenzen und sorgt dafür, dass sich euer Partner sicher fühlen darf, weil er weiß, dass du dich mutig abgrenzen kannst.

Gebt eurer Lust also eine Stimme. Denn genau darum geht es bei diesem Abenteuer. Je länger ihr schon ein Sexleben führt, das euch nicht befriedigt – weder den einen noch den anderen –, desto befreiender kann es sein, endlich aus der Starre aufzuwachen und zu sagen, wie ätzend man es findet, immer in der Rolle des Bedrängers festzustecken.

Wenn das Gegenüber das Schweigen und Ertragen beendet, kann sich alles verändern. Aushalten macht auf Dauer keinen Spaß – aber aktiv mitmachen und **gemeinsam** gestalten ganz sicher.

Die Schnittmenge eurer individuellen Vorlieben ist dann der Ort, wo ihr beide miteinander spielen könnt, wo ihr euch frei und sicher fühlen könnt – wo ihr euch gesehen, begehrt –, **aber nicht bedrängt fühlt**. Und genau in diesem sicheren Raum, für den ihr beide verantwortlich seid, entsteht die Magie der Erotik. Dazu findet ihr in diesem Buch noch einige andere Übungen.

Kurz gesagt bedeutet es: Ich will das … Du willst das … Das wollen wir beide. *Let's play!*

Um aus dem Dilemma »Begehren vs. Bedrängen« herauszukommen, ist es essenziell, dass ihr beide Rollen einmal körperlich spürt. Ja, körperlich! Glaubt mir – das macht einen riesengroßen Unterschied und ist viel effektiver, als wenn ihr nur darüber sprecht. Denn erst dann könnt ihr ein Verständnis für den anderen entwickeln und euch im Anschluss gemeinsam eine neue Strategie ausdenken.

Das alles steckt in dieser kleinen Übung.

SUSANNE

»Ich musste schon ein bisschen schmunzeln, als ich die Übung gelesen habe – einfach, weil es bei uns meistens so ist, dass ich den Sex initiieren muss, damit überhaupt etwas passiert. Klaus ist glücklich, wenn wir einmal im Monat miteinander schlafen. Mir ist das aber zu wenig, und ich würde mir so wünschen, dass er ab und an die Initiative ergreift und ich spüren könnte, dass er mich als Frau begehrt und Lust auf mich hat. So wie früher eben.

Wenn ich ihn dann verführen will, habe ich in der letzten Zeit den Eindruck, dass er nur mir zuliebe mitmacht, und das törnt mich ganz schön ab.

Bei der Übung kam unsere Dynamik dann auch ganz gut raus. Ich habe, als Klaus die Zecke war, körperliches Unwohlsein verspürt. Ich fand die Art und Weise, wie er sich an mich angedrückt hat, so unangenehm, und dann noch dieser Hundeblick dazu und das schmierige Grinsen – nicht zum Aushalten. Ich war froh, als ich nach einiger Zeit ›Stopp‹ sagen konnte – das war eine echte Befreiung für mich. Ich habe den Sinn der Übung gut verstanden und kann mir nun besser vorstellen, wie es für ihn ist, wenn ich ihn mit meiner Lust auf Sex bedränge. Wie ich mich jetzt zukünftig verhalten soll, ist mir allerdings noch nicht ganz klar.«

GURU

»Liebe Susanne, die meisten Frauen wünschen sich, als erotisches sexuelles Wesen begehrt und gesehen zu werden. Das klingt zwar etwas archetypisch, ist meiner Erfahrung nach jedoch so.

Es hat dich verunsichert, dass Klaus nur so selten mit dir schlafen will. Und als Reaktion darauf hast du angefangen ›Sex einzufordern‹. Wie wäre es, wenn du einen Schritt zurückgehst und ihm Raum gibst, dich so zu lieben, wie er es wirklich möchte. Vielleicht hast du bislang gar keine Ahnung davon?«

KLAUS

»Bevor ich Susanne kennengelernt habe und eigentlich auch noch in unserer Anfangszeit war ich eher ein dominanter Liebhaber. Doch je mehr sie Sex einfordert, desto weniger Lust fühle ich. Irgendwie hat sie das Ruder in unserer Sexualität übernommen, oder ich habe es mir aus den Händen nehmen lassen, und jetzt empfinde ich ihre Annäherungsversuche als too much. Ich möchte sie ja begehren und sie bezirzen – aber ihre Erwartungshaltung an unsere Sexualität ist so hoch, dass ich mich wirklich manchmal bedrängt fühle. Ich gebe mein Bestes – aber ganz ehrlich, das ist megaanstrengend und hat mit Spaß wenig zu tun.

In der Übung kam das echt gut raus. Sie war die perfekte Zecke, und ich konnte das Unwohlsein in meiner Haut förmlich spüren. Und ja – so ähnlich geht es mir oft auch im Bett. Je mehr sie will, desto weniger reagiert mein ›bestes Stück‹. Das verunsichert mich nur noch mehr, und ich vermeide daher oft jedwede Art der Zuneigungsbezeugung.

Mir hat es geholfen, dass Susanne nun auch einmal gespürt hat, wie ich mich manchmal fühle. Wir haben im Anschluss an die Übung sehr offen darüber gesprochen – das hat gutgetan.«

GURU

»Lieber Klaus, du bist mit der Zeit zum stummen Liebesdiener deiner Frau geworden. Ich aber wünsche mir für dich, dass du zurück in deine Energie findest, wo du genau spürst, was du willst und was dich erregt und wo du dich auch mal wieder traust, deine Frau zu ›nehmen‹. Dafür musst du erst einmal wieder Kontakt zu deinem Penis aufnehmen und dich in der nächsten Zeit beim Sex nicht so sehr auf Susanne konzentrieren, sondern tatsächlich stärker auf dein eigenes Genital. Spüre einmal, was DU wirklich möchtest, wie du Liebe machen willst, und nimm deine Bedürfnisse wahr. «

DAS PIZZAPRINZIP

CHALLENGE 11: FEIERT EUREN EIGENEN GESCHMACK

»Schatz, soll ich dir auch eine Pizza bestellen?« »Ja«, ruft es aus dem Schlafzimmer zurück. »Was denn für eine?« »Ist mir egal. Mach, wie du denkst.« Er möchte ihr mal etwas anderes als Margherita bestellen – ihr eine Freude machen, sie überraschen. Er schaut in den Flyer des Lieferdienstes. Was es da alles gibt! Dinge, die er noch nie selbst auf einer Pizza probiert hat, die aber spannend klingen: Curry, Tintenfisch – sogar Schokolade. Der Mann ist sichtlich überfordert. Aber okay. Er entscheidet sich für eine Pizza mit selbst gewähltem Belag. Er schließt die Augen und tippt auf diverse Zutaten.

Dreißig Minuten später öffnet seine Angebetete die Schachtel, und zum Vorschein kommt die wohl ausgefallenste Pizza der Welt: Schnecken, Ananas, Schokolade, bunte Streusel, Garnelen, scharfe Salami, nicht so scharfe Salami – als Topping toskanischer Gouda vom Esel. Sie starrt fassungslos auf die Pizza und sagt: »Was ist das denn? Das mag ich alles nicht!«

Ja – hätte sie doch vorher etwas gesagt. Der arme Kerl hat es nur gut gemeint. Das nächste Mal bestellt er wieder »nur« Margherita. Und genauso – also wirklich *genauso* – verhält es sich oft mit dem Sex: Du kannst nicht wissen, was dein Partner mag oder nicht mag. Es sei denn, ihr sprecht in regelmäßigen Abständen darüber. Denn wie auch unser Geschmack, verändern sich sexuelle Vorlieben und Neigungen.

In dieser Challenge findet ihr heraus, welche Spielarten/Fantasien/Berührungen vielleicht ausgedient haben und welche ihr behalten wollt. Ihr befüllt euren erotischen Kühlschrank mit Köstlichkeiten, die euch beiden schmecken. Und ja – jeder darf seinen eigenen Geschmack haben. Erst so entsteht ein spannendes Menü, das euch beide inspiriert.

Mindset

Heute öffnet ihr eine neue Tür in Sachen Kommunikation. Ihr seid beide super-ehrlich zueinander und bereit, etwas ganz Neues über euren Partner zu erfahren. Ihr feiert eure Unterschiede! Bleibt spielerisch, neugierig und gebt euch jedes Mal ein High Five, wenn ihr unterschiedlicher Meinung seid.

Challenge

Dauer: insgesamt ca. 3 Stunden

Eins vorweg: Die Übung lohnt sich für jedes Paar! Auch wenn sie etwas aufwendiger ist. *Just do it.*

Teil 1 – Was will ich?

Dauer: 30–60 Minuten, kann in einem Zug oder über mehrere Tage hinweg gespielt werden

Material
2 DIN-A4-Blätter
2 schwarze Stifte
2 rote Stifte
11 Karteikarten, Post-its oder Ähnliches

Schritt 1:
Ihr malt, jeder für sich, zwei Spalten auf euer Blatt. Die erste Spalte trägt die Überschrift »zum Behalten«. Die zweite Spalte »zum Ausprobieren«.

Schritt 2:
Beginnt mit der ersten Spalte und listet mindestens zehn Elemente aus eurem sexuellen Repertoire auf, die euch Spaß bereiten und die ihr beibehalten wollt. Das können Dinge sein wie: Zungenküssen, sinnliches Streicheln, langsamer Oralsex, Kuscheln, das gegenseitige Berühren der Genitalien oder die Art, wie dein Partner deinen Hals küsst. Wenn ihr schon lange keine Sexualität mehr lebt, versucht, euch zu erinnern, wie es einmal schön war.

Schritt 3:
In die zweite Spalte tragt ihr mindestens (!) zehn Dinge ein, die jeder von euch ausprobieren möchte. Bevor ihr sie aufschreibt, überlegt jeder für sich, wie der Wunsch mit dem Gegenüber ganz konkret aussehen könnte.

Ganz wichtig:

- Listet neue Dinge auf.
- Es geht lediglich um Wünsche. Sie müssen nicht zwangsläufig Teil eurer Sexualität werden.

- Denkt nicht für euren Partner. Filtert nicht vor. **Eurem Partner müssen eure Wünsche nicht gefallen.** Seine oder ihre Reaktionen dürfen euch momentan egal sein. Feiert eure Unterschiede!

Schritt 4:

Nachdem ihr mit eurer Liste »zum Ausprobieren« fertig seid, geht sie durch und bewertet sie für euch nach folgendem Schema:

- ein Häkchen, wenn ihr glaubt, dass euer Partner positiv auf diese Idee reagieren wird
- ein X, wenn ihr glaubt, dass er negativ reagieren wird
- ein Fragezeichen, wenn ihr die Reaktion nicht einschätzen könnt

Schritt 5:

Nun wählt aus der ersten Spalte, »zum Behalten«, fünf Dinge aus, die ihr – genau! – behalten wollt. Bitte schreibt je einen Begriff in Schwarz in großen Buchstaben jeweils auf eines der leeren Kärtchen. Diese fünf Kärtchen kommen auf den »Zu Behalten«-Stapel.

Jetzt wählt jeder sechs Begriffe aus der zweiten Spalte, »zum Ausprobieren«, und schreibt ebenfalls jeweils einen Begriff auf eine leere Karte. Diesmal in Rot. Idealerweise wählt ihr aus jeder Kategorie, die ihr zugeordnet habt, zwei Dinge aus (2 x Häkchen, 2 x X und 2 x Fragezeichen). Das ist euer Stapel »zum Ausprobieren«.

Behaltet die zwei Stapel bei euch – ihr braucht sie für den zweiten Teil.

Teil 2 – Kommunizieren, was ich will
Dauer: ca. 2 Stunden

Material
Jeder von euch braucht ein Seil oder eine Schnur, die mindestens sechs Meter lang ist. Idealerweise in zwei unterschiedlichen Farben.

Schritt 1:
Legt eure Seile so auf dem Boden aus, dass sie zwei Kreise bilden (einen für jeden von euch), die nebeneinander liegen, mit einem Teil, der sich überlappt.

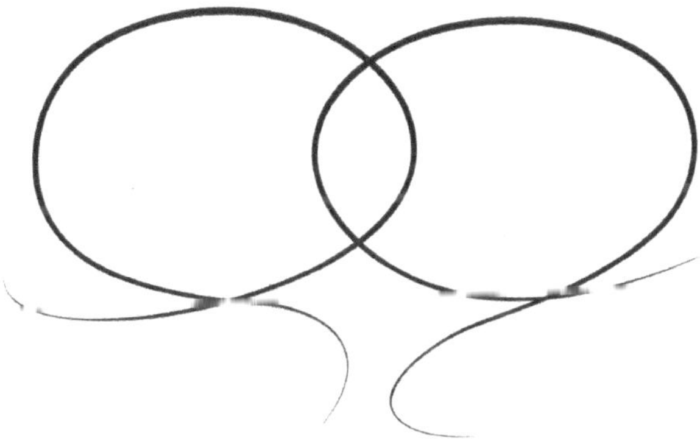

Die Kreise sollten so groß sein, dass jeder von euch in seinem Kreis sitzen kann, ohne in den sich überlappenden Teil zu geraten.

Die Kreise stehen für eure Sexualität – der überlappende Bereich ist der Teil eurer Sexualität, den ihr miteinander teilt. Alles außerhalb dieses überlappenden Teils ist der Teil eurer Sexualität, den ihr nicht miteinander teilt.

Schritt 2:
Jeder sitzt nun in seinem Kreis.

Nehmt eure »Zu Behalten«-Stapel heraus. A beginnt damit, B eine Karte von seinem Stapel vorzulesen. A erläutert detailliert, warum und weshalb er diesen Aspekt behalten möchte. Partner B checkt bei sich selbst nach: Gefällt mir das (wirklich) auch? Muss es meiner Meinung nach angepasst werden? Vielleicht hat es mir nie wirklich gefallen, und ich möchte es gar nicht mehr (so) tun?

Wenn ihr beide beschließt, die Karte als Teil eures sexuellen Repertoires zu behalten, legt sie (mit den möglichen erforderlichen schriftlichen Anpassungen) in den sich überschneidenden Bereich der Kreise. Wenn ihr euch nicht einig seid, bleibt sie bei dem, der sie behalten möchte.

Nun ist der andere dran.

Macht das so lange, bis eure »Zu Behalten«-Stapel aufgebraucht sind.

Schritt 3:
Jetzt nehmt ihr jeweils eure »Zum Ausprobieren«-Stapel in die Hand. Verteilt alle eure Karten aufgedeckt in eurem eigenen Kreis.

Schritt 4:
Steht dann auf und betrachtet einfach nur neugierig und still das ganze Abbild eurer aktuellen Sexualität und eurer Wünsche und Ideen (macht gerne ein Foto). Damit habt ihr einen wichtigen Punkt in diesem Abenteuer und in eurer Sexualität erreicht!

Erkennt an, dass ihr zwei unterschiedliche Menschen mit unterschiedlichen sexuellen Bedürfnissen, Wünschen und

Vorlieben seid. Ihr könnt immer frei entscheiden, was ihr in eure Sexualität einladen wollt und was nicht. Selbst wenn ihr am Ende alle Wünsche des anderen ablehnt, habt ihr euch getraut, authentisch zu sein und euch dem anderen zu zeigen. Das ist so viel wert.

Schritt 5:
Macht eine kleine Pause. Oder entscheidet, dass ihr ein anderes Mal an dieser Stelle weitermacht.

Schritt 6:
A nimmt nun aus dem Kreis von B eine »Zum Ausprobieren«–Karte. Er überreicht sie B und bittet sie oder ihn die Karte vorzulesen und zu erläutern.

Wichtig an dieser Stelle ist: B hält sich nicht zurück. Es ist der richtige Zeitpunkt, sich zu offenbaren / zu outen etc.

Sage deinem Partner
- was dich daran reizt
- warum du glaubst, dass das eine tolle Ergänzung eures Sexlebens wäre
- wie du es ausprobieren würdest

Versuche, deinen Partner für deine Sache zu gewinnen. Sei verführerisch und schmeichlerisch.

Partner A hört zunächst interessiert und wertschätzend zu. Er unterbricht B nicht, **verurteilt ihn nicht**, stellt jedoch gerne klärende Fragen (z.B. »Was meinst du, warum brauchst du das?«, »Wie stellst du dir das vor?«).

Es geht in diesem Schritt darum, die Idee deines Partners zu verstehen und zu begreifen. Das ist eure Möglichkeit, euch sichtbar zu machen und den anderen kennenzulernen in Bezug auf seine sexuellen Fantasien und Wünsche. Zeige deine Wertschätzung für den Mut deines Gegenübers. Bedanke dich. Du bist nämlich gleich an der Reihe!

Sobald ihr euch einig seid, dass die Idee von beiden Partnern verstanden worden ist, kann Partner A mitteilen, wie er sich fühlen würde, diese Idee auszuprobieren. Und was er vielleicht braucht, um sich darauf einzulassen.

Was passiert mit dieser Karte?

1. A hat Lust, die neue Idee auszuprobieren. Die Karte wandert in den überlappenden Kreis. Beide vereinbaren einen Termin, wann dies geschehen soll. B führt einen kleinen Freudentanz auf.
2. A spürt fast ein Ja in sich. Jedoch möchte er oder sie die Einzelheiten noch detaillierter besprechen. In diesem Fall verhandelt ihr den »Fall« bis zum Schluss. Die Karte wandert dann in den überlappenden Bereich. Ihr verabredet euch. Freudentanz.
3. A möchte (im Moment noch) nicht. Kein Problem. Die Karte wandert in den Kreis von B. Sie gehört zu Bs Sexualität. Ob der Wunsch geteilt wird oder nicht.

Nach jeder Karte wird getauscht – bis alle Wünsche besprochen sind. Wenn ihr fertig seid, macht bitte ein Foto von euren gefüllten Kreisen.

Stolperstein

Vielleicht fühlt ihr euch ein bisschen schuldig, wenn ihr viele Wünsche eures Partners nicht erfüllen wollt oder könnt. Bitte glaubt mir, das ist okay. Allein zu wissen, dass euer Partner noch unerfüllte Fantasien und Ideen hat, ist schon ein Gewinn. Außerdem habt ihr jederzeit in eurem Leben die Möglichkeit, das Spiel zu wiederholen. Sexualität verändert sich wie alles andere auch.

Reason why

In meiner fränkischen Heimat sagt man: »Du hast Recht, und ich hab meine Ruhe.« Viele Paare leben danach, um Streitereien zu vermeiden, besonders beim Thema Sex. Nackt sein und über Sex sprechen? Da fühlen wir uns oft auf dünnem Eis und als ob uns dabei eine Horde Pinguine beobachten würde.

Dabei ist der Glaube »Ich weiß, was mein Schatz will, wir sind schließlich schon ewig zusammen« wohl der größte *Irr*glaube. Und ein sicherer Garant für Langeweile im Bett – denn ein solches Paar liebt sich auf dem kleinsten erotischen Nenner.

Für mehr Unterhaltung im Bett sorgen eure Unterschiede. Sex mag Abwechslung und Kreativität – auch nach Jahren. Entwickelte Paare machen aus ihren Differenzen einen spannenden Roadtrip zu einer aufregenderen Intimität. Sie verhandeln Wünsche ohne Drama und Vorwürfe, ohne Manipulation und Ablehnung.

Und wisst ihr was? Der Weg dorthin ist mindestens genauso spannend wie das Ziel »aufregenderer Sex«!

Wie bei vielen Abenteuern in diesem Buch, ist der Prozess des Handelns mindestens genauso wichtig wie das Endergebnis (okay, eigentlich viel wichtiger) – in diesem Fall kann das Endergebnis allerdings zu neuem horizonterweiterndem Sex führen.

Gut zu wissen

Der US-Psychologe Dr. David Schnarch (alle seine Bücher sind lesenswert, finde ich) spricht von einem spannenden Konzept namens »Differenzierung«. In der Welt der Paare bedeutet dies, dass sie einerseits eng miteinander verbunden sind, aber gleichzeitig erkennen, dass jeder von ihnen ein eigenständiges Individuum ist. **Es geht um die Balance zwischen Autonomie und emotionaler Intimität/Bindung.** Bei einem differenzierten Paar weiß jeder, was er oder sie braucht, und hat den Mut und die Fähigkeit, dies seinem Partner auch mitzuteilen, selbst wenn es »unbequem« ist.

Welche Fähigkeiten braucht ein Mensch, um eine differenzierte Beziehung zu leben?

- Ein stabiles Selbst: Er ist frei von Abhängigkeiten und Bestätigung des Partners. Eigene Werte und Ziele bestimmen das Handeln, in Absprache und Kontakt mit dem Partner.
- Einen stillen Geist und ein ruhiges Herz: Er ist in der Lage, sich selbst zu beruhigen und sich wieder einzufangen, wenn es einem schlecht geht.
- Angemessenes Reagieren: Das setzt voraus, dass er Konflikte frühzeitig anspricht und es auch aushält, wenn der Haussegen schief hängt.
- Sinnvolle Beharrlichkeit: Manche Dinge lösen sich nicht von allein auf. Dranbleiben lohnt sich.

DAVID

»Dieses Abenteuer war wichtig für mich: Ich konnte Marie endlich etwas erzählen, was ich ihr seit Jahren verheimlicht habe. Als wir zusammenkamen, stand ich voll auf BDSM-Spiele – die dominante Rolle beim Sex zu übernehmen und meine Partnerin zu fesseln, gab mir ein Gefühl von Macht, die ich sonst in meinem Leben nicht habe. Ich hatte Marie meine Neigung verschwiegen, weil sie meiner Meinung nach nicht der Typ für so etwas ist. Zumindest konnte ich mir das nicht vorstellen. Ich wollte sie damit einfach nicht erschrecken und hatte sogar Angst, dass sie mich verlässt, wenn sie davon erfährt.

Ich habe mich nun endlich getraut, davon zu sprechen. Das war so befreiend für mich – und so überraschend zugleich. Denn Marie – wer hätte das gedacht? – würde es gerne mal in einer softeren Variante mit mir ausprobieren. Krass. Vielleicht ist das ein erster Schritt, unsere Sexualität wiederzubeleben.«

GURU

»Herzlichen Glückwunsch, David, du hast gerade einen wichtigen Schritt in Richtung Differenzierung gewagt. Du bist für deinen Wunsch aufgestanden, hast dich sichtbar gemacht – und erfahren, dass das gut ankommt. Deine Befürchtung, dass Marie BDSM nicht mag, ist nicht dein Problem. Probiere aus, ob du es genießen kannst, sie zu dominieren, ohne zu sehr darauf zu achten, wie es ihr gefällt – sie ist erwachsen, und wenn sie möchte, dass du aufhörst, kann sie das sagen.

Meine Vermutung ist: Je mehr du dich darauf konzentrierst, dir selbst zu gefallen, und je weniger du dich darauf konzentrierst, ihr zu gefallen, desto heißer wird es für euch beide sein!«

MARIE

»Dieses Abenteuer war für mich eine Herausforderung. Ich fand es nicht leicht, zehn Dinge aufzuschreiben, die ich behalten will. Da gab es ehrlicherweise nur vier. Aber das war auch ein Zeichen, dass wir etwas verändern müssen.

Die Überraschung des Abends für mich war dann Davids Wunsch. Ich finde toll, dass er endlich für sich selbst einsteht und sagt, was er will. Gleichzeitig hat es mich überrascht und macht mich auch ein bisschen ängstlich: Was, wenn er entscheidet, dass wir sexuell nicht zusammenpassen und er mich verlassen will, weil er wieder auf den Geschmack gekommen ist?

Meine Wünsche aufzuschreiben, hat mir Spaß gemacht – ich träume schon seit langem davon, einmal seine ›Hure‹ sein zu dürfen. Darauf hat er auch Lust und war nicht weniger überrascht als ich bei seinem Wunsch. Tolle Übung!«

GURU

»Ihr habt mit dieser Übung eure Komfortzone verlassen. Das ist wirklich eine stolze Leistung! Ihr habt beide Kante gezeigt, euch sichtbar gemacht und so der anderen vermittelt, was jeder von euch beiden sich wünscht. Jetzt auf einmal kommt also Schwung in euer offenbar erlahmtes Liebesleben, und ihr könnt diese neuen Dinge ausprobieren.

Ihr seid dabei, euch voneinander zu *differenzieren*. Es ist ganz normal, dass dich das erst einmal beängstigt, liebe Marie, und du dir Gedanken machst. Je öfter du dich traust, dich von David zu differenzieren, desto sicherer wirst du dich dabei jedoch fühlen können. Denn du wirst merken, dass er immer noch bei dir ist, obwohl (oder gerade, weil) du deine Wünsche ganz offen äußerst.«

IM ZAUBERGARTEN DER SINNE

CHALLENGE 12: DEN KÖRPER DES PARTNERS EROTISIEREN

Seid ihr bereit für ein sinnliches Abenteuer? Eine Reise, die euch vor Lust erzittern lässt, eure Leidenschaft zu neuen Höhen verhilft und euch so gierig machen wird, dass ihr nichts anderes mehr wollt ... als stundenlang miteinander Liebe zu machen? Diese Challenge ist eine Reise in ein Universum voller intensiver Erfahrungen – eure Sinne werden sich wie Blütenblätter einer geheimnisvollen Blume entfalten. Na, wie hört sich das an?

Vielleicht fehlt euch gerade die Vorstellungskraft, wie sich solch ein Sinnesrausch plötzlich einstellen sollte. Daher fangen wir klein an.

Sinnlichkeit bedeutet für jeden etwas anderes – ich möchte euch meine Version davon vorstellen, dann könnt ihr entscheiden, ob ihr ähnlich denkt und Lust auf diese Challenge habt.

Ich sage, Sex ist dann sinnlich, wenn du mit allen Sinnen liebst und geliebt wirst. Wenn dein ganzer Körper vibriert, wenn jede Berührung ein kleines Feuerwerk auslöst. Wenn du es kaum erwarten kannst, dass dich dein geliebter Mensch weiter berührt und dich »auf die Folter spannt« – und umgekehrt. Wenn dir lustvolle Wörter ins Ohr geraunt werden, du die feuchten Stellen spürst und dann tief in den Blick deines Partners eintauchst und den Blick nicht abwendest. Sinnlich ist, wenn es nichts anderes gibt als diesen Moment im Hier und Jetzt. Sinnlichkeit kennt keine Routine und kein Ziel. Sie *ist* einfach nur.

Wenn ihr darauf Lust habt, dann los!

Einer von euch ist der Reisende, der andere der Begleiter. Dieser versucht, alle Sinne des Wahrnehmenden zu kitzeln, zu überraschen, zu verführen und vollständig zu erwecken.

Dieses Abenteuer dreht sich darum, Freude (und vielleicht sogar köstlichen Schmerz) auf allen sinnlichen Kanälen zu erfahren. Es geht darum, sich mit dem unermesslichen Potenzial an Lust, das jedem Menschen durch seinen Körper zur Verfügung steht, zu verbinden.

Gut zu wissen

Diese sinnliche Reise sorgt für die Ausschüttung aller möglichen »Vergnügungshormone«. Das Stresshormon Cortisol wird reduziert, das Kuschelhormon Oxytocin sowie das Wohlfühlhormon Serotonin werden ausgeschüttet, und Dopamin sorgt on top dafür, dass ihr euch vergnüglich und genüsslich fühlt. Und nicht nur das: Sinnliche Erlebnisse sorgen dafür, dass sich der Fokus von »Ich muss perfekt aussehen« zu »Ich spüre unglaubliche tolle Sachen in meinem Körper« verschieben kann. *More feel than look!*

Mindset

Die ideale Geisteshaltung als Reisender ist: Sei entspannt und offen. Lasse alle Gedanken, Pläne und Sorgen los, sei vollständig mit deinem Körper verbunden und bereit, zu empfangen und zu genießen.

Als Begleiter führst du deinen Partner liebevoll und spielerisch durch den sinnlichen Garten. Es gibt kein Richtig oder Falsch, also sei kreativ und einfallsreich in deiner Führung.

Challenge

Vorbereitung

Die Vorbereitung auf dieses erregende Abenteuer beginnt bereits 24 Stunden im Voraus. Ihr seid eingeladen, eure Sinne im Alltag zu schärfen und bewusst wahrzunehmen. Alles kann sinnlich erlebt werden. Der erste Schluck Kaffee am Morgen, das prickelnde Gefühl von Wasser auf der Haut beim Duschen, der Geruch von frischem Brot, eine Katze, die um eure Beine streicht und dabei schnurrt. Da wir unserer Sehkraft oft mehr Beachtung schenken als unseren anderen Sinnen, schließt gelegentlich die Augen (natürlich nicht beim Autofahren) und lenkt eure Aufmerksamkeit für fünf oder zehn Sekunden bewusst auf diese eine Sache, die ihr gerade wahrnehmt. So bereitet sich jede von euch optimal auf diese Challenge vor.

Dauer: ca. 1 Stunde

Hier einige Anregungen

Berührung mit einer Feder, einem Seidenschal, einem Eiswürfel, einer duftenden Blume oder mit feuchtem Ton.

Geschmack: Stelle einen Teller mit verschiedenen mundgerechten Leckereien zusammen. Variiere die Geschmacksrichtungen (süß, salzig, sauer, bitter) und Texturen (hart, weich, cremig, knusprig, zäh ...).

Duft: Bereite Proben verschiedener Düfte vor – Duftöle, Parfums, Räucherstäbchen oder Gewürze. Noch besser sind die köstlichen Düfte der Natur in Form von Blumen, Kräutern und Früchten.

Geräusche: Hier kannst du wirklich kreativ sein – ein Stück Papier, das du zerknüllst oder zerreißt, eine Wasserflasche, die du schüttelst, ein Reißverschluss, den du deinem Reisenden ans Ohr hältst. Du kannst auch selbst summen, laut atmen, leise schnaufen etc.

Setting

Ihr braucht auf jeden Fall einen angenehm warmen Raum. Wenn ihr noch weitere Anregungen haben möchtet, dann lest auf Seite 21 nach.

Bitte vereinbart vorher noch, welche Körperteile eventuell nicht berührt werden sollen.

Material

Eine Augenbinde für den Reisenden (optional)

Als Begleiter erkundest du deine Wohnung und findest Gegenstände, die alle Sinne anregen – lass deiner Fantasie freien Lauf!

Schritt 1:
Der Reisende legt sich hin und macht es sich bequem. Ihr entscheidet, ob ihr noch einen Slip oder Unterhose anlassen möchtet oder nicht. Unter uns: Nackt spürt ihr natürlich mehr. Ich empfehle unbedingt, eine Augenbinde anzulegen – ohne den visuellen Kanal werden die anderen Sinne nämlich verstärkt, und ihr könnt euch so besser fallenlassen und entspannen.

Schritt 2:
Der Begleiter betritt den Raum mit den von ihm zusammengesammelten und vorbereiteten Sinnesobjekten. Er achtet darauf, dass der Reisende die Gegenstände nicht sieht, das Überraschungsmoment macht das Erlebnis sinnlicher und ehrlicher.

Schritt 3:
»Reiseleiter«, du kannst jetzt damit beginnen, deinen Partner durch den »Zaubergarten der Sinne« zu führen. Es geht darum, nach und nach den Tast-, Geschmacks-, Geruchs- und Hörsinn zu wecken.

Lass dich als Reisender durch diese Reise führen und überraschen!

Hier sind ein paar Tipps für den Begleiter:

- Mache immer nur eine Sache auf einmal. So kann sich dein Partner voll und ganz hingeben.
- Mache langsam! Gib deinem Partner genug Zeit, um die Erfahrung aufzusaugen.
- Mache eine Pause, bevor du zu etwas anderem übergehst. So baust du Vorfreude und Spannung auf und

vermeidest eine sinnliche Überforderung deines Partners.

- Wenn du einen Gegenstand verwendest, nutze all seine sinnlichen Möglichkeiten.
- Am Beispiel der Erdbeere: Lasse deinen Partner zuerst daran riechen, führe sie dann behutsam über sein Gesicht, damit er sie spüren kann, und füttere ihn erst am Schluss damit.
- Beim Einsatz deiner Hände: Es geht nicht darum, zu massieren, sondern darum, die Sinne zu wecken. Ein sanfter Klaps ist ein unerwarteter Reiz für den Tastsinn und den Geräuschsinn zugleich. Das Gleiche gilt für Pusten ins Ohr oder das Trommeln auf dem Rücken. *Have fun.*

Und hier einige Inspirationen für den Reisenden:

- Für dich gibt es nichts anderes zu tun, außer dich hinzulegen, zu entspannen und zu fühlen und zu spüren. Tiefes Atmen kann helfen, deine Sinne zu schärfen und mehr zu fühlen. Lass dich auf diese Erfahrung einfach ein.
- Bleibe lebendig in deinem Körper – erlaube dir, spontane Reaktionen zu zeigen! Das hilft dir, intensiver zu fühlen, und gibt deinem Partner wertvolles Feedback.
- Sei offen für angenehme, aber auch für unangenehme Empfindungen (du kannst immer Stopp sagen, wenn dir etwas zu viel ist). Versuche dich auf die reine Empfindung zu konzentrieren, bevor du urteilst.
- Vielleicht fühlst du die Versuchung, die Kontrolle über deine Reise zu übernehmen – zum Beispiel, indem du deinem Guide sagst, was er tun soll, dass er etwas wiederholen, verlangsamen oder beschleunigen soll. Widerstehe diesem Drang!

HOT!
Die Kontrolle abzugeben und dich führen zu lassen, ist ein wichtiger Teil deiner sexuellen Fähigkeiten.

Schritt 4:
Gib deinem Reisenden am Ende der Reise fünf bis zehn Minuten Zeit, um die Erfahrung zu verarbeiten. Während dieser Zeit bleibst du bei ihm, gibst aber keine weiteren Reize.

Schritt 5:
Bedankt euch beieinander für diese gemeinsame Erfahrung und nehmt euch zehn bis fünfzehn Minuten Zeit zum Nachspüren.

Für den Reisenden:

- Wie fühlst du dich nach dieser Reise? Wie erlebst du deinen Tast-, Geruchs-, Geschmacks- und Hörsinn im Moment?
- Welcher der Sinne war für dich am einfachsten, welcher am schwersten wahrzunehmen?
- Wie war es für dich, dich führen zu lassen? Konntest du die Kontrolle abgeben und dich hingeben, oder war es eine Herausforderung?
- Was hast du an deinem Guide besonders geschätzt?

Für den Begleiter:

- Hat dir die Vorbereitung Freude bereitet?
- Was hat dir an deiner Rolle als Reiseleiter besonders gefallen? Was war eine Herausforderung?
- Was hat dir an dieser Reise am besten gefallen?

Für beide:

- Was würdet ihr gerne aus diesem Abenteuer mitnehmen und in euer erotisches Leben integrieren?

Schritt 6:

Bevor ihr die Rollen tauscht, macht eine längere Pause. Oder, sollte es euch zu viel werden, verabredet euch zu einem neuen Reisetermin, am besten in derselben Woche.

Variante

Diese Variante der Übung kann ich euch wirklich empfehlen. Denn damit setzt ihr diesem Abenteuer die Krone auf: Ihr verlegt es in die freie Natur (Garten, Wald oder Park).

In diesem Fall verbindest du als Guide dem Reisenden die Augen, bereits bevor ihr den Zielort erreicht, und führst ihn achtsam und langsam durch die Natur.

Stell dir vor, dein Reisender sei ein kleines Kind: Es kennt noch nichts. Alles ist neu und aufregend. Es gibt eine große sinnliche Welt, die es zu entdecken gilt! Haltet bei einem Baum und berührt die Rinde, krabbelt im Gras herum, riecht an Blumen, lauscht den Vögeln. Bring deinen Reisenden zu einem Springbrunnen und lass ihn das Wasser spüren, auf der Haut, im Gesicht.

Reason why

Sex ist ein Fest für die Sinne, ein 7-Gänge-Menü im besten Restaurant der Stadt – oder zumindest *kann* er das sein. Wenn wir uns auf das beschränken, was wir sehen und was wir in unseren Genitalien spüren, reduzieren wir ein potenziell göttlich-reichhaltiges Büfett auf Schnitzel mit Kartoffelbrei. Nicht, dass Schnitzel mit Kartoffelpüree nicht lecker wäre – aber Sex kann so viel mehr sein! Ihn in eine sinnliche Erfahrung zu verwandeln, ist für **jeden von uns möglich**. Es braucht nur etwas Übung und Zeit und genau darum geht es bei diesem Abenteuer.

Der Schlüssel zu dieser neuen Welt der Sinnlichkeit ist das Ausschalten des Sehsinns. Nicht sehen zu können, schärft die anderen Sinne und setzt neue Reize. Auf einmal fühlen, hören und riechen wir viel intensiver. Wir zoomen quasi in den Moment hinein und boosten damit unsere Empfindsamkeit.

Diese Reise wird ein voller Erfolg, wenn ihr euch beide auf eure Rollen einlassen könnt. Einer führt – einer fühlt. Einer übernimmt selbstbewusst die Kontrolle – der andere lässt sich ein, ohne etwas dafür »leisten« zu müssen. Er gibt sich nur hin. So entsteht eine tiefe Verbundenheit und Intimität mit Freude am kreativen Spiel.

Falls es dir normalerweise schwerfällt, nur zu geben oder zu empfangen, ist dieses Abenteuer genau richtig für dich.

MARVIN

»Ich möchte ehrlich sein: Als ich das Abenteuer zum ersten Mal durchgelesen habe, war ich nur von der empfangenden Rolle begeistert. Es ist einfach schon so lange her, dass Teresa mich von sich aus berührt hat. Daher habe ich mich darauf gefreut, endlich mal wieder etwas von ihr zu bekommen.

Ich war dann überrascht, dass mir die Rolle des Führens doch so viel Spaß gemacht hat. Seit der Schwangerschaft scheint es für mich keinen Weg mehr zu geben, Teresa ›richtig‹ zu berühren. Vieles ›darf‹ ich nicht, einiges fühlt sich doof für sie an. Ich hatte auch bei dieser Übung anfangs Schiss, dass ich alles falsch mache. Und kann deshalb immer noch nicht glauben, wie sich die Dinge entwickelt haben! Als ich anfing, sie zu führen, beschloss ich, meine Gedanken vom Sex abzulenken und einfach Spaß daran zu haben, mit ihren Sinnen zu spielen. Ich weiß zum Beispiel, dass Teresa einen guten Geruchssinn hat, also habe ich ihr ein paar Gewürze und Früchte mitgebracht. Nach einer Weile konnte ich förmlich sehen, wie sie vor meinen Augen ›aufwachte‹! Sie kicherte, schnurrte und bewegte ihren Körper sinnlich. Je mehr sie sich darauf einließ, desto mehr tat ich es auch! Als ich ihre Yoni sanft mit einem Blütenblatt streichelte, drehte sie fast durch! Ich glaube nicht, dass ich sie jemals so erregt gesehen habe. Wow! Tolle Übung.«

GURU

»Marvin, das klingt, als hättest du heute einiges über Teresa gelernt – offensichtlich, dass sie wunderbar auf sinnliche Stimulation reagiert. Mit verschiedenen Gerüchen zu spielen, war eine tolle Idee von dir! Darüber hinaus hat Teresa positiv auf deine bedingungslose Präsenz reagiert – du warst für sie da, ohne Sex oder irgendetwas anderes zu wollen. Sobald sie spürte, dass du keine Erwartungen an sie hast, konnte sie sich wirklich entspannen und öffnen. Es scheint, als hättest du die Freude am Geben entdeckt, ohne eine Gegenleistung zu verlangen. Teresas Reaktion, ihr ›Lebendig-Werden‹ war dein Geschenk.«

TERESA

»Von Marvin auf dieser Reise geführt zu werden, war eine unglaubliche Erfahrung – ich hatte keine Ahnung, dass ich ein so sinnlicher Mensch bin und mich so einlassen kann! Ich mochte es sehr, nicht sehen zu können.

Das letzte Jahr war mein Körper wie fremdbestimmt – ich fühlte mich oft wie eine Milchproduktionsmaschine. Deshalb war es so toll, wieder Lust zu erleben und mich lebendig zu fühlen. Marvin hat mich auch wirklich überrascht – er war so kreativ bei der Auswahl der sinnlichen Objekte und wie er sie eingesetzt hat ... Das hatte ich wirklich nicht erwartet. Es war so eine spielerische Energie im Raum, ganz anders als sonst, wenn er sich mir auf diese unsichere und fast schon frustrierte Art nähert.

Die zweite Runde war auch interessant: Am Anfang habe ich mich sehr dagegen gesträubt, Marvin zu führen – ich glaube, ich gebe dem Baby schon so viel, dass es sich anfühlte, als hätte ich nichts mehr zu geben. Als ich dann dran war, fühlte ich mich so mit positiver Energie aufgeladen, dass ich mich auch auf diese Rolle gut einlassen konnte. Es war kein Geben mit einem Muss, sondern eher ein lustig-sinnliches Spiel ohne Ziel. Das war toll.«

GURU

»Teresa, ich bin wirklich froh, dass ihr diese Erfahrung gemacht habt. Es scheint so zu sein, dass diese Art des Miteinander-Spielens viel besser zu euch passt, als schnellen Sex zu haben. Ich wünsche euch beiden viel Spaß dabei, das weiterzuerforschen. Und in der Tat scheinst du ein sehr sinnlicher Mensch zu sein – ich ermutige dich, dies zu kultivieren, nicht nur mit Marvin, sondern auch in deinem täglichen Leben. Sinnliches Vergnügen kann ein großer Energiespender für dich sein, und ich vermute, dass es dir auch dabei helfen wird, deinen ›neuen Körper‹ seit der Geburt zu akzeptieren und sogar zu lieben.«

PURE PASSION

CHALLENGE 13: ERKUNDET, WAS FÜR JEDEN VON EUCH EROTIK BEDEUTET

Wie sieht es aus, wenn sich zwei Menschen leidenschaftlich lieben? Vielleicht habt ihr es selbst erlebt (oder erlebt es immer noch,) oder ihr habt einen erotischen Film gesehen, der euch in Erinnerung geblieben ist. Wie bewegt sich so ein Paar? Was flüstern diese beiden Menschen sich zu, und wie sehen sie sich an? Wie küssen sie sich, und wie berühren sie sich? Wie variieren sie Tempo und Atem? Machen sie Pausen? Lachen sie gemeinsam? Sind sie laut oder leise? Welcher unsichtbaren Partitur folgt ihr sinnliches Spielen? Wer ist dominant, wer devot?

Und jetzt, legt eine Pause in eurem Gedankenspiel ein: **Welche Bilder hat jeder von euch gerade im Kopf?** (Merkt sie euch für später.)

Ich nehme an, dass ihr beide unterschiedliche Szenarien vor Augen habt. Das ist völlig normal und auch gut so. Leidenschaftlicher Sex ist für jeden Menschen etwas anderes. Für den einen ist es vielleicht »verbotener« Sex in der U-Bahn, für den anderen Heavy-Petting mit einem Mega-Dildo unter der Dusche und für wieder andere Slow Sex mit Rosenöl aus dem Himalaya und Mul Mantra im Hintergrund.

Was ihr aber bestimmt bei jedem leidenschaftlichen Paar beobachtet, ist die **Verbindung,** die es miteinander hat. Fast meint man, dass die zwei leuchten, während sie sich lieben. Sie sind im ständigen Kontakt, blicken sich in die Augen – egal ob da ein Sextoy oder eine Schaffnerin in der Nähe ist. Ihre Seelen sind beim Liebemachen miteinander verbunden, und sie tanzen sich in eine Art Rauschzustand.

Das kann jedes Paar lernen, wenn es bereit ist, auf die gewohnte »langweilige« Melodie zu pfeifen.

Der Schlüssel für diese Art von tiefer, fast spiritueller Sexualität ist Kommunikation. Und die kann beim Sex viele Gesichter haben. Zur Auswahl stehen: Sprechen, Stöhnen, Atmen, Blicke, Bewegungen, Berührung, Festhalten, Loslassen und vieles mehr.

Welche dieser wunderbaren Mittel der verbalen und nonverbalen Kommunikation kennt und nutzt ihr bereits? Ihr wisst es nicht? Ihr nutzt sie gar nicht (mehr)?

Mit dieser Übung locke ich euch einmal mehr aus eurer Komfortzone. Es geht nicht darum, dass ihr irgendetwas »perfekt« macht, sondern dass ihr etwas *anders* macht als sonst. Und heute spielt ihr ein leidenschaftliches Paar. Erst auf dem Papier und dann, wenn ihr Lust habt, auch in echt im Bett oder in der Küche oder unter der Dusche, in der S-Bahn oder sonst wo.

Mindset

Ihr habt einen Gegner bei diesem Abenteuer, und der sitzt in eurem Kopf und in euren alten Glaubenssätzen. Es ist die Scham und die Sorge davor, dass euer Partner die Augen verdrehen wird, wenn ihr eure Geschichte teilt. Denn eins ist klar: Ihr kennt den anderen so gut, dass ihr genau wisst, was noch okay ist und wo seine Schmerzgrenze beginnt.

Versucht heute mal, diese Grenzen zu überspringen und nicht das zu schreiben, was euer Partner hören will. Jenseits dieser Grenze liegt euer Wachstum. Also denkt nicht daran, was euer Partner denken wird, sondern bleibt ganz bei euch. **Traut eurem liebsten Menschen ruhig etwas zu.**

Challenge

Setting

Für dieses Abenteuer braucht ihr Zeit und Ruhe. Also schiebt es nicht mal eben schnell zwischen Kinder, Abendessen und Serie.

Ihr taucht heute tief, und vielleicht erfahrt ihr etwas, das euch auf den ersten Blick befremdlich oder sogar bedrohlich vorkommt. Genauso soll es sein. Das ist eure Chance, etwas Neues über die andere zu erfahren.

Material

4 Blatt Papier
2 Stifte

Schritt 1:

Jeder nimmt sich ein Blatt Papier und setzt sich entfernt vom anderen in eine ruhige Ecke. Schließt die Augen und stellt euch noch einmal oben beschriebenes Paar vor. Welche Assoziationen habt ihr, welche erotischen Bilder kommen euch? Wo ist das Paar? Kennen sie sich schon länger? Woher weiß der Mann, wann er in die Frau eindringen darf (falls das in eurer Geschichte vorkommt)? Was erregt euer Paar? Welcher sinnlichen Partitur folgt ihr vielleicht schweigsames Liebesspiel?

Eure kleine Geschichte beginnt mit: »Das leidenschaftliche Paar, das ich gesehen habe …«

Verallgemeinerungen gilt es zu vermeiden. Je detaillierter ihr diese Szene beschreibt, desto besser. Nehmt euer Paar unter die Lupe und beschreibt die subtile Art seiner Kommunikation. Beschreibt eher das Wie als nur das Was.

Wenn ihr es schafft, beschreibt eure Story gerne auf mindestens einer DIN-A4-Seite.

Beispiel für WIE: *Seine Hand umschloss ihren Hals mit einem festen Griff, als er sie bestimmt an die kalte Wand drückte, um ihr mit dem Finger die Lippen zu öffnen. Dann schaute er ihr tief in die Augen. Für einen ganz langen Moment. Sie wollte den Blick senken – er aber hielt ihr Kinn fest und sagte mit fester Stimme: »Schau mich an und atme mit mir.« Ihr Atem ging schwerer, und er spürte sein Verlangen in seinen Lenden. Er liebte ihre Geräusche. Berührte sie aber absichtlich nicht mit seiner harten Stange, die sich an seiner Jeans abdrückte. Sie bemerkte die Beule und wollte sich an ihn drücken. Sein Becken war nur zwei Zentimeter von ihrer heißen Pussy entfernt. Sie konnte erahnen, was als Nächstes geschehen würde.*

Und nicht nur: *Er küsste sie an der Wand.*

Lasst euch bitte Zeit mit eurer Geschichte. Ihr müsst keine besonderen Schreibfähigkeiten mitbringen – nur etwas Lust, eure ganz persönliche Sicht auf das Thema Leidenschaft aufs Papier zu bringen.

Schritt 2:
Ihr tauscht eure Blätter. Ja – es wird diesen Moment des Zögerns geben. Traut euch, eure Geschichte stolz zu übergeben. Ihr seid über euren Schatten gesprungen. Respektiert eure Leistung – und honoriert, dass es wahrscheinlich einem von euch schwerer fiel, eine derartig intime Geschichte aufzuschreiben und auch noch zu teilen.

Schritt 3:
Lest die Geschichte des anderen **laut** vor. Ganz wichtig für den Vorlesenden: Bewertet die Geschichte nicht. Achtet darauf, welche Alarmglocken vielleicht in eurem Innersten schrillen.

Schritt 4:
Wenn beide dran waren, nehmt ein neues Blatt Papier und schreibt auf, was euch an der Geschichte des jeweils anderen aufgefallen und vielleicht besonders gefallen hat. Im obigen Beispiel könnte es gewesen sein:

1. Dominanz des Mannes (Hand am Hals, klare Ansagen)
2. Blickkontakt
3. lautes Atmen der Frau

Feedbackrunde

Jetzt wird es spannend!

Mögliche Fragen, die ihr euch gegenseitig stellen könnt:

- Wie hat es sich für dich angefühlt, mir deine Geschichte anzuvertrauen?
- Hast du geglaubt, du wüsstest ganz genau, wie ich auf das Geschriebene reagieren würde?
- Wie war es für dich, meinen Text vorzulesen?
- Gab es spontan Punkte, die dich abgestoßen haben?
- Hast du Sorge, dass ich das unbedingt mit dir erleben will?
- Was hat dich an der Geschichte am meisten überrascht?
- Welchen der Punkte darin würdest du gerne einmal ausprobieren?
- Wie unterscheidet sich unser momentanes Liebesleben von unseren Geschichten?
- Hat dich das Vorlesen meiner Geschichte irgendwie erregt?

Variante 1 – Just do it

Vielleicht habt ihr Lust, einen Schritt weiterzugehen? Ihr habt gemeinsam herausgefunden, wie für jeden von euch ein leidenschaftliches Paar agiert. Entscheidet nun, welche der Handlungen auch für euch interessant sein könnten. Das nächste Mal, wenn ihr Sex habt, könnt ihr den Fokus auf genau diese/n Punkt/e legen. Und zwar überspitzt und übertrieben.

Nehmen wir einmal an, ihr habt herausgearbeitet, dass ihr es eigentlich beide ganz heiß findet, wenn der andere oder beide Geräusche von sich geben. Sprecht dann erst einmal darüber, welche Art von Geräuschen ihr gerne mögt und welche vielleicht nicht so sehr. Liebt ihr es, wenn der andere euch Geschichten erzählt oder aber laut atmet? Mögt ihr es, wenn der andere beschreibt, was er als Nächstes mit euch tun wird?

Im Anschluss kommt ins Tun! Geht ins Bett und spielt »Geräusche machen« (lautes Atmen, Stöhnen, Sprechen). Probiert euch aus: Haltet die vielleicht aufkommende Scham aus, dass es peinlich sein könnte, im Bett laut zu sein, und durchbrecht so erneut ein altes Muster.

Setzt euch für dieses kleine Experiment einen Timer oder macht die Playlist an: fünf Minuten genügen.

Tauscht euch im Anschluss achtsam aus.

Variante 2 – Leidenschaft to go

Ihr könnt euch nun darin üben, gemeinsame eine leidenschaftliche Geschichte zu kreieren. Ein Spiel, das man wunderbar überall, zum Beispiel im Auto, spielen kann. Es geht so: Einer beginnt mit dem Satz: »Es war einmal ein leidenschaftliches Paar ...«. Die andere spinnt den Satz weiter: »... Sie spürte seinen Blick auf ihren Brüsten ...«. Und so geht es weiter und weiter ... Auf diese Weise erfindet ihr gemeinsam eine erotische Geschichte und erfahrt en passant ein bisschen mehr von eurem Partner. Gleichzeitig übt ihr euch im Sprechen über intime Dinge.

Versucht, mindestens zehn Sätze zu formulieren, und blockiert den anderen nicht, sondern greift die vorgegebene Idee immer auf.

Als Variante (etwas gewagter) könntet ihr mit dem Satz beginnen: »Wenn *wir* ein leidenschaftliches Paar wären, dann würden wir ...«.

In der Übung von Ottokar auf Seite 230 bekommt ihr zu diesem Thema weitere Ideen.

? **Reason why**

Der größte Irrglaube vieler Paare ist, dass sie glauben, zu wissen, was der andere denkt, fühlt oder erotisch findet. Paare, die das tun, versperren sich selbst die Möglichkeit auf Veränderung. Dann herrscht Stillstand.

Wenn man der Meinung ist, dass der andere nur dann Lust auf Intimität hat, wenn die Wäsche gemacht ist, die E-Mails beantwortet sind und der Kühlschrank abgetaut ist, bremst man sich selbst. Habt Mut, gelernte Routinen und Annahmen über den anderen zu durchbrechen und infrage zu stellen – natürlich im Gespräch miteinander. Es ist wie mit dem Essen: Nur weil euer Partner seit zehn Jahren sein Ei immer weichgekocht isst, bedeutet das nicht, dass er nicht vielleicht auch mal Eggs Benedict probieren möchte.

Die obige Challenge ist dafür da, dass ihr euren Blick auf euren Partner als individuelles Wesen öffnet, als sexuelles Wesen mit eigenen Wünschen, Ideen und erotischen Vorstellungen. Und dass ihr lernt, auszuhalten, dass euer Partner vielleicht ganz anders tickt als ihr selbst. Oder sich über die Zeit sexuell verändert hat und ihn oder sie heute etwas anderes erregt als zu eurer Anfangszeit.

In der Übung geht es nicht darum, den anderen von den eigenen Ideen zu überzeugen. Indem ihr **über** ein erotisches Paar sprecht, dass nicht ihr seid, gibt euch das den Raum und die Sicherheit, die »Katze mal aus dem Sack zu lassen«. Durch das Teilen eurer Vision und Version von Leidenschaft kommt ihr vielleicht sogar wieder ins Träumen. Euer Sex ist nämlich immer nur so gut, wie ihr ihn euch selbst vorstellen könnt.

Gut zu wissen

Wusstet ihr schon, dass jeder Mensch ein sogenanntes **Core Erotic Theme** hat – ein zentrales erotisches Thema, das ihn antörnt? In dem Buch *Erotische Intelligenz* von Jack Morin beschreibt der US-amerikanische Sexologe die Entstehung dieser verschiedenen erotischen Muster, die jeder Mensch seit seiner Kindheit in sich trägt. Dabei geht es nicht um oberflächliche Fantasien, sondern um den Kern des sexuellen Erregungsmusters.

MARIE

»David und ich lieben es, gemeinsam Serien zu schauen. Und jedes Mal, wenn eine Sexszene kommt, ist es mir eher peinlich. Eigentlich sollte es mir das nicht sein, ich weiß das. Ich kenne auch gar nicht den genauen Grund, warum das so ist.

Als ich dann die Challenge gelesen habe, kam mir die Erinnerung an eine Szene, die mich tierisch angetörnt hat. Es ging um eine Frau, die von einem sehr gut aussehenden, sehr maskulinen Mann auf einem Boot festgehalten wurde – da gab es eine für mich sehr erotische Duschszene, wo er sie fester anpackt und klare Ansagen macht. Ich glaube, ich habe damals ein bisschen verklärt geschaut, und David meinte nur: ›Was für ein Frauenscheiß‹, und wollte nicht mehr weiterschauen.

In der Challenge habe ich dann diese Szene ziemlich genau beschrieben. Ich hatte vielleicht auch Lust, ihn damit zu provozieren. Keine Ahnung. Beim Vorlesen habe ich mich dann schon wieder geschämt. Wahnsinn. Also irgendetwas ist da, warum ich mich nicht traue oder mich komisch fühle, wenn ich zugebe, was mich anmacht.«

GURU

»Liebe Marie, wahrscheinlich kämpfst du mit den Geistern deiner Erziehung. Ich weiß ja, dass du sehr christlich erzogen worden bist – eine leidenschaftliche Frau ist da nicht wirklich erwünscht. Bringt dich das vielleicht in einen Konflikt: Du möchtest im Bett die ›Schlampe‹ sein, traust dich aber nicht?

Du hast gut erkannt, dass für dich Leidenschaft mit Hingabe und Dominanz verbunden ist. Wie könntet ihr in Zukunft damit spielen?«

DAVID

»Mir fällt es nicht so leicht, über Sex zu sprechen. Und über meine Leidenschaft habe ich so auch noch nie nachgedacht. Wir kuscheln viel auf dem Sofa – aber dass ich jetzt ein erotisches Paar beschreiben soll … Hm. Ich hatte auch echt Schiss, dass Marie sich fragt, woher ich die Story habe. Mir fiel nur eine Pornoszene ein, die mich immer tierisch anmacht. Die habe ich dann aufgeschrieben: Ein Typ beobachtet Frauen heimlich und klingelt dann bei denen. Er erzählt, dass die Wohnung früher seinen Großeltern gehörte, und die Frauen lassen ihn rein. Weil er so ein toller Kerl ist, verführen die Frauen ihn, und er lässt es über sich ›ergehen‹.

Als ich dann Maries Geschichte vorgelesen habe, wurde mir klar, dass wir eine andere Vorstellung von einem erotischen Paar haben. Maries Frau in der Geschichte will ›genommen werden‹ und mein Mann in der Geschichte eigentlich auch.«

GURU

»Lieber David, Leidenschaft hat für dich etwas mit dem Abgeben von Kontrolle zu tun. Es gibt viele Männer, die wie du in ihrer Sexualität unsicher sind – einfach, weil sie noch wenig dazugelernt haben. Eine erotische Situation, in der die Frau in die Führung geht, hat für dich dann den Vorteil, dass du vermeintlich nichts ›falsch‹ machen kannst.

Spannend wird es für dich sein, wenn du mit der Zeit immer sicherer wirst und dich auch traust, deine männliche Energie mehr zu leben. Interessanterweise teilt ihr übrigens euer zentrales Erregungsmuster: Ihr mögt es beide, dominiert zu werden. Es kann daher sinnvoll sein, dass du Marie vorschlägst, dass ihr abwechselnd und spielerisch in die Rolle der dominanten Person geht.«

LUST AN DER BRUST

CHALLENGE 14: DIE WEIBLICHE BRUST SINNLICH ERKUNDEN

Es ist ein wunderschöner Sommertag. Ihr sitzt in einem Café am See, unterhaltet euch angeregt und eigentlich könnte alles so schön sein. Wäre da nicht die Lady, die gerade an einem Tisch hinter euch Platz genommen hat. Der Blick deines Liebsten wandert, wie von Geisterhand geführt, zu ihrem Dekolleté. Es ist üppig, und für einen klitzekleinen Moment verändert sich sein Blick. Er ist nicht mehr präsent. Du merkst es und weißt auch sofort, warum. Es sind diese großen, hübsch verpackten Brüste, die ihn magisch anziehen.

Du weißt aber vielleicht noch nicht, dass er eigentlich nichts dafür kann. Es dauert im Durchschnitt nämlich nur zwei Millisekunden, bis ein heterosexueller Mann einer Frau auf die Brüste schaut. Evolutionär bedingt und meist tatsächlich unbewusst und damit unbeabsichtigt. Brüste sind in den meisten Gesellschaften dieser Welt sexuelles Lockmittel Nummer 1. Ob man das nun gut findet oder nicht.

Und weil wir das genau wissen, unterziehen Frauen ihre Brüste einer strengen Qualitätskontrolle: Sind sie fest genug, groß genug, wie sind die Nippel, wie ist der Vorhof? In welchem Winkel stehen die Brüste zueinander? Kein anderer Körperteil wird so kritisch beäugt und so in Szene gesetzt wie die weiblichen Brüste. Vielleicht liegt es auch daran, dass die Brüste die einzigen Körperteile sind, deren Wachstum Frauen bewusst wahrnehmen. Und das in einer Zeit, wo der Körper so unendlich wichtig ist. Entspricht die fertig gewachsene Brust dem eigenen und dem gesellschaftlichen Idealbild, wird diese Frau sexuell selbstbewusster durchs Leben wandern. Sie wird ihr Sexleben mehr, weil selbstbewusster, genießen können als eine Frau, die ständig an ihren Brüsten zweifelt und sie sogar zu verstecken versucht.

Dabei hat jede Brust das Potenzial – egal ob klein, groß, hängend oder nicht –, zum Lust-Booster Nummer 1 zu avancieren! Die Nippel sind DER Türöffner zu einer aufregenderen und intimeren Sexualität. Sie sind das Puzzleteil zwischen Kopf und Genital und schenken uns Frauen mehr Erregung und mehr Orgasmen. Doch das geht eben nur, wenn sie selbstsicher als Teil des erotischen Körpers anerkannt werden. Wie das geht, erfahrt ihr in dieser Challenge!

Gut zu wissen

Über 40 Prozent aller Frauen sind mit dem Aussehen ihrer Brüste unzufrieden. Studien haben erwiesen, dass Frauen, die mit ihren Brüsten unsicher sind, eher bereit sind, sexuellen Praktiken zuzustimmen, die ihnen eigentlich nicht so gut gefallen. So sind sie z. B. eher bereit, Analsex zu haben, einfach weil der Mann dann ihre Brüste nicht sehen kann.

Und: Die Präferenzen der Männer für Brustgrößen sind unterschiedlich. Männer mit höherem Bildungsstand scheinen in der

Regel eine Präferenz für eher kleine Brüste zu haben, während Männer, deren Bildungsstand niedriger ist, eher auf Körbchengröße C oder auch gerne D stehen.

Reason why

Mein Wunsch wäre es, dass alle Frauen das Potenzial ihrer Brüste entdecken und erleben dürfen und jeder Mann ein Meister der Brustberührung wird. Genau dafür gibt es diese Challenge.

Die meisten Frauen mögen es nicht, spontan mal so nebenbei unsensibel an der Brust angegrapscht zu werden, sie mögen es nicht, wenn man zu früh an die Nippel greift, sie mögen es auch nicht, wenn man die Brüste zu sehr quetscht. Zu vorsichtig ist auch nicht gut.

Und du? Was magst du (nicht)? Wie möchtest du berührt werden? Und weiß dein Partner davon?

Genau das findet ihr mit dieser Übung gemeinsam heraus. Denn eine Sache ist unbestritten: Deine Brüste sind das Tor zu mehr Lust, Intimität, Erregung und sexueller Selbstsicherheit. Sie beeinflussen maßgeblich, wie du deine Sexualität erlebst, und sie können dir helfen, leichter zum Orgasmus zu kommen.

Vielleicht hast du schon einmal bemerkt, dass es zwischen deinen Beinen wunderbar kribbelt, wenn dich dein Partner an den Nippeln berührt. Das ist dein Erregungsreflex. Es gibt eine unsichtbare Verbindung zwischen deinen Brüsten und deiner Klitoris. Das liegt daran, dass die Nippel und deine Vagina/Klitoris im selben Gehirnareal angesiedelt sind. Sie sind also gleichberechtigte erotische Spielerinnen. Wer das weiß, versteht auch, warum einige Frauen nur durch die Stimulation der Brustknospen zum Orgasmus kommen können. Es lohnt sich also auf jeden Fall, mehr mit den Brüsten zu spielen, um ihr volles Erregungspotenzial zu nutzen.

Mindset für den Mann

Hier geht es um viel mehr als nur darum, die Brüste deiner Partnerin anzufassen. Die Brüste einer Frau sind der Inbegriff ihrer Weiblichkeit und können ihr Herz öffnen und berühren. Je mehr du ihren Brüsten deine ehrliche Bewunderung zeigst und deiner Liebsten versicherst, dass du sie magst, wie sie sind, desto eher wird sie bereit sein, sich berühren und fallenzulassen.

Bei dieser Übung geht es nicht um dein Vergnügen – sondern du schenkst deiner Liebsten ein sinnliches Erlebnis.

Mindset für die Frau

Erlaube dir selbst, ein Ja zu deinen Brüsten auszusprechen. Ein Ja zu der Art und Weise, wie sie aussehen, und ein Ja zu den Empfindungen, die sie dir schenken können. Konzentriere dich auf die Berührungen deines Partners, bleib in deinem Körper und erfreue dich an deinen eigenen Empfindungen. Wenn du kannst, schiebe die Gedanken an deinen Partner weg und genieße nur dich selbst.

Stolperstein

Falls du dir mit deinen Brüsten unsicher bist, könnte es dir zunächst schwerfallen, dich dort berühren zu lassen.

Vermutlich wirst du es auch alles andere als erregend finden, wenn du an den Nippeln berührt wirst. Es kann dir vielleicht helfen, dich zunächst allein mit deinen Brüsten zu befassen. Schenke ihnen deine Liebe und deine Aufmerksamkeit mit einer Brustmassage und besprich deine Zweifel offen mit deinem Partner.

Challenge

Setting

Schafft euch einen sinnlichen Raum für diese Challenge – Ideen und Anleitungen dazu findet ihr auf Seite 21.

Ihr entscheidet, wie nackt ihr sein wollt. Schön wäre, wenn die Frau nackt da liegt und der Mann bequem angezogen bleibt.

Material

Vielleicht habt ihr eine Massageliege zu Hause – falls nicht, empfehle ich euch einen gemütlichen Platz auf dem Boden. Ihr könnt dazu wunderbar eine oder zwei Yogamatten verwenden sowie ein Handtuch als Unterlage.

Etwas Öl stellt ihr bitte griffbereit neben euch.

Dauer: ca. 40 Minuten

Schritt 1:

Bevor ihr ins Tun kommt, möchte ich euch einladen, euch ein wenig über Brüste auszutauschen.

Folgende Fragen könntet ihr euch stellen:

Er an sie:

- Wie hast du das Wachstum deiner Brüste erlebt?
- Findest du deine Brüste groß genug?
- Wie zufrieden warst du, als deine Brüste ausgewachsen waren?
- Hast du sie jemals versteckt?
- Hattest du Vorbilder?
- Wie gut sind deine Brüste in deinem erotischen Körper verankert / welche Rolle spielen sie für dich in deiner Sexualität?
- Wie zufrieden bist du heute mit ihrem Aussehen und ihrer Empfindlichkeit?
- Wie gefällt es dir, wenn ich deine Brüste anschaue?
- Welche Ängste hast du? Welche Befürchtungen schießen dir vielleicht durch den Kopf, wenn ich deine Brüste sehe oder mit ihnen spiele?
- Gibt es Berührungen von mir, die dir vielleicht nicht so gut gefallen?
- Bin ich zu schnell oder zu grob?
- Bin ich zu zaghaft und zögerlich?
- Möchtest du, dass ich deine Brüste mehr in unser Vorspiel mit einbeziehe?
- Magst du es, an den Brüsten berührt zu werden, wenn du noch nicht erregt bist?
- Wie empfindlich sind sie? Verändert sich ihre Empfindlichkeit während deines Zyklus?
- Wie hat sich dein Verhältnis zu deinen Brüsten verändert, seitdem du gestillt hast (falls dem so ist) bzw. seitdem du Mama bist?

Sie an ihn:

- Was bedeuten dir meine Brüste?
- Wie berührst du am liebsten meine Brüste? Oder wie würdest du sie gerne berühren, wenn ich dich nicht bremsen würde?
- Kannst du erklären, warum meine Brüste dich so anmachen?
- Würdest du sie am liebsten anders berühren? Und wenn ja, wie?
- Hättest du auch gerne Brüste?
- Möchtest du, dass ich auch deine Nippel mehr berühre? Oder lieber gar nicht?

Schritt 2: Ankommen
Dauer: ca. 1–2 Minuten
Bevor ihr ins »Tun« kommt, möchte ich dich einladen, deinem Partner während der Massage liebevolles Feedback zu geben. Du kannst schnurren wie ein Kätzchen, wenn es dir gefällt, und ein eindeutiges anderes Geräusch machen, wenn du es nicht magst. Das hilft deinem Partner, sich sicher zu fühlen. Denn du sorgst für dich.

Jetzt aber los:

Lege dich in Rückenlage auf die Matte. Sorge dafür, dass du es ganz gemütlich und warm hast. Dein Partner setzt sich neben dich auf ein Kissen und »ist« einfach nur da. Ihr haltet Augenkontakt.

Du legst nun eine Hand auf deinen Unterbauch und eine Hand auf dein Herz. Beobachte nur deinen Atem. Du musst nichts tun, nur wahrnehmen, wie sich deine Bauchdecke hebt und senkt.

Für die folgenden Schritte plant ca. 30 Minuten ein.

Schritt 3:
Wenn du so weit bist, lädst du deinen Partner ein, beide Hände über deinen Brüsten »schweben zu lassen«. Der Abstand sollte nicht größer als 20 Zentimeter sein. Schließe deine Augen und genieße diese zarte Annäherung. Spürst du schon die Wärme seiner Hände?

Schritt 4:
Dein Partner legt nun eine Hand zwischen deine Brüste und eine Hand auf deinen Bauch (so wie du in Schritt 1). Du atmest einfach ruhig und tief weiter.

Schritt 5:
Nun legt dein Partner beide Hände *auf* deine Brüste. Sie bleiben einfach dort liegen, und du atmest weiter für ca. drei bis vier Minuten.

Wie fühlt sich dieser Kontakt für dich an? Fühlst du dich sicher? Ist es angenehm? Versuche einmal, tief in deine Brust und damit sozusagen in die Hände deines Partners zu atmen.

Genieße deine Empfindungen. Du kannst allein durch deine Atmung die Berührung intensivieren. Wie ist das?

Schritt 6:
Dein Partner beginnt, deine Brüste mit leicht kreisenden Bewegungen zu berühren. Es sind ganz langsame, achtsame Berührungen für ca. drei Minuten. Ihr könnt dafür gerne ein schönes Öl verwenden.

Bitte achte darauf, dass du weiter bewusst ein- und ausatmest.

Schritt 7:
Im gleichen Tempo bewegt er nun zart deine Brüste hoch und runter. Es sollen weiterhin ganz langsame und behutsame Bewegungen für ca. drei Minuten sein. Er kann mit dem Druck spielen.

Schritt 8:
Jetzt verändert sich die Berührung: Sie wird noch leichter und feiner, denn jetzt kommen seine Fingerspitzen zum Einsatz. Dein Partner kann vom Dekolleté aus kleine Spiralen bis zu deinen Brüsten zeichnen. Von innen nach außen. Dann umkreist er mit seinen Fingerspitzen die ganze Form deiner Brüste. Er kann dabei beide Hände benutzen und beide Brüste gleichzeitig verwöhnen oder aber eine nach der anderen. Die Nippel bleiben zunächst weiterhin unberührt.

Schritt 9:
Die Kreise werden kleiner und kleiner und umzeichnen nun die Vorhöfe deiner Nippel. Du atmest bewusst ein und aus und spürst in deinen Schoßraum hinein: Wie reagiert deine Yoni? Du kannst auch gerne dein Becken bewegen, wenn dir danach ist.

Seine Finger nähern sich sanft weiter deinen Nippeln und halten diese schließlich mit sanftem Druck für ca. eine Minute fest. Es muss nichts weiter passieren.

Schritt 10:
Die Finger beginnen, vorsichtig mit deinen Nippeln zu spielen. Sie können sie ein bisschen nach oben ziehen und sie vorsichtig zwirbeln. Dein Partner kann deine Nippel auch

wie einen Knopf drücken. Er spielt mit der Intensivität. Wichtig ist, dass ihr die ganze Zeit in Kontakt bleibt und du ihm zeigst oder sagst, was dir gut gefällt und was nicht. Vergiss nicht, zu atmen.

Ihr könnt diese kleine Brustmassage natürlich beliebig in der Zeit verlängern. Ihr entscheidet gemeinsam, ob er deine Nippel nun auch vorsichtig mit den Lippen und den Zähnen berühren darf.

Du darfst und sollst sogar weiterhin einfach nur genießen und dich ganz auf deine Empfindungen konzentrieren.

Schritt 11:
Zum Abschluss der Challenge legt dein Partner beide Hände auf deine Brüste, und du atmest für ein paar Minuten wieder nur tief ein und aus.

Feedbackrunde

Mögliche Fragen von ihm an sie könnten sein:

- Wie haben sich meine Berührungen an deinen Brüsten für dich angefühlt?
- Was fandest du besonders schön?
- Welche Berührungen möchtest du öfter von mir bekommen?
- Wie war es für dich, nur dazuliegen und zu »empfangen«?

HOT!

Viele Männer erleben Berührungen an den Nippeln genauso intensiv wie Frauen. Also könnt ihr gerne auch einmal die Rollen tauschen.

TERESA

»Eine Übung, bei der ich dachte: Muss das jetzt echt sein?! Ich war immer stolz auf meine Brüste – fand sie total schön und auch empfindsam. Marvin steht auch voll auf sie und war begeistert, als sie in meiner Schwangerschaft immer größer wurden. Die sahen echt toll aus. Na ja, und wie es so ist – nach der Geburt und nach dem Abstillen sahen sie eher aus wie Tütchen. Ich kann mich so gar nicht mehr mit ihnen anfreunden und identifizieren. Sie sind ein Fremdkörper für mich geworden. Wenn ich mich im Spiegel ansehe, bin ich sehr unzufrieden und könnte heulen. Ich denke sogar über eine Brust-OP nach – habe aber Angst, dass sie dann künstlich aussehen könnten.

Ich finde es selbst so schade, nur: Ich will mich da momentan nicht anfassen lassen. Und auch wenn Marvin sagt, dass er sie immer noch schön findet – es geht da mehr um mich. Ich behalte lieber einen BH an oder mein T-Shirt. Daher war diese Challenge für mich einfach nicht machbar. Ich bin noch nicht so weit. Vielleicht zu einem späteren Zeitpunkt.

Wir haben dann aber einfach getauscht, und das war für mich auch ganz heilsam. Mir hat es Spaß gebracht, Marvin da ganz bewusst zu berühren. Und tatsächlich hat sich auch bei ihm eine kleine Erektion blicken lassen.«

GURU

»Liebe Teresa, vielleicht überrascht es dich, aber es ist erwiesen, dass eine Brust-OP dafür sorgen kann, dass du deine Sexualität wieder lustvoller erleben kannst. Denn wer sich sexuell selbstbewusster fühlt, der kann sich auch freier in seinem Liebesleben fühlen. Daher ist das in deinem Fall vielleicht wirklich sinnvoll.

Es wäre doch schade, wenn du auf diese Lustquelle verzichten würdest. Lass dich gerne einmal dazu beraten. Wenn dich das Thema interessiert, dann kannst du auf Janas Website www.janawelch.de ihre Masterarbeit zu diesem Thema lesen.«

MARVIN

»Ich dachte mir: Yeah, jetzt darf ich endlich mal wieder an Teresas Brüste! Für mich sind sie der Inbegriff der Weiblichkeit, und ich liebe es einfach, Teresa da berühren zu dürfen. Doch seitdem unser Kleiner auf der Welt ist, sind die Brüste leider Tabuzone für mich.

Als Teresa noch gestillt hat, war ich sogar immer supereifersüchtig – ich hätte am liebsten auch mal gesaugt. Ich weiß, dass das albern klingt, aber der Gedanke macht mich wirklich an – ich liebe ihre Brüste einfach. Ich weiß, dass Teresa es eigentlich auch liebt, dort berührt zu werden, aber sie verbietet es sich, weil sie glaubt, dass ihre Brüste hässlich aussehen. Darum konnten wir die Übung auch nicht wie eigentlich vorgeschlagen ausführen. Wir haben dann die Rollen getauscht, und ja, ich fand es total schön, wie sie mich an meiner Brust angefasst hat. Sehr erregend war das und sinnlich dazu. Ich wusste zwar schon immer, dass ich da empfindlich bin, aber bislang haben wir meine Brust nie in unseren Sex miteingebaut. Das werden wir ändern. Hoffe ich.«

GURU

»Lieber Marvin, Teresa hadert mit dem Aussehen ihrer Brüste nach dem Abstillen. Da kannst du sagen, was du willst. Sie muss sich selbst schön finden und erst einmal wieder in ihren Körper finden. Vielleicht kann ihr tatsächlich eine OP dabei helfen, sich sexuell wieder attraktiver zu erleben. Mir gefällt, dass du deine eigene Brust für euer Liebesspiel entdecken konntest. Probiert auch gerne einmal Nippelklemmen aus – ein heißes Toy.«

LECKER LECKEN

CHALLENGE 15: MEHR SICHERHEIT UND LUST BEIM ORALSEX

von Dania Schiftan

Lecken, blasen, lutschen. Es gibt viele umgangssprachliche Ausdrücke dafür, einen anderen Menschen mit dem Mund an seinem Genital zu verwöhnen. Ist dir schon mal aufgefallen, dass sich die meisten Ausdrücke eher darauf beziehen, dass die Frau es dem Mann »besorgt«? Spannend, oder?

Fangen wir von vorne an: In diesem Kapitel geht es um Oralsex. Für viele Menschen eine Form der Befriedigung, die gewöhnungsbedürftig ist. Wir haben keine Vorbilder und sprechen nur selten Klartext darüber. Also über die Technik – wenn es überhaupt eine gibt. Verwirrt fragen sich viele Frauen, wie wir uns »Jemandem einen blasen« konkret vorstellen können. Wirklich »blasen«, wie in einen Luftballon?

Für Männer ist das Thema Oralsex nicht weniger verwirrend, gilt doch für gewöhnlich der Vagina ihre ganze Aufmerksamkeit. Nun mit Venushügel und Vulvalippen konfrontiert, haben sie selten konkrete Vorstellungen davon, was Frau gerne mag. Schnell oder langsam? Fest oder sanft? Saugen? Ziehen?

Hast du schon herausgefunden, wie du deinen liebsten Menschen mit Mund und Zunge angenehm verwöhnen kannst?

Oralsex. Mundspiele. Französisch.

Was sind eure ganz persönlichen Erfahrungen und Assoziationen dazu? Leckt ihr gerne und mögt es, das Genital des anderen mit Mund und Zunge zu befriedigen? Oder habt ihr es lieber, selbst verwöhnt zu werden? Habt ihr eine besondere Technik, wenn ihr »es« mit dem Mund tut? Oder fühlt ihr euch unsicher, weil ihr gar nicht so genau wisst, worauf es dabei ankommt? Oder mögt ihr es vielleicht bislang so gar nicht?

Challenge

Setting

Verabredet euch zu einem gemeinsamen Abend. Achtet darauf, dass eure Grundbedürfnisse gestillt sind und ihr beide bereit seid, euch auf die Übung einzulassen.

Startet den Abend mit einer sinnlichen Dusche. Wascht gegenseitig eure Genitalien, wenn möglich ohne Seife oder aber mit einem auf den pH-Wert der Vulva abgestimmten Duschgel. Nicht, weil das Waschen nötig wäre, sondern einfach, weil es ein schönes Ritual ist, diese Challenge so zu starten. Genitalien dürfen nach Körper riechen. Beim gemeinsamen Duschen geht es nicht um eine hygienische Maßnahme, sondern darum, sich dem Genital des anderen sanft zu nähern und einen Startpunkt für diese Übung zu setzen.

Besprecht vor dem Duschen, an welchem Ort ihr die Übung fortsetzen werdet, und bereitet den Raum dementsprechend vor (siehe Seite 21).

Entscheidet ebenfalls im Vorfeld, wer zuerst der gebende und der empfangende Part sein wird. Der Gebende trägt während der Übung Unterhose oder Slip, während der Empfangende entscheiden darf, ob er oder sie ein Tuch über sich legt oder nackt sein möchte.

Mindset des Gebenden

Versuche, jede Art von Anspannung loszulassen, und nimm wahr, wie es dir während der Übung geht. Hast du Stress, oder bist du entspannt? Ist da eher Langeweile oder Freude?

Es geht nicht darum, das, was du wahrnimmst, zu bewerten. Nimm einfach wahr, was in dem Moment ist.

Findest du etwas eklig? Wie kannst du deine Gedanken von »eklig« zu »interessant« verändern?

Geht es dir zu langsam? Wie kannst du deine Gedanken bremsen, einfach nur im Moment sein und darauf vertrauen, dass alles seine Zeit hat? Lerne, das okay zu finden, was ist.

Mindset des Empfangenden

Als Empfangender kann es geschehen, dass du dir Gedanken um den Gebenden machst: Rieche oder schmecke ich komisch? Ist es dem anderen angenehm, oder findet er es eklig? Muss ich erregt sein, oder darf ich wirklich einfach nur hier liegen und nichts tun?

Nimm dir Zeit, zu entspannen, und verliere dich nicht in diesen Gedanken. Wenn sie auftauchen, gib die Verantwortung innerlich dem Gebenden zurück. Er kann selbst für sich Sorge tragen. Er kann selbst ihre Grenzen setzen. **Das ist nicht deine Aufgabe**.

Deine Aufgabe ist es, dich ganz auf das einzulassen, was geschieht. Ziehe in Betracht, dass es deinem Partner gefällt, dein Genital zu erkunden. Dass er dich gerne schmeckt und riecht. Dass er – genau wie du – okay ist mit dem, was gerade geschieht. Nimm wahr, was du spürst, und frage dich immer, wenn deine Gedanken abdriften: Was passiert jetzt gerade in diesem Moment?

Die vier Schritte dieser Challenge

Diese Challenge begeht ihr in vier aufeinanderfolgenden Schritten. Wie schnell ihr die Stufen durchwandert, hängt von euch als Paar ab. Besprecht euch und findet euer ganz eigenes Tempo. Richtet euch dabei nach demjenigen, der mehr Zeit braucht. Es macht keinen Sinn, einen Schritt weiterzugehen, wenn einer von euch sich unwohl fühlt. Geht lieber langsam voran und bleibt in eurer Wohlfühlzone, anstatt euch zu überfordern und dabei angespannt zu sein.

Für alle vier Schritte dieser Challenge gilt: Setzt euch eine zeitliche Begrenzung und überschreitet diese nicht. Fangt mit zwei Minuten an und steigert euch, je nach eigenem Ermessen, auf fünf, sieben oder zehn Minuten. Stellt euch einen Timer und tauscht die Rollen, sobald die Zeit abgelaufen ist.

Wer es romantischer mag, riecht, schmeckt oder erkundet für die Dauer eines Lieblingsliedes.

Schritt 1:

Im ersten Schritt geht es darum, sich mit dem Geruch des anderen Genitals vertraut zu machen. Schließe als Gebender die Augen und nähere dich mit der Nase dem Genital deines Gegenübers. Du kannst deinen Kopf auf dem Bauch oder Oberschenkel ablegen und einfach nur ein- und ausatmen. Inhaliere den ganz eigenen, persönlichen Geruch, der vom Genital deines Partners ausgeht.

Atme zwei Minuten tief ein und aus. Mehr nicht. Einatmen. Ausatmen. Wahrnehmen. Es kommen dir Gedanken in den Sinn? Lass sie ziehen, ohne sie zu bewerten, und finde eine neutrale Haltung.

Wechselt nach zwei Minuten die Rollen. Schon? Ja. Es gibt im ersten Schritt nicht mehr zu tun, als zu riechen.

Schritt 2:
Im zweiten Schritt geht es darum, euer Genital zu schmecken. Vorbereitung und Setting sind dasselbe wie in Schritt 1, doch nun kommt eure Zunge ins Spiel. Nähere dich als Gebender dem Genital deines Gegenübers und strecke die Zunge aus. Teste, wie es dort schmeckt. Was macht dieser Geschmack in deinem Mund? Lass dir Zeit, es zu schmecken. Genauso wie du es tun würdest, wenn jemand dir etwas Unbekanntes zu probieren gibt und dich genau beobachtet, während du den Geschmack erkundest. Beobachte dich selbst und frage dich: Wie schmeckt es?

Schmecke zwei Minuten das Genital deines Partners, bevor ihr die Rollen wieder wechselt.

Schritt 3:
Im dritten Schritt erkundet ihr das andere Genital – jedoch mit dem Mund und deiner Zunge. Und zwar so, als wäret ihr Forschende, die im Anschluss einen ausführlichen Bericht über Konsistenz, Elastizität und Oberflächenbeschaffenheit schreiben müssten. Finde als Gebender heraus, wie sich die unterschiedlichen Teile des Genitals anfühlen. Stupse sie

mit der Zunge an. Prüfe die Widerstände. Nimm Teile zwischen deine Lippen und ziehe daran. Sauge an verschiedenen Stellen und fühle die Unterschiede. Stell dir vor, dass deine Lippen ein Bild des Genitals formen. Wie ein Blinder mit seinen Händen Punkt für Punkt die Schrift entziffert, erforschst du als Gebender mit deiner Zunge jeden Winkel dieses Genitals. Kannst du es lesen?

Tauscht wie gewohnt die Rollen, sobald die Zeit abgelaufen ist.

Schritt 4:

Im vierten Schritt erforschst du als Gebender ob du mit dem, was du tust, Erregung bei deinem Gegenüber auslöst. Woran erkennst du, dass es deinem Partner gefällt? Ändert sich etwas am Geruch oder am Geschmack des Genitals? Erkennst du es an Lauten oder an der Körperhaltung?

Vielleicht fällt euch auf, was nun geschieht: Während ihr in den ersten drei Schritten mit eurer Wahrnehmung stets bei euch selbst geblieben seid, lenkt ihr nun die Aufmerksamkeit bewusst zum Partner. Erkennst du, wann dein Gegenüber erregt ist? Löst du mit deiner Zunge etwas aus, was dem anderen gefällt? Was tut dein Mund, das beim anderen Genuss auslöst?

Achtung: Es geht nicht darum, Erregung »herzustellen« und zu erzeugen. Es geht weiterhin darum, wahrzunehmen, was ist. Tappt nicht in die Falle, zu glauben, dass ihr (wieder) performen müsst. Dass es an euch liegt, dem anderen Genuss zu verschaffen, es ihm »zu besorgen«. Ihr seid nicht dafür verantwortlich, wie es eurem Gegenüber geht. Denn nur wenn ihr euch auf euch selbst konzentriert, könnt ihr auch wirklich fühlen, was bei euch gerade los ist.

Die Challenge besteht auch in diesem vierten Schritt darin, im Beobachten und im Verstehen zu bleiben. Fragt euch: Wie ist das, was gerade passiert? Übt euch darin, in der Wahrnehmung zu bleiben, auch wenn der andere erregt ist. Solltet ihr fühlen, dass euch das noch schwerfällt, wiederholt gerne die Schritte eins bis drei. Ziel ist es, in der Entspannung zu bleiben. Nehmt bei jedem Schritt eure eigenen Gedanken wahr, ohne sie zu bewerten.

Stolperstein

Viele Frauen sehen sich als Gebende beim Oralsex in einer unterwürfigen Position. Männer kennen dabei ähnliche Gefühle. Sie berichten, dass sie sich sehr verletzlich fühlen, während sich ihr Penis im Mund einer anderen Person befindet.

Sich mächtig oder unterlegen zu fühlen, hat nichts mit dem Geschlecht oder der Rolle beim Oralsex zu tun. Jeder der Beteiligten kann sich so oder so fühlen. Wichtig ist, sich dessen bewusst zu sein. Ihr könnt euch fragen, wie es euch damit geht. In welcher Rolle fühlt ihr euch wie? Könnt ihr dieses Gefühl genießen, aushalten oder akzeptieren? Was ändert sich, wenn ihr die Rollen tauscht?

HOT!

Einen nicht erigierten Penis verwöhnt zu bekommen, kann für einen Mann ein tolles, wertschätzendes Erlebnis sein. Daher, liebe Gebende, versuche nicht, eine Erektion »herzustellen« – sondern erkunde einfach, was ist, und wenn er in deinem Mund wachsen will, dann ist das auch okay.

Reason why

Dieses Abenteuer kann so unendlich viel Nähe schaffen und Unsicherheiten aufdecken!

Oralsex kann emotional sehr herausfordernd sein. Und zwar sowohl für den Gebenden als auch für den Empfangenden. Der Empfangende präsentiert sich offen und zeigt sich hemmungslos mit all seinen Formen und Gerüchen. Bin ich mit meinem Körper und allem, was zu ihm dazugehört, im Frieden, stellt dies kein Hindernis dar. Habe ich jedoch Zweifel daran, ob mein eigenes Genital schön, erregend und genau richtig ist, kann es schwierig sein, auszuhalten, dass ein anderer Mensch mir so nahekommt und alles genau unter Lupe, Lippen und Zunge nimmt. Vielleicht finde ich meinen Penis zu kurz, zu schlaff oder meine Vulvalippen zu dunkel? Was, wenn der Partner vielleicht auf Intimrasur steht und das Lecken oder »Blasen« ihm bei mir eine zu haarige oder stachelige Angelegenheit ist? Tut er es gern, oder macht er es nur, weil »es« eben mal wieder dran ist?

Gedanken dieser Art verhindern, sich ganz auf den Oralsex einzulassen und ihn voll und ganz genießen zu können. Dieses Abenteuer ermöglicht es nun, erst einmal selbst wahrzunehmen, welche bislang unausgesprochenen Zweifel sich vielleicht in euch regen, um diese dann im nächsten Schritt eurem liebsten Menschen zu kommunizieren. So können mit der Zeit eure Bedenken immer weniger werden.

Aber auch der Gebende gewinnt bei diesem Abenteuer an Sicherheit. Mit dem Mindset »Ich bleibe bei mir und genieße es, das Genital der anderen mit Mund und Zunge zu berühren, wie ich es will« entsteht eine ganz andere Art von Oralsex. Der Gebende bedient nicht, sondern macht es quasi für sich und für sein eigenes Vergnügen.

Gut zu wissen

Für viele Menschen ist der intensive Geruch des Genitals herausfordernd. Wir leben in einer Gesellschaft, in der wir es gewohnt sind, jede Art von Körpergeruch mit Deos, Duschgels oder Cremes zu überdecken. Wir sprühen und betupfen uns, um unsere natürlichen Ausdünstungen zu verstecken und »gut« zu riechen.

Dabei sind Körpergerüche eigentlich dazu da, zu uns passende Sexualpartner anzulocken. Wir achten also im wahrsten Sinne des Wortes darauf, ob wir jemanden »gut riechen« können. Ständig geben wir chemische Signale ab, die unbewusst von anderen Menschen wahrgenommen werden. Diese sogenannten Pheromone machen uns für manche Menschen attraktiv und für andere nicht. Insbesondere im Intim- und Achselbereich speichert die Körperbehaarung unseren ganz individuellen Geruch ab. Der Geruch und Geschmack eines anderen Genitals soll uns außerdem anregen und dient dazu, uns heißzumachen.

Wusstest du, dass sich der Körpergeruch von Frauen in der fruchtbaren Phase ihres Menstruationszyklus sogar verändert? Und dass sie von Männern dadurch als attraktiver wahrgenommen werden? Warum genau das so ist, ist immer noch Gegenstand der aktiven Forschung. Auf jeden Fall ein sehr faszinierendes Gebiet, auf dem es noch viel zu erriechen, erschmecken und erforschen gibt.

DAVID

»Die Übung ging echt ans Eingemachte für mich. Maries Vagina war für mich schon immer eher ein Buch mit sieben Siegeln. Und so genau hatte ich sie mir noch nie angeschaut – vielleicht, weil ich auch immer gedacht habe, Marie will das sicherlich nicht. Es war für mich eher ein Loch, in das ich eben ›reingehe‹, mal ganz krass gesagt.

Mir hat es geholfen, mich ihrer Vagina so langsam zu nähern, ohne dass ich Angst haben musste, sie falsch zu lecken oder sie vielleicht nicht zu erregen. Ich war ganz versunken und habe mich so richtig in Rage geleckt. Es war ein wunderschönes Erlebnis irgendwie, und ich habe Lust, das öfter zu machen. Mit Zeit und Licht und ohne dass ich denke, dass ich sie zum Kommen bringen muss.«

GURU

»Lieber David, wie toll, dass du Maries Genital für dich entdecken konntest! Viele Männer sind sich unsicher, wie sie eine Yoni mit dem Mund verwöhnen können, und verzichten dann lieber ganz auf Oralsex, als etwas ›falsch‹ zu machen.

Das weibliche Genital ist voller Geheimnisse, reagiert immer anders und braucht ganz viel Liebe und Gefühl. Schenke Maries ›Tempel der Lust‹ all deine Ehrerbietung.«

MARIE

»Wow – das war wunderschön! Und auch merkwürdig, denn ich habe mich so offen und verletzlich gefühlt, dass mir fast die Tränen gekommen sind. Vor allen Dingen, als er nur so still dalag und mich gerochen hat.

Normalerweise leckt David, wenn überhaupt, hauptsächlich meine Klitoris. Oft ist mir das zu mechanisch, und es entsteht dieses Gefühl von: Wenn ich nur endlich kommen würde, kann er wieder aufhören! Das fühlt sich nicht gut an, weil es mich innerlich unter Druck setzt und ich manchmal einen Orgasmus vortäusche, nur damit er sich gut fühlt.

Bei dieser Übung wusste ich nun, dass nichts passieren soll. Dass er mich einfach nur riecht und ich nicht erregt sein ›muss‹. Das war sehr besonders. Ich würde mir das häufiger wünschen, einfach dieses Ziellose, wo ich nichts leisten muss. Ich war emotional so bewegt, dass es für David okay war, dass ich ihn ein anderes Mal verwöhne.«

GURU

»Liebe Marie, du bist auf dem besten Weg, dich selbst zu fühlen. Du hast dir erlaubt, im Moment zu bleiben. Anders als sonst, musstest du nichts machen, und das genau hat dich entspannt. Vielleicht kannst du diese ›Absichtslosigkeit‹ auch in deine Masturbation einbauen? So kannst du auch allein weiterüben und dich mehr und mehr *fühlen.*«

DR. HART UND FRÄULEIN SCHMIDT

CHALLENGE 16: DURCH ROLLENSPIELE MEHR SEXUELLE FREIHEIT GEWINNEN

von Ottokar Lehrner und Jana Welch

»Ich habe tausend Gesichter, und alle sind echt.«

Henry Miller

Willkommen im Universum des Rollenspiels! Heute stellt ihr euer vernünftiges »Tag-Gesicht« in die Ecke und fängt an zu spielen. Ihr könnt die Person oder das Paar sein, die/das ihr schon immer in eurer Fantasie sein wolltet. Ihr vergesst eure Alltagsrollen als Mutti/Vati/Ehemann/Ehefrau oder wer ihr sonst noch alles im normalen Leben seid oder sein müsst. Ihr begegnet euch in einem völlig neuen, sinnlich-versauten Raum. Hier dürft ihr alles ausleben. Eure neue Identität erlaubt euch, anders zu lieben und geliebt zu werden. Traut euch, eure alte erotische Haut abzustreifen. Das, was dann zum Vorschein kommt, wird euch vielleicht überraschen und daran erinnern, dass ihr beide auch noch eine andere, vielleicht unentdeckte, dunkle Sexualität in euch tragt. Eine, von der ihr immer geglaubt habt, dass ihr sie dem anderen nicht »zumuten« könnt. Genau dahin kann euch diese Challenge heute führen. In eine Situation, die aus sich heraus so erotisch und antörnend ist, dass ihr beide den vielleicht lustvollsten Moment seit langer Zeit erleben werdet. Lasst ihr euch darauf ein, wird das aufregend und lustbringend, kinky und lustig. Humor ist wunderbar, und im Wort »lustig« steckt sie schon, die LUST.

Mindset

Was geht euch durch den Kopf, wenn ihr »Rollenspiel« lest? Vielleicht so etwas wie: *Oh nee, müssen wir uns jetzt lustig verkleiden, um Sex zu haben?* Verurteilt ihr die Idee von Anfang an – einfach, weil ihr nicht an Rollenspiele »glaubt«? Wir können euch an dieser Stelle beruhigen: Sie funktionieren hervorragend. Sie sind der Impfstoff gegen Langeweile, der Booster für sexuelle Gesundheit. Das beste Mittel gegen Langeweile im Bett. Seid neugierig und vertraut uns!

Stolperstein

»Ever tried, ever failed, no matter.
Try again, fail again, fail better.«

Samuel Beckett

Wenn ihr noch nie ein erotisches Rollenspiel gespielt habt, könnte es sein, dass ihr euch erst einmal albern vor- und die ganze Sache etwas hölzern rüberkommt. Seid nachsichtig mit euch und bewertet den anderen nicht. Versucht, nicht zu verkopft zu sein, sondern bleibt unbedingt in der Situation/Rolle.

Es ist großartig, dass ihr es wagt! Musst du lachen, dann lache – lacht gemeinsam die Peinlichkeit weg, damit die Lust wieder Platz hat, sich zu entfalten. Aber hört nicht auf.

? **Reason why**

Rollenspiele sind euer Freifahrtschein, um jeder sein zu dürfen, der ihr schon immer sein wolltet. Unter der Maske, hinter der neuen Rolle, liegt eure große Freiheit. Ihr könnt alles machen, euch alles erlauben – weil ihr ja nicht ihr selbst seid. Eure alten Moralvorstellungen gelten nur für euer »echtes Ich«. Bei dieser Übung gibt es diese Hindernisse nicht. Ihr spielt ein Spiel, bei dem ihr nicht verlieren könnt.

In dieser neuen Haut seid ihr frei, wild, schüchtern, versaut, dominant oder unterwürfig. Wie beim Karneval in Kölle oder bei der Maskenparty beim Fetischball, wie Schauspieler in ihrer Rolle könnt ihr euch vom Alltag lösen. Ihr schüttelt die einschränkende Realität ab und spielt euch dorthin, wo es spannend, lustig und geil wird. Vielleicht werdet ihr zum Gegenteil eures normalen Alltags-Ichs? Verwandelt euch zu einer geilen Hure, die es nur für Geld macht. Oder zum devoten Handwerker? Ihr entscheidet und genießt die Erregung eures anderen Ichs – ohne Scham.

Das Roleplay-Feld ist groß und spannend. Für euch können sich Türen öffnen und sich neue Möglichkeiten in eurer Sexualität auftun. Eine längere Beziehung braucht genau solche Impulse! Bildet ein Team für diese verrückte Unternehmung, schafft euch euren eigenen kleinen, geilen Sex-Kosmos!

Gut zu wissen

Schmeißt eure Vorurteile über Bord! Wenn ihr beide Lust auf Rollenspiele habt und ihr beide ein eindeutiges »Ja« kommuniziert, dann los!

Hier eine kleine Begriffserklärung:

Beim Ageplay spielen Erwachsene bestimmte Altersrollen (z. B. junge Frau trifft älteren Mann oder reife Frau trifft jungen »Zögling«). Beim Petplay gibt es eine »Tierrolle« (Haus- oder Nutztier) und einen »Besitzer«. Der dominante Besitzer übernimmt die Verantwortung für sein nicht sprechendes, oftmals devotes Haustier (z. B. Hund), umsorgt es und erteilt ihm durchaus auch Befehle.

Die Motivation, um in die Rolle eines Tieres oder eines viel jüngeren Menschen zu schlüpfen, kann beispielsweise sein, mal »Urlaub vom Menschsein« machen zu wollen (Petplay) und/oder den Kopf ganz abzuschalten und sich als Umsorgter und/oder »Untergebener« um nichts kümmern zu müssen (Age- und Petplay).

In der Rolle der dominanten Person ist es möglich, Geschlechterrollen aufzubrechen, beim Gender-Swap sogar, spielerisch das andere Geschlecht für sich zu entdecken.

Für viele Menschen geht es in Rollenspielen darum, einmal irrational, verrückt, naiv oder gar animalisch sein zu dürfen, Spaß zu haben, ohne groß nachzudenken.

Challenge

Schritt 1:
Vielleicht begebt ihr euch heute zum ersten Mal auf das unbekannte Terrain des Rollenspiels. Tauscht euch darüber aus, welche Widerstände gesehen werden möchten. Und: Was sind eure bisherigen Erfahrungen mit Rollenspiel? Wo habt ihr das schon gesehen und erlebt? In Pornos, beim LARP (Live Action Role Play), in einem Film oder in einer erotischen Geschichte? Was waren Rollen, Szenen, Situationen im echten Leben, wo eure Fantasie reingekickt und euch den Tag versüßt hat? Denkt nach, bis euch ein Lächeln ins Gesicht steigt.

Teilt eure Gedanken eurem Partner mit.

Aufwärmübung:
Einer schaut zu, der andere geht aus dem Zimmer und kommt – ähnlich wie bei Scharade – mit einer anderen Identität in den Raum zurück. Das Ziel ist, sich maximal zum Deppen zu machen: Seid so lächerlich in Gang, Mimik, Tönen wie nur irgendwie möglich. Statt Fremdschämen wird gelacht, und alle gewinnen. Legt die Latte des Niveaus möglichst tief, sodass ihr mit Leichtigkeit darüberspringt.

Schritt 2:
Denkt einmal gemeinsam darüber nach, welche Berufe sich gut erotisieren lassen und welche eure Neigungen repräsentieren. Oder welche Konstellationen von Menschen? Ist es Ageplay, das euch kickt, oder Petplay mit Urlaub vom Menschsein? Vielleicht ist ein Gender-Swap Teil des Rollenspiels, also Crossdressing, Mann zu Frau oder umgekehrt?

Wisst ihr eigentlich, wie heiß Männerbeine in Strumpfhosen aussehen können? Oder wie lustig? Oder beides gleichzeitig?

Muss es die große Kunst oder das hohe Niveau sein? Nein! Es kann, aber es kann auch ganz anders sein: Gebt euch die Freiheit, eine B-Porno-Situation herzustellen, in der albern und klischeehaft zu sein der halbe Spaß ist. Lachen ist erlaubt, es ist geradezu kathartisch.

Hier ein paar Beispiele zur Inspiration, jeweils mit umgekehrten Geschlechtern möglich, und dahinter ein paar Keywords für Handlung und szenischen Drive:

Arzt und Krankenschwester (oder Patient): Anamnese, Untersuchung, Behandlung, Fieber messen

Chefin und Angestellter: Überstunden, drohende Kündigung, gewünschte Gehaltserhöhung

Diebin und Kaufhausdetektiv: Ausziehen und durchsuchen, Körperöffnungen, Drohung mit Polizei, Deal, um freizukommen

Masseur und Kundin: Übergriffigkeit, Verführung

Polizistin und Verdächtiger/Festgenommener: Machtmissbrauch, ausnutzen, verführen, Fesseln, Handschellen, bestrafen

Lehrer und Schülerin: Nachsitzen, Note verbessern durch erotische Angebote, Bestrafung und strenge Erziehung, Erpressung

Katze und Besitzerin: Erziehen, füttern, streicheln und kraulen

Hure und Fernfahrer: Dienen, schnelle Nummer, dominanter Freier, Geld für Sex

Welche Szenarien und Rollen fallen euch noch ein? Schreibt noch mindestens drei dazu, egal, ob ihr diese ausprobieren werdet oder nicht.

Schritt 3:
Werdet euch klar, wer ihr sein wollt, und bleibt in dieser Rolle, so gut und so lange, wie es geht. Inhaliert euer neues sexuelles Ich.

Entfaltet das kinky Potenzial eures Rollenspiels, indem ihr im Vorfeld über folgende Punkte nachdenkt:

Statusunterschied/Grenzüberschreitungen
Entscheidet euch, wer in der **machtvolleren Position** sein soll. Wer dominiert, wer ist übergriffig, sogar gemein, sadistisch oder übt Macht aus? Wer bekommt es ab, wird ausgenutzt, benutzt, verführt oder unterworfen?

Das Schöne ist ja: Die Macht kann natürlich auch kippen und von einem zum anderen übergehen.

Eigenschaften eures neuen Ichs
Seid ihr unschuldig, frech, dominant, verschämt, verführerisch, übergriffig, gemein oder versaut?

Wie alt ist jeder von euch? Habt ihr ein Geheimnis, eine verborgene Leidenschaft? Was sind – in der Rolle – eure Tabus, und macht es vielleicht unglaublich viel Spaß und Lust, die zu brechen? Teilt ihr diese im Vorhinein, wenn ihr euer Spiel plant, oder kommt ihr damit überraschend in der Hitze des Gefechts um die Ecke?

Requisiten/Outfit

Jeder sucht sich noch ein erotisches **Requisit**, ein Kleidungsstück oder Spielzeug aus, mit dem er das Gegenüber im Spiel überraschen kann: ein Buttplug, Cockring, ein pornöses Höschen usw.

Überlegt, was ihr zu Hause habt, um die Rolle glaubwürdiger zu gestalten. Versucht, dem ausgesuchten Outfit noch einen kinky Twist zu geben, ein versautes Detail: keine Unterwäsche, transparentes Oberteil, starker Lippenstift (vielleicht auch und gerade beim Mann …).

Setting

Wo findet euer Spiel statt? Was kann und darf passieren? Legt euch alles zurecht. Entscheidet euch bewusst dazu, zu SPIELEN! *Fake it till you make it.*

Schritt 4:

Einstieg: Denkt euch einen Anfang aus. Nur den Anfang, das reicht, danach ergibt eins das andere. Das kann banal sein: Eine Figur klopft an der Tür, es wird »Herein« gerufen, und dann wird ein Anliegen vorgetragen.

Vielleicht fügt ihr ein verrücktes Detail hinzu als abgefahrener Katalysator: Er kann ihre feuchte Muschi riechen, immer und ganz stark, versucht es aber zu verbergen.

Ein Beispiel für euch:

Sagen wir einmal, ihr habt euch für den Klassiker entschieden: Doktor und Patientin.

Ein heller Bademantel wird zum weißen Kittel, ein Name ist auch gefunden: Dr. med. perv. Hart (wenn schon, denn schon …), berüchtigter Oberarzt der Proktologie, und seine

Patientin Fräulein Schmidt, die zur Untersuchung wegen komischer Gefühle im Unterbauch kommt. Eigenschaften: streng und penibel (der Herr Doktor), außen schüchtern, innen Hure (die Patientin). Das Anamnesegespräch zeigt, wo die Reise hingeht: Fräulein Schmidt muss peinlichst genau über ihre sexuellen Gewohnheiten berichten, und schließlich befindet der Herr Doktor, dass er gar nichts sagen könne, ohne sie nackt zu sehen.

Ihr spielt hier mit Voyeurismus, Exhibitionismus, Scham, Dominanz und Erniedrigung. »Wer heilt, hat Recht« wird zum Slogan des Abends, und schließlich muss noch alles fotografisch dokumentiert werden, zu Studienzwecken. Zu guter Letzt stellt sich heraus, dass Fräulein Schmidt gelogen hat, als sie erklärte, dass sie privat versichert sei, was nur durch sexuelle Dienstleistungen ausgeglichen werden kann.

Variante

Herr Doktor ist ein verklemmter Akademiker und Fräulein Schmidt eine Femme fatale, die den »armen Kerl« verführt, erpresst, vernascht und fix und fertig macht. Fräulein Schmidt überrascht den Herrn Doktor mit einem Strap-on (umschnallbarer Dildo).

Klischee? B-Porno? Ja! Aber einer mit euch in den Hauptrollen. Unter dem Schutz von Herrn Doktor Hart und Frau Schmidt könnt ihr alles veranstalten.

HOT TIPP

Akzeptiert oder überakzeptiert die Angebote, die euch euer Spielpartner macht.

Beispiel Arzt: »Nehmen Sie bitte diese Anti-Scham-Pille (ein Minzbonbon), damit werden Sie Ihre Hemmungen ablegen und von Ihrer Schüchternheit geheilt werden. Wir probieren das gleich in der Praxis aus.«

Gut: Patientin: »Oh … So ein Medikament gibt es? Na dann, wer heilt, hat Recht, ich nehme es mal …«

Nicht gut: »So etwas gibt es gar nicht. Und Sie sind auch gar kein richtiger Arzt!« Damit ist das Spiel nämlich eigentlich zu Ende.

Überakzeptieren: »Sind Sie erregt?« »Was heißt erregt!? Ich zerspringe vor Geilheit!«

KLAUS

»Susanne und ich verkleiden uns ja schon immer ganz gerne. Darum hatten wir beide Lust, die Challenge auszuprobieren. Nur bei der Diskussion um den Status haben wir uns ein bisschen in die Wolle gekriegt. Ich wollte nicht schon wieder den harten Kerl spielen (das will sie immer von mir) – sondern hatte echt Lust auf den devoten Diener, den sie an der Leine im Haus herumführt und der sie auf Befehl leckt, fingert etc. Mein Gott, war das geil für mich. Ich habe mich sogar getraut, das Halsband unseres Hundes anzulegen. Ich habe es geliebt, ›benutzt‹ zu werden. Susanne war in der Rolle der strengen Herrin grandios, hat mich ab und an leicht getreten. Das fand ich – auch wenn ich mich jetzt ein bisschen schäme – super hot.«

GURU

»Lieber Klaus, in der Rolle des devoten Hundes konntest du deinen Performancestress komplett vergessen. Du musstest nur dienen und hast es genossen, deine Herrin hingebungsvoll zu lecken. Du warst für eine kurze Zeit einfach jemand anderes. Es ist normal, dass du dich jetzt in deiner Rolle als Klaus damit komisch fühlst, weil es nicht in dein Bild von dir passt. Sprich mit Susanne darüber und sei verständnisvoll mit dir. Es ist okay und toll, wie du bist, und jede Seite deiner Sexualität darf sein.«

SUSANNE

»Erst dachte ich: *Oh nein! Ich will nicht die Domina spielen.* Aber dann habe ich mich wunderbar in der Rolle zurechtgefunden. Ich hatte fast diebischen Spaß, Klaus – ich meine, Pluto *(lacht)* – zu drangsalieren und ihn ganz eng an der Leine zu halten. Ich kam auf meine Kosten. Er musste unter dem Tisch sitzen und mich lecken. Ab und an habe ich ihm etwas zu essen runtergeworfen. Es war ein bisschen erschreckend für mich, wie gut und wie leicht es mir fiel, ihn zu führen und ihn zu erniedrigen.«

GURU

»Liebe Susanne, du bist auch in eurem Alltag eher diejenige, die sagt, was gemacht wird. Klaus lebt sozusagen in deinem Schatten und liebt dich auch dort. In diesem Rollenspiel konnte er authentisch auf das reagieren, was ohnehin ist. Er hat sich dir untergeben, ganz bewusst. Und es hat ihm und dir Spaß gemacht. Vielleicht könnt ihr in Zukunft noch ein bisschen mehr mit diesem Status experimentieren.«

EIN KLARES NEIN IST DAS NEUE JA

CHALLENGE 17: GRENZEN SETZEN, AUCH WENN'S UNBEQUEM IST

Hand aufs Herz: Wie oft macht ihr etwas für den anderen, obwohl ihr keine Lust darauf habt? Also, nicht nur im Bett, sondern den ganzen Tag über? Wie oft räumt ihr dem anderen hinterher oder kauft zum hundertsten Mal ein, vielleicht sogar, ohne, dass es dem anderen auffällt? Wie oft sagt ihr »Ja«, wenn euch eigentlich nach einem Nein der Sinn steht? Männern fällt es laut Studien offenbar sogar noch ein bisschen schwerer als Frauen, ein Nein gegenüber ihrer Partnerin auszusprechen.

Wie ist es bei euch?

Das blöde an den vielen Jas ist, dass irgendwann beide glauben (oder zumindest einer von beiden): So, wie es ist, ist es gut und normal. Und so wird auch ein unausgesprochenes Nein zum Ja.

Beim Liebemachen ist das ganz doof. Denn wie, um Himmels willen, soll dein Partner wissen, was du magst, wenn du es nicht sagst? Beziehungsweise, wie soll er wissen, was du *nicht* magst, wenn du keine Grenzen setzt? In Bezug aufs Liebesspiel kann das zum Beispiel zu folgender Annahme führen: *Sie sagt nichts, dann wird es wohl okay sein, dass ich jetzt schon in sie eindringe.*

Aber warum fällt es uns so schwer, Nein zu sagen? Einfach, weil ein Nein oftmals »unbequemer« ist als ein Ja, weil es den anderen verletzen könnte. Ein Nein sorgt manchmal dafür, dass man sich abgelehnt oder zurückgewiesen fühlt. Das möchten wir nicht. Wir möchten, dass alles »gut« ist.

Ganz schön vertrackt, und genau deshalb lohnt es sich, dass ihr überprüft, wie viele »falsche« Jas bei euch mit im Bett liegen.

Mindset

Für den aktiven Part: »Heute mache ich, was ich will – egal, was mein Partner sagt. Ich höre sein Nein, ignoriere es jedoch ganz bewusst. Ich kann das. Ich darf das. Ich habe eine eigene Sexualität und darf sie auch ausleben.«

Für den passiven Part: »Nein sagen ist okay. Ich muss nicht Ja sagen, um mich beliebt zu machen. Ich traue meinem Partner ein Nein zu. Mein Partner verlässt mich nicht, nur weil ich eine andere Meinung habe.«

Challenge

Teil 1: Nein sagen üben

Setting

Ihr setzt euch an einem Tisch gegenüber. Ihr bestimmt, wer in der ersten Runde Teilnehmer A und wer B ist.

Material

Timer

Dauer: Setzt einen Timer auf 3 Minuten pro Runde

Schritt 1:

A beginnt mit der »Ja-Runde« und stellt B Fragen, die B *immer* mit Ja beantwortet (versucht, eure Mimik im Griff zu behalten, also nicht Ja sagen und euer Gesicht zeigt ein klares Nein).

Die Fragen können alle Lebensbereiche betreffen. Besonderen Spaß bereitet es, Fragen zu stellen, bei denen man weiß, dass der andere eigentlich lieber Nein sagen würde.

Wichtig ist, dass ihr ein gewisses Tempo an den Tag legt und die festgelegte Zeit durchhaltet. Also, überlegt nicht lange, sondern schießt eine Frage nach der anderen raus. Seid spontan und gerne kreativ!

B antwortet schnell und spontan mit »Ja«.

Es darf gelacht, aber nicht diskutiert werden.

Beispiele für Fragen:

- Du liebst Spinat?
- Du liebst es, jeden Tag für mich zu kochen?
- Du möchtest mit mir zehn Tage wandern gehen?
- Du möchtest mir jeden Tag mehrmals einen blasen?
- Du möchtest mit mir gemeinsam einen Porno drehen?
- Du möchtest mit mir in der Fußgängerzone nackt singen?
- Du möchtest mir ein neues, sehr teures Auto schenken?

Schritt 2:

Wechselt die Rollen nach der vereinbarten Zeit.

Schritt 3:

Jetzt trainiert zuerst wieder B das Nein. Ähnlich wie bei der ersten Runde beginnt A, B Fragen zu stellen. B antwortet mit einem sehr überzeugten und lauten »Nein«. Dieses

Nein kann von eindeutiger Mimik und/oder Gestik begleitet werden.

A sucht sich Fragen aus, die gerne einen erotischen Inhalt haben können.

Beispiele für Fragen:

- Du möchtest gerne, dass wir in der Öffentlichkeit Sex haben?
- Du möchtest gerne, dass ich dir beim Sex die Augen verbinde?
- Du möchtest, dass ich mit dir mache, was ich will?
- Du möchtest, dass ich mit dir beim Sex spreche?
- Du möchtest jeden Tag eine Massage von mir?
- Du liebst es, wenn ich dich zärtlich berühre?

Schritt 4:

Wechselt nach den drei Minuten die Rollen.

Schritt 5:

Ihr wiederholt Schritt zwei mit einem kleinen Unterschied: B fügt seinem Nein ein **Aber** hinzu.

Beispiel: A fragt: »Möchtest du mit mir schlafen?«

B antwortet: »Nein, **aber** ich würde nackt mit dir tanzen.«

Ihr übt bei diesem Schritt, dass man Nein sagen und trotzdem einen Raum öffnen kann für etwas anders, was vielleicht beiden Spaß macht.

Wechselt nach drei Minuten wieder die Rollen.

Feedbackrunde zu Teil 1

Wie immer: Beachtet bei der Feedbackrunde bitte die Regeln der achtsamen Kommunikation von Seite 25.

Mögliche Fragen könnten sein:

- Was fiel dir leichter, Ja oder Nein zu sagen?
- Sagst du öfter, um des lieben Friedens willen, Ja zu Dingen, die du eigentlich nicht magst und willst, und wenn ja, kannst du mir Beispiele nennen?
- Gab es bestimmte Fragen, auf die du mit »Nein« antworten solltest, wo du viel lieber mit Ja geantwortet hättest?
- Hattest du Angst, mir bestimmte Fragen zu stellen?
- Warum hast du so lange überlegt (falls das so war)?
- Mir ist aufgefallen, dass du zwar Nein gesagt, mich dabei aber immer versöhnlich angelächelt hast (falls das so war) – hattest du Sorge, mich zu verletzen?

Auch bei der Feedbackrunde bitte ich euch um Tempo. Denkt nicht zu lange nach. Sagt einfach, was euch in den Sinn kommt – auch wenn es sinnlos erscheint. Wechselt dann die Rollen.

Teil 2: nur Nein sagen

Ihr könnt diesen Teil der Challenge auch ohne Probleme auslassen. Ich habe lange hin und her überlegt, ob ich euch diesem Experiment überhaupt aussetzen soll. Lest also erst einmal die ganze Übung durch und entscheidet gemeinsam, ob ihr es wagen wollt und ob es sich für euch richtig anfühlt.

Warnhinweis!

Ganz wichtig – das ist ein Spiel und auch als solches zu bewerten. Diese Übung empfehle ich auf keinen Fall, wenn einer von euch in seinem Leben sexuellen Missbrauch oder Übergriffe erlebt hat!

Ihr könnt dieses Spiel zu jeder Zeit mit eurem, bitte vorab bestimmten, Safeword verlässlich beenden.

Setting

Lasst die Challenge in einem angenehm warmen Schlafzimmer stattfinden (s. Seite 21).

Ihr entscheidet, ob ihr beide nackt sein wollt oder ob ihr erst einmal in Unterwäsche bleibt. Ihr könnt auch gemeinsam vereinbaren, welche Körperregionen tabu sind.

Vereinbart, wer A, passiver Part, und wer B, aktiver Part, ist.

Material

Augenbinde

Timer

Dauer: 10 Minuten pro Runde

Schritt 1:

A ist erst mal allein im Raum und legt sich mit Augenbinde auf das Bett.

B öffnet die Tür und bleibt dann eine Minute lang stehen.

Schritt 2:

B geht langsam auf A zu und beginnt A zu berühren. **So, wie es B gefällt – das ist der wichtigste Part.** B bleibt ganz bei sich und »labt sich« an A.

Es ist wichtig, dass die Berührungen zu jeder Zeit liebevoll und achtsam sind. Dabei jedoch auch irgendwie »frech«. Ziel ist es, ein bisschen übergriffig zu sein.

A »hält aus«. Und spürt, wie es sich anfühlt, kein Nein auszusprechen.

Schritt 3:
Nach ca. einer Minute wird A aktiv – zumindest verbal. Und sagt folgende Sätze: »Das macht mich null an«, »Das gefällt mir nicht«, »Das ist widerlich«. A kann gerne auch entsprechende Gesichtsausdrücke machen.

Denkt daran: Es ist zwar ein Spiel – aber zieht es nicht ins Lächerliche.

B macht einfach weiter. Unbeirrt von jeglichem Nein und jeglicher Ablehnung. A kann nach und nach beginnen, seinen Körper zur Abwehr einzusetzen. Nicht zu sehr. Aber doch so, dass B erkennen kann, dass A wenig Lust hat auf das, was er tut.

Wenn der Timer klingelt oder eure Playlist aus ist, legt euch bitte nebeneinander hin und atmet für eine Minute ein und aus. Schüttelt dann euren Körper aus und wechselt die Rollen.

Der persönliche Gewinn aus dieser Challenge liegt zum großen Teil in der Feedbackrunde.

Feedbackrunde zu Teil 2

Mögliche Fragen von A an B:

- Wie war es für dich, meine verbalen Grenzen zu ignorieren?
- Gab es eine innere Stimme in dir, die dir gesagt hat: »Das darfst du nicht«?
- Hat es dir Spaß bereitet, meine Grenzen zu ignorieren? Wenn ja, warum? Wenn nein, warum nicht?

- Waran konntest du meine Abwehr auch körperlich erkennen?
- Warst du verunsichert, weil du mich nicht mehr »lesen« konntest?
- Kennst du so eine Situation »in echt« aus unserem Liebesleben?

Mögliche Fragen von B an A:

- Hattest du Sorge, dass ich dich an Stellen berühre, an denen du eigentlich nicht berührt werden willst?
- Wie war es für dich, einfach nur dazuliegen?
- Wie war es für dich, dass dein visueller Sinn dabei ausgeschaltet war?
- Wie war es für dich, in so einer intimen Situation Nein zu sagen (auch wenn es dir vielleicht gefallen hat)?
- Welche Gefühle kamen in dir hoch, weil ich nicht aufgehört habe? Wut? Ärger? Scham? Ohnmacht?
- Hat es dir gefallen, dass ich einfach mal das gemacht, was mir gefällt, und dein Nein ignoriert habe?

? Reason why

Diese Übung birgt eine faszinierende Tiefe, denn sie führt euch auf eine Reise durch die verschiedenen Dimensionen des Neins in eurer Beziehung. Ihr spielt mit dem Nein.

In den meisten Partnerschaften gibt es einen Aktiven und einen Passiven – diese Challenge ermutigt euch, einmal die Rollen zu tauschen. Wie fühlt es sich an, wenn man Nein sagt (sich abgrenzt), wenn man ein Nein ignoriert (damit Grenzen überschreitet), wenn man ein Nein nicht sagt (und damit Übergriffe aushält) oder wenn man ein Nein kassiert (und damit abgelehnt wird)?

Einige von euch mögen erleben oder erlebt haben, dass ihre Wünsche (z. B. »Mach langsamer«, »Ich wünsche mir ein längeres Vorspiel« etc.) unsichtbar bleiben. Die heutige Spurensuche lädt euch ein, die jeweils andere Seite zu fühlen.

Vielleicht schweigt einer von euch schon viel zu lange und »erträgt« Sex nur noch. Ich weiß, das liest sich ganz schrecklich – begegnet mir in meiner Praxis aber öfter, als man denkt. Ein klares »Nein, aber …« kann da helfen – und schafft Konsens. Um dorthin zu kommen, müsst ihr mutig sein, eure Grenzen setzen und Platz schaffen für das, was euch wirklich erregt.

Ja sagen, das haben die meisten schon als Kind gelernt, macht uns bei Eltern, Erziehern, Lehrerinnen und anderen Autoritätspersonen in der Regel beliebter. Und wer will nicht geliebt werden? Tja – und auf einmal sollen wir im Bett unserem Partner vor den Kopf stoßen? JA.

Denn so macht ihr euch stark und sichtbar für euch selbst.

Geht heute also spielerisch in die Rollen des Bedrängers *und* des »Opfers«.

Wie reagiert ihr auf Ablehnung im Bett? Erkundet, ob es euch vielleicht sogar diebischen Spaß macht, das Nein eures Partners zu ignorieren oder die passive Rolle zu genießen. Es gibt viel zu entdecken, also stürzt euch mutig hinein.

HOT TIPP

Versteht die Macht eures Neins für eine gesunde Beziehung und ein erfülltes Sexleben. Traut euch, eure Bedürfnisse klar auszudrücken, um ein Liebesspiel zu erleben, zu dem beide Ja sagen.

Gut zu wissen

Kennt ihr schon die Sandwich-Methode? Sie kann dem Ja-Sager helfen, sein Nein auszusprechen, ohne das Gefühl zu haben, dem anderen auf die Füße zu treten.

Die Sandwich-Methode verpackt das Nein in zwei weiche Brötchenhälften. Erst sagst du etwas Nettes – dann formulierst du, warum du etwas nicht möchtest, und dann legst du wieder eine freundliche Brötchenhälfte obendrauf. Etwa so: »Danke, dass du heute mit mir schlafen willst – eigentlich eine schöne Idee. Mein Tag war nur super-lang und ich bin echt erledigt. Was hältst du davon, wenn wir uns beide nur nackt ins Bett legen und uns umarmen?«

Diese Methode funktioniert nicht nur wunderbar in Beziehungen, sondern auch im übrigen Leben.

SUSANNE

»Ich kann mich im Leben ganz gut durchsetzen und bin es auch im Job gewohnt, Nein zu sagen. Meistens erledige ich die Dinge im Haushalt sehr viel schneller und effizienter als Klaus. Wenn ich darüber nachdenke, dann kritisiere ich ganz schön viel an ihm herum und sage ganz oft Nein zu ihm. Auch im Bett übrigens. Ich habe auch da eine recht klare Vorstellung, wie ich angefasst und berührt werden will, und kann das auch gut aussprechen. Das ist doch auch wichtig, oder?

Wir haben beide Teile der Challenge gemacht – Teil 1 fand ich superleicht, bei Teil 2 war ich überrascht. Klaus ist ja normalerweise ganz lieb im Bett mit mir und versucht, sein Bestes zu geben. Dass er nun nicht auf mich gehört hat, fand ich irgendwie unerhört *(lacht)*, aber auch ganz neu und aufregend. Da würde ich gerne weiterexperimentieren.

Eine interessante Erfahrung war für mich auch sein Nein im Bett. Das kenne ich so gar nicht, und es hat mich ehrlich gesagt etwas verunsichert. Ich habe gemerkt, wie ich mir dann mehr Mühe gegeben habe – ich wollte es ›gut‹ machen und habe auf ein ›Ja, das ist toll‹ gehofft. Eine ganz neue Perspektive für mich.«

GURU

»Dein großes Thema ist und bleibt, Kontrolle abzugeben. Im normalen Alltag hast du in vielen Bereichen ›das Sagen‹ und erwartest auch von Klaus, dass er das macht, was du von ihm erwartest. Im Bett ist das urlangweilig.

Heute hast du erleben können, wie es ist, zu machen und zu tun – und dann doch eine Ablehnung zu ernten. Eine tolle Erfahrung. Der ›ignorante‹ Klaus, der sich um dein Nein nicht schert, war auch eine neue Erfahrung für dich. Mal schauen, wohin dich diese Erkenntnis bringt.«

KLAUS

»Schon bei der Fragerunde ist mir aufgefallen, dass ich lieber Ja als Nein sage. Ich weiß auch, dass ich das schon als Kind gemacht habe. Meine Mama hat mich allein aufgezogen, und ich wollte ihr nicht noch mehr Ärger machen. Das ist schon lange her – aber in meiner Therapie haben wir darüber schon oft gesprochen. Mir ist das also bewusst – und doch fällt es mir manchmal schwer, mich gegen Susanne durchzusetzen.

Ich kann es ihr nur schwer recht machen – das ist manchmal so anstrengend, dass ich dann lieber Ja sage, als mich mit ihr anzulegen. Im Bett ist das ähnlich. Ich fühle mich von ihr unter

Druck gesetzt, und ich weiß, dass sie schon viel bessere Liebhaber gehabt hat als mich. Dieser Vergleich belastet mich sehr, und ich versuche daher umso mehr, sie zu befriedigen. Wenn sie kommt, ist das wie ein Beweis für mich als Liebhaber. Daher war für mich der Teil der Übung, in dem ich machen konnte, was ich wollte, auf der einen Seite befreiend – auf der anderen aber auch sehr strange. Ich bin das nicht gewohnt und war überrascht, dass es Susanne gefallen hat. Sehr überrascht.

Der Teil, bei dem ich passiv war und Nein gesagt habe, war ein ganz neues Setting für mich. Eine Susanne, die sich im Bett um MICH wirklich bemüht – das fand ich toll, und dass sie mein Nein ignoriert hat, war für mich nicht neu. Vielleicht hätte ich einfach lauter sprechen sollen. Aber es hat mir wohl zu gut gefallen *(lacht)*.«

GURU

»Lieber Klaus, du hast heute das erotische Spiel mit dem Nein kennengelernt. Für viele Männer ist es gar nicht leicht, die Zwischentöne zu hören – zu merken, wann ein Nein auch einmal ein Ja sein kann. Für Susanne hatte es einen Reiz, dass du ihr Nein einfach mal ignoriert hast, dir ›genommen‹ hast, wonach dir der Sinn stand. Das war neu, und ihr habt da vielleicht eine Tür geöffnet zu einer neuen Art des Spielens. Wichtig bleibt immer der Konsens und die Absprache zwischen euch.«

TANZ DER VIER ELEMENTE

CHALLENGE 18: NEUE BERÜHRUNGS-QUALITÄTEN ENTDECKEN

von Ossi Kajas

Stellt euch vor, ihr könntet auf die Kräfte der Natur zurückgreifen und sie als eure sexuelle Superpower nutzen. Erde, Luft, Feuer und Wasser sind die vier Elemente, durch die ihr heute als Paar reisen werdet. Ihr werdet ganz neue Impulse erhalten und darüber staunen, was alles in euch steckt, wenn ihr euch mit Mutter Natur verbindet. Ja, das klingt spirituell – ist es auch. Lasst euch dennoch, oder genau deshalb, darauf ein und erlebt, wie heilend die schmeichelnde Umarmung der Erde sein kann, wie elektrisierend die Verbindung mit Luft, wie leidenschaftlich der Feuerfunke und wie beruhigend Wasser.

Vier Elemente, die zusammengemischt eine prickelnde und aufregende Rezeptur ergeben, von der ihr heute kosten dürft. Ihr labt euch an den Elementen der Natur und entfacht so eure Leidenschaft, fördert eure Kommunikation, bleibt geerdet und erlebt eure Liebe wie einen Fluss. **Und das alles allein über eure Berührungen, die diese verschiedenen Elemente spie-**

geln werden. Ihr lernt heute eine andere Art des Berührens – eine andere Qualität von verbindendem Touch und nutzt dabei die Natur als Lehrerin.

Gut zu wissen

Der Tastsinn ist der erste Sinn, den wir im Mutterleib entwickeln, und er ist häufig auch dann noch aktiv, wenn Augen und Ohren im Alter schon nachgelassen haben.

Sanfte stimulierende Berührungen oder angenehme taktile Reize aktivieren die CT-Fasern in unserem Körper. Dieses Fasersystem liegt in der mittleren Schicht unserer Haut und leitet diese Signale an das Nervensystem weiter. CT-Fasern reagieren besonders gut auf langsame und achtsame Berührungen in haarfreien Zonen, wie z. B. auf Lippen, Handflächen, Nippeln. Die Aktivierung dieser Fasern sorgt für die Freisetzung von Oxytocin, was dazu beitragen kann, dass wir weniger Stress empfinden und uns rundum wohler und entspannter fühlen.

Also macht es wie die Puerto Ricaner: Die berühren sich 180 Mal die Stunde – englische Paare im Vergleich dazu in derselben Zeitspanne null Mal.

Mindset

Stellt euch vor, ihr seid gerade erst zusammengekommen und erlebt dieses Abenteuer als frisch verliebtes Paar. Ihr lasst euch von den Kräften der Natur umhauen und taucht frei und wild in dieses Abenteuer ein. Das Einzige, was ihr braucht, ist: eure Entdeckerlust, Verspieltheit und die **Freude am Geben und Empfangen.**

Der Tanz eurer Berührungen wird eure Verbindung stärken.

Genießt es einfach, gemeinsam zu forschen, zu entspannen und zu wachsen. Passt dieses Abenteuer an euch an, und vielleicht wird es zu einem erregenden Vorspiel für eine intensive Sexnacht.

Stolperstein

Unser Körper ist in der Lage, sich an alte, unangenehme Gefühle zu erinnern. Daher ist es nicht ungewöhnlich, dass bestimmte Berührungen Gedanken daran hervorrufen können. Falls das bei einem von euch während dieser Übung der Fall ist, betrachtet diese Gedanken und Gefühle wie Wolken am Himmel, die vorbeiziehen und die du loslassen kannst: Du brauchst sie nicht mehr und kannst dich wieder auf den Moment konzentrieren, auf die Berührung, die du gerade genießen darfst. Wenn du alte Gedanken loslässt, kann deine Lebensenergie wieder frei fließen.

HOT TIPP

Jeder für sich: Bevor du loslegst, verbinde dich emotional und gedanklich mit den vier Elementen. Zum Beispiel: Was kommt dir in den Sinn, wenn du an Wasser denkst? Wie ist das Wasser? Wie verhält es sich? Ist es eher ein plätschernder Bach oder ein reißender Strom? Wie soll sich dein Wasser anfühlen? Versuche dann, dir vorzustellen, wie es wäre, wenn dein Körper wie Wasser wäre, und übertrage dies auf die Berührungen, die du schenkst. So kannst du alle vier Elemente durch deinen Körper auf dein Gegenüber übertragen.

Challenge

Dauer: gerne länger als 30 Minuten pro Person

Setting

Bevor ihr euch in euren Berührungen den Naturgewalten stellt, tanzt ein oder zwei eurer Lieblingslieder miteinander. Übrigens, das ist immer eine wunderbare Möglichkeit, um »in den Körper zu kommen« und den Geist zu beruhigen.

Bereitet einen schönen Platz vor, wo ihr euch niederlegen wollt. Das kann euer Bett aber auch eine Matratze/Matte am Boden sein.

Bestimmt habt ihr schon einmal hautnah erleben dürfen, dass Berührungen einen unterschiedlichen Charakter haben können. Bestimmt wird dies durch die Art des Berührens – mit wie viel Druck und mit welcher Absicht wird berührt oder angefasst? Nach welchem Rhythmus und mit welcher Intensität?

Berührungen können sein wie ein sanftes Streicheln, festes Drücken, Massieren, Kitzeln, sinnliches Nachspüren, langsames, schnelles, geschwungenes, federartiges Streichen, Kneifen, Necken, Kratzen, Klopfen, sensorisches Erkunden, Umarmen, spielerisches Necken usw.

Denkt daran, dass jeder Berührung anders empfindet. Was für den einen angenehm ist, kann sich für den anderen »kitzelig« anfühlen. **Einverständnis, Kommunikation und Respekt vor persönlichen Grenzen sind beim Erkunden von Berührungen entscheidend.**

Vorbereitung

Habt ihr schon eine Idee, wie ihr euch in der Rolle von Erde, Wasser, Luft und Feuer berühren würdet? Wie würdest du, wenn du ein Gewässer wärst, die Arme, das Gesicht, den Rücken, die Zehen deines Partners erforschen, »umfließen« oder umschmeicheln? Und wie würden sich deine Berührungen verändern, wen du Luft, also vielleicht der Wind wärst?

Jedem von euch steht es frei, die Elemente so zu interpretieren, wie ihr möchtet. Je authentischer ihr dabei seid, desto besser.

Hier ein paar Ideen, wie ihr euch »als Elemente« berühren könntet:

Erde

Biete gleichmäßige, unterstützende und tröstende Berührungen an. Sie sollen Vertrauen und ein Gefühl der Sicherheit vermitteln.

Berühre mit der ganzen Handfläche, dem Arm oder benutze deinen Bauch, Rücken, Oberschenkel oder lege dich auf den anderen.

Wasser

Biete sanfte, beruhigende Berührungen an. Sie helfen, eine emotionale Verbindung herzustellen und fördern Entspannung.

Die Bewegungen deines Körpers sind wellenförmig, anpassungsfähig, warm, belebend mit ausgedehnten Bewegungen.

Luft

Biete eine leichte, respektvolle Art des Berührens an. Das steht für Offenheit und Respekt vor persönlichen Grenzen.

Erforsche den Körper vor dir auf eine leichte, luftige Art und Weise, die Bewegungen deines Körpers und deiner Hände sind leicht, federgleich, dabei präsent und kontinuierlich. Deine Finger berühren kaum die Haut deines Partners, dein Haar schwebt am Bauch entlang.

Feuer

Biete eine warme, energetisierende Berührung an, die Motivation und Positivität entfacht. Sie kann Begeisterung oder Ermutigung ausdrücken.

Feurige Berührungen sind heiß, gierig, brutzelnd, drückend, tief, kraftvoll, lebendig, flammend, schnell, energetisch, reinigend.

Grenzen

Gibt es einen Körperteil, der heute vielleicht schmerzt oder einfach nicht berührt werden soll? Kommuniziert eure Grenzen. So schafft ihr einen sicheren Raum, wo auch der Empfangende sich sicher fühlen und entspannen kann.

Vereinbart deshalb eindeutige Signale, die dem anderen zeigen, dass sich eine Berührung gerade nicht gut anfühlt oder zu heftig ist. Ihr könnt das Ampelsystem benutzen: Rot = nicht schön, Gelb = A nähert sich einer Grenze. Wenn euch als Signal ein leichter Klaps auf den Körper des Gebenden besser gefällt – auch wunderbar. Wichtig ist nur, dass ihr klar signalisiert, wenn sich etwas für euch nicht gut anfühlt.

Schritt 1:

A = Gebender

B = Empfangender

Wählt aus, wer zuerst empfangen darf und wer geben möchte. Entscheidet dann gemeinsam, wie lange ihr jedes

Element spielen wollt. Ich empfehle euch ca. vier Minuten pro Element. Das heißt, ihr wechselt nach 16 Minuten die Rollen. Ihr könnt den Timer auch vernachlässigen und euch so lange berühren, wie ihr wollt. Das entscheidet ihr.

Seid gerne nackt bei dieser Challenge – alle Berührungen fühlen sich so viel schöner und intensiver an.

Während der Übung seid ihr beide in Bewegung. A ändert den Elementen entsprechend seine Sitzposition. B reagiert auf diese Impulse und darf sich mitbewegen, wenn ihm danach ist.

Es geht nicht um eine statische Massage nach den Elementen – ihr seid ein euch gemeinsam bewegendes Paar.

Schritt 2:

A begrüßt B zu Beginn der Challenge mit einer warmen Geste, legt eine Hand auf Bs Herz und eine Hand auf den Bauch. Ihr atmet beide gemeinsam für ein paar Atemzüge.

Nun sucht sich A im Geiste ein Element aus (z.B. Wind) und beginnt, B mit dem Spirit des Windes zu berühren. A berührt so, wie er denkt, dass sich Wind eben anfühlen könnte, und schenkt B genau diese Energie.

Vielleicht möchte A B am ganzen Körper mit der Fingerspitze federleicht berühren und so eine leichte Brise symbolisieren. Dann wird die Brise schwächer und die Berührungen von A verlangsamen sich um die Hälfte. Je langsamer A berührt, desto mehr fühlen beide. Die Präsenz und Empfindsamkeit von beiden steigert sich.

Nach einiger Zeit wird der Wind stärker, und damit verändert sich die Intensität der Berührung: A nimmt nun zum Beispiel die anderen Finger noch hinzu. Die Windstärke erreicht dann ihr Maximum, und A berührt B immer wilder mit mehr Körperteilen: mit den Armen, den Schultern, der Brust, den Oberschenkeln, den Beinen, Zehen, Wangen, Haaren ... Nur die Fantasie (und die Ampel von B) setzt eine Grenze.

Schritt 3 und folgende:
Der Wechsel von einem Element zum anderen kann fließend und lückenlos erfolgen. Erst wenn alle vier Elemente ihre Kraft entfaltet haben, wechselt ihr die Rollen.

Genießt euer gemeinsames Spiel und denkt daran, dass es kein »richtiges« oder »falsches« Berühren oder Empfangen gibt: erkundet, bewegt euch, spielt, genießt das Geben und Empfangen. Gebt euch hin.

Variante
Wie wäre es, wenn ihr das Spiel nach draußen verlegt und es euch auf einer einsamen Wiese gemütlich macht? Hier seid ihr den vier Elementen noch näher, könnt vielleicht den Wind auf eurer nackten Haut spüren, mit Erde spielen und warmen Sommerregen erleben. Das Feuer seid ihr selbst, oder ihr bringt eine Fackel mit, die ihr gemeinsam anzündet und so eine wunderbare Erinnerung erschafft, die euch verbindet.

Feedbackrunde

Wenn ihr beide gegeben und empfangen habt, tauscht euch aus. Denkt daran, dass jeder nur für sich spricht und von den eigenen Erfahrungen erzählen kann. Kritisiert euch nicht, sondern wertschätzt euch gegenseitig für euren Mut und Entdeckergeist.

Mögliche Fragen:

- Welches Element / welche Berührung hat dir besonders gut gefallen, an welcher Körperstelle und warum?
- Welches Element fiel dir am leichtesten darzustellen / welches war am schwierigsten für dich?

Reason why

Berührungen nach den vier Elementen bereiten nicht nur sehr viel Freude, sind anders und abwechslungsreich, sondern bringen für euch als Paar auch noch andere positive Veränderungen mit sich:

Gleichgewicht und Harmonie: Jedes Element steht für verschiedene Aspekte eures Lebens und eurer Gefühle. Durch dieses Abenteuer verbindet ihr euch mit der Bedeutung der Elemente und erlebt und fühlt sie auf körperlicher Ebene. Ein Gleichgewicht der Elemente in eurer Beziehung kann die Harmonie und Ausgeglichenheit zwischen euch fördern und euch als Paar helfen, Herausforderungen und Konflikte besser zu bewältigen. Ihr werdet durch dieses Abenteuer ein feineres Gespür dafür bekommen, welche Elemente wann in eurem Beziehungsalltag wirken und welche ihr vielleicht zukünftig verstärken oder reduzieren wollt.

- Erde (Stabilität): Das Element Erde in eurer Beziehung steht für Stabilität, Sicherheit, ein starkes Fundament und Erdung. Es kann euch helfen, euch in eurer Partnerschaft verwurzelter und sicherer zu fühlen.
- Wasser (Emotionen): Wasser steht für Emotionen und Fluidität. Die Förderung von offener Kommunikation und Einfühlungsvermögen in eurer Beziehung kann emotionale Tiefe und Verbindung zwischen euch stärken.

- Feuer (Leidenschaft): Feuer steht für Leidenschaft, Sexualität und Energie. Es fördert eure Leidenschaft, und die Aufregung kann den Funken in eurer Beziehung am Leben erhalten und dafür sorgen, dass sie nicht eintönig oder »zur Routine« wird.
- Luft (Kommunikation): Luft hat mit Kommunikation, Intellekt und Ideen zu tun. Eine klare und offene Kommunikation kann das Verständnis zwischen euch fördern und Missverständnissen vorbeugen.

Je öfter ihr die vier Elemente in euer Bett einladet, desto leichter wird es euch fallen, zukünftig von einer Bewegungsart und von einem Berührungsstil in den anderen zu wechseln. Das wird euer Liebesspiel auf jeden Fall spannender gestalten und für mehr Feuer sorgen. Vielleicht habt ihr auch Lust bekommen, draußen in der Natur mehr Zeit zu verbringen. Wie fühlt sich echter Wind auf eurer Haut an, wie Wasser, wie Erde und wie Feuer? Letzteres seid ihr natürlich selbst.

SUSANNE

»Ich bin ja eher rational unterwegs und kann wenig mit dem ganzen ›Spiri-Kram‹ anfangen. Daher war ich erst mal skeptisch: ›*Wie, ich soll jetzt Wind spielen, Erde sein, oder was?*‹ Mir war auch zuerst nicht klar, wie ich die einzelnen Elemente in meine Berührungen einbauen sollte. Mal davon abgesehen, dass Klaus und ich uns ohnehin nicht besonders ausgiebig berühren beim Sex.

Also gut – wir haben die Übung dann doch gemacht, Klaus hatte Lust drauf. Kein Wunder, ich bin ihm immer zu schnell und zu fokussiert.

Mir hat der ruhige und einfühlsame Start von Klaus dann tatsächlich gut geholfen, zu entspannen. Es war so, als hätte man bei mir den Stress rausgesaugt, und beim ›Windspiel‹ wurden wir beide dann ganz schön stürmisch. Wir haben so miteinander gelacht und waren total bei der Sache. Sehr überraschend für mich. Sinnlich war es weniger, aber vielleicht liegt das daran, dass ich ziemlich kitzelig bin.«

GURU

»Liebe Susanne, dass du kitzelig bist, liegt vielleicht daran, dass du generell eine hohe Anspannung in deinem Körper hast. Besonders beim Sex hast du gelernt, dich durch Anspannung zu erregen. Umso wichtiger ist es für dich, in die fließende Wasserenergie zu kommen – eine Energie, wo du deine weibliche, weiche Seite mehr leben und entdecken darfst. Du darfst durchlässiger werden und mehr fühlen.«

KLAUS

»Susanne hat erst mal mit den Augen gerollt. Das war am Anfang so lustig für mich. Von uns beiden bin eher ich derjenige, der an Spiritualität und Tantra interessiert ist.

Daher habe ich angefangen, Susanne zu berühren, und siehe da: Es hat ihr gut gefallen. Ihre Grenze war, dass ich sie nicht an ihrer Mumu berühren sollte. Ich fand das richtig gut – auch wenn sie mich damit wahrscheinlich nur ärgern wollte.

Ich habe intuitiv gemerkt, dass ihr meine erdigen Berührungen besonders gefallen haben. An einem Punkt habe ich mich dann einfach auf sie draufgelegt. Mit meinem vollen Gewicht. Das war sehr verbindend, glaube ich.

Ihre Berührungen bei mir waren etwas hölzern und unbeholfen *(lacht)* – ich soll ja nicht bewerten, oje! –, das bin ich von der selbstbewussten Susanne gar nicht gewohnt. Umso mehr hat es mich gefreut, dass sie sich auf das Abenteuer eingelassen hat.«

GURU

»Lieber Klaus, du bist von euch beiden derjenige, der gerne spielt und entdeckt. Die Reise durch die vier Elemente war also genau das Richtige für dich. Es freut mich, dass du deiner Intuition folgen konntest. Das ist die kleine leise Stimme, die uns sagt, was wir als Nächstes machen sollen.

Du kannst Susanne immer wieder mit den vier Elementen überraschen und das Konzept in euer Vorspiel einbauen.«

EINE EROTISCHE REISE ANS MEER

CHALLENGE 19: EROTISCHE GESCHICHTEN FÜR MEHR LEIDENSCHAFT

von Ottokar Lehrner

Originalität, Charme und Attraktivität haben oft damit zu tun, dass man seinem ersten Impuls folgt und sich traut, zu sagen, was einem auf der Zunge, im Herzen oder im Höschen brennt. Kurz, dass man authentisch ist. Heute entführe ich euch in diese Zauberwelt ohne Ziel. Verbalisiert eure Fantasien, damit sie schweben, fließen und fliegen lernen können.

Die Fantasie ist ein schönes, wildes Tier mit einem eigenen Willen. Sie wird euch etwas über euch selbst erzählen, über eure Wünsche, eure Herzen, Begierden, Grenzen und über eure Schatten. Wenn ihr sie miteinander teilt, werdet ihr euch einander zeigen und miteinander verbunden fühlen – mit all den bunten Facetten eures erotischen Selbst.

Die Fantasie ist eine Superkraft, und jeder hat sie. Ihr müsst ihr nur die Erlaubnis geben, ans Licht treten zu dürfen. Ihr müsst zulassen, ihr erlauben, dass sie frei arbeiten, spielen, kreieren, fantasieren, lebendig schaffen darf.

Gut zu wissen

Vielleicht denkst du, mit dir ist etwas falsch, wenn du davon träumst, sexuell erniedrigt zu werden? Keine Sorge. Diese Art von Fantasien gibt es häufig, gerade bei Frauen. Es geht meist um Macht und Dominanz oder um Fantasien mit einem oder mehreren Partnern. Verurteile dich nicht für deine Fantasien.

Stolperstein

Kennst du sie auch: Die Schere in deinem Kopf? Den Selbstzensor, der mit erhobenem Zeigefinger dasitzt und dir leise zuflüstert: »So darf man aber nicht denken – und schon gar nicht sagen!«? Jeder hat so einen kleinen, fiesen Freund. Das ist völlig normal. Er lebt von deinen Ängsten und Schuldgefühlen und liebt deine Scham. Ganz wirst du ihn nicht los – aber du kannst ihn zum Zaungast degradieren.

Mindset

Ihr merkt schon, es geht hier nicht um Dirty Talk im üblichen Sinne. Klar kann es geil sein, »Fick mich, du geile Sau« zu sagen. Doch es geht um mehr, um viel mehr. Fantasien zu teilen, ist kein Monolog, sondern ein verbundener Austausch, ein akustisches Liebesspiel, das ein körperliches werden kann.

Ich lade euch ein, euer erotisches Potenzial zu verbalisieren. Bitte traut eurem Partner etwas zu! Geht an den Rand der Komfortzone und überrascht euch gegenseitig mit einer Seite, die das Gegenüber noch nicht kennt. Habt keine Angst vor der Bewertung des Partners.

Challenge

Heute lasst ihr eure wilden Fantasie-Tiere leidenschaftlich miteinander Liebe machen. Das Teilen eurer erotischen, wilden Fantasie, die als Geschichte erzählt wird, wird vielleicht zum heißen Vorspiel für wunderbaren, verbindenden, fantasievollen Sex.

Setting/Material

Um erotische Fantasien mit deiner geliebten Person zu teilen, braucht es das richtige Setting: Macht es euch schön! Ideen dazu findet ihr auf Seite 21.

Der oder die Zuhörende trägt ab dem dritten Schritt eine Augenbinde.

Schritt 1:

Ihr setzt euch in bequemer Position einander gegenüber. Vielleicht auf ein Kissen?

Wer ist zuerst dran: er für sie oder sie für ihn?

Ihr zündet eine Kerze an und stellt sie in euren Spielraum.

Ihr schaut euch in die Augen. Verbindet euch über diesen Blick, schaut offen und neugierig in euer Gegenüber hinein und staunt darüber, was ihr Wunderschönes seht: Die Augen zeigen den ganzen Menschen, den du liebst. Er beginnt:

Schritt 2:

Ihr setzt *gemeinsam* den Rahmen für eure Fantasiegeschichte. Ihr kreiert Appetit auf das, was gleich kommt – spielerisch, genussvoll, mit Zeit und Muße.

Ort: Wo soll die Geschichte stattfinden (z.B. Strand, Keller, Öffentlichkeit)?

Level: 1 bis 10 (1 = Blümchensex, 10 = voll hardcore, pornös)

Key words, die vorkommen sollen (z.B. »Sonnenuntergang«, »Fremde«, »Wellen«, »Voyeur«)

Titelideen (falls deine Liebste keine hat, hier deine Idee: »Der Bärtige und die Schaumgebadete«)

Kleidung: Was habt ihr an? (z.B. schöne Wäsche, einen Kimono, der jetzt vielleicht fällt? Du siehst ihn nackt, sie fühlt ihre Nacktheit und deine Blicke durch die Augenbinde – die braucht ihr eh ab Schritt 3. Schaut, was für euch passt, kommuniziert!)

Berührungen: keine Berührung, nur deine Stimme, deine Blicke, deine Töne/Geräusche, ihr Atem, ihr Körper, der reagiert, ihre Lippen, die sich beim Zuhören erregt öffnen usw.

Schritt 3:
Er beginnt: Lege ihr die Augenbinde an und beginne zu erzählen, langsam, Satz für Satz. Mache Pausen, lasse Bilder entstehen. Du kennst das Ende nicht – ein Satz nach dem anderen. Wie eine bunte Kette. Du bist im Augenblick, erzählst deine Geschichte, nur für sie.

Es ist wie körperliches Streicheln und Berühren: Der Gebende wird erregt, wenn sie sieht und spürt, wie die Empfangende erregt wird. Manchmal umschmeichelst du sie mit deinen Worten, dann dringst du wieder verbal in sie ein – verbindend und leidenschaftlich, zart und wild, wie ein echter Fick.

HOT TIPP
Mach deinen Partner zur Hauptfigur in der Geschichte, sprich in der zweiten Person über sie oder ihn »Deine sonnenhellen Haare fallen leicht auf deine Schultern ...« / »Im Gegenlicht der Sonne sehe ich die Konturen deiner breiten Schultern ...«.

Lass dich tragen von der Fantasie, die aus dir und in Verbindung mit ihr kommen will. Versuche nicht, sie zu beeindrucken oder besonders originell zu sein. Sei du selbst. Erotische Fantasie muss nichts und kann alles, sie kann sein, was sie will: poetisch, schmutzig, saftig, süß, frech, subtil, direkt, vulgär, dominant, devot, pornografisch ... oder wie der weiche, lauwarme Hauch des Windes auf einer Frühlingswiese, der dir über die Haut weht, wenn du nackt im frischen Gras liegst, bis sich die feinen, samtigen Härchen aufstellen und deine Flüsse aufwärts fließen ...

Man kann es sagen, flüstern, säuseln, singen, dem Partner ins Ohr stöhnen ...

Die Fantasie führt uns vom Kopf in den Körper.

Ein Beispiel
Ort: ein einsamer Strand
Titel: »Der wilde Mann«
Keywords: Sand, Wellen, Fremder, Gefahr, ohne Worte

Endlich hast du ihn gefunden, den verlassenen Strand dieser abgelegenen Insel. Keine Menschen, nicht mal ein Weg führt dorthin, du musstest dich durch die Büsche schlagen. Die Sonne steht tief und umhüllt dich mit

Licht und Wärme. Natürlich wirst du nackt schwimmen gehen, du bist ja allein. Deine Shorts gleiten in den Sand, dein knappes Top ebenfalls. Als du deinen String über die Hüften streifst, schaust du an dir hinab: *Ganz schön geil schau ich aus,* denkst du, still in dich hineinlachend und froh, mit dir zu sein. Deine Beine sind kräftig und wohlgeformt, und deine samtigen Härchen stellen sich auf im warmen Wind. Du streifst mit den Fingern durch den weichen Busch auf deinem Venushügel, kraus und sweet, an den Rändern getrimmt. Fast möchtest du dich eingehender anfassen, so wohl fühlst du dich. Deine andere Hand umkreist deine Brüste und tippt verspielt einen Nippel an.

Plötzlich – war da was? Reflexartig bedeckst du deine Blöße und schaust dich um. Der Strand ist weit und leer, und im Gebüsch ... kannst du auch nichts sehen. Komisch. Ein Gefühl, als würde man beobachtet, ohne dass man wirklich jemanden sehen oder hören kann. *Und wenn schon,* denkst du dir frech, *soll er doch sehen, was ich gerne zeige.* Du stellst dich offen hin, in Richtung Büsche, hebst dein Kinn leicht an und schürzt deine heißen Lippen zu einem gehauchten Kuss. Du musst über dich selbst lachen, drehst dich um und schreitest ins Meer, wie eine Inselkönigin.

Als du zum Schwimmen untertauchen möchtest, ist es wieder da: dieses untrügliche Gefühl, dass jemand hier ist und dich beobachtet! Ach was ... Du gleitest ins Wasser und schwimmst ein paar Züge, kannst aber nicht anders, als dich nach einigen Sekunden umzudrehen und wieder nachzuschauen.

»AAAAH!« Ein gurgelnder Ton des Erschreckens kommt aus deinem Mund: Da steht er am Strand. Ein Mann. Wie ist er so schnell da hingekommen? Er starrt dich an, unverhohlen, direkt, wie ein Jäger seine Beute anschaut: mit Lust und Gier, aber gleichzeitig ruhig und wissend, dass du ihm nicht entkommen wirst. Und mit diesem hypnotischen Blick aus seinen fast schon starren Augen, eingebettet in ein markantes, wildes, unrasiertes Gesicht, eingerahmt von lockigem, langem Haar, markiert er dich.

Und als wäre es das Normalste der Welt, streift er seine abgeschnittenen Jeans ab – sein Oberkörper ist bereits nackt –, und dein Blick fängt ein, was deinem Mund ein gestöhntes »Oh« entlockt: Er hat keine Unterwäsche an, und als seine Hose in den Sand fällt, federt ein halbsteifer, kräftiger Schwanz nach oben und kommt erst nach einem kurzen Tanz zum Stillstand. *Gott, ist der schön. Und geil!*, denkst du dir. Du blickst wieder in seine Augen, die dir kaum merklich signalisieren – oder stellst du dir das nur vor? –, zu ihm zu kommen.

In dir toben Gedanken und Gefühle: *Was ist, wenn das ein Verrückter ist, oder noch schlimmer, ein Mörder?* Dein Herz rast, deine Pussy wird nass – das kannst du auch im kühlen Wasser spüren –, und du tust, was du tun musst. Wie magnetisch angezogen, wie an einer unsichtbaren Leine, gehst du langsam in seine Richtung. Als du vor ihm stehst – deine Knie zitternd, deine Nippel erigiert –, schließt du deine Augen halb, während deine Lippen zu einem Kuss aufgehen. Der nicht stattfindet! Denn der Mann drückt dich bestimmt und keinen Widerspruch duldend nach unten. Deine Knie landen im Sand, und vor deinem Gesicht mit deinem halb geöffneten Mund wiegt sich drohend und lockend der Schwanz des Fremden, mittlerweile vollends aufgerichtet, steif, hart, mächtig, die Vorhaut ist gewichen und gibt die pralle, bläuliche Eichel frei. *Mein Gott!*, denkst du, als du deinen Mund weit genug öffnest, damit er sein dickes Teil in deinen feuchten, warmen Mund schieben kann, langsam, aber bestimmt …

Und so weiter und so fort … Deine, eure Geschichte kann so ähnlich oder ganz anders sein. Wichtig ist nur: Lass dich darauf ein und schau, was passiert, wenn du mit deinen Sinnen erzählst, Lust auf Details hast und es genießt, deine Frau zu erregen, mit deiner Fantasie, deinen Worten, vielleicht auch deinen Tönen (Stöhnen, lautes Atmen) zu durchdringen.

Varianten

Verspürst du das Verlangen, deine Partnerin, die du mit deinen Worten, deiner Fantasie, verführst, erfüllst, erregst – so wie dich selbst auch! –, beim Erzählen zu berühren? Dann tue es. Aber fange langsam an, kein lineares Streicheln, sondern gib kleine Impulse mit deinen Fingern, Händen. Vielleicht legst du – wenn das euer Ding ist – mal die Hand sanft, aber bestimmt um ihren Hals oder hältst ihre Hände fest.

Du willst »Special Effects« einsetzen? Bitte sehr! Füttere deine Begehrte mit gefrorenen Himbeeren, spiele mit ihr, während du erzählst und fantasierst. Eiswürfel für die Haut zum Reizen und Teasen, warmes Öl zum Verwöhnen ... Die Regeln sind Guidelines, keine Dogmen. *Go with the flow,* und wenn der Fluss zum mitreißenden Strom werden will, dann springt gemeinsam hinein und taucht ab in das, was sich für euch auftut!

Stolperstein

Dir fällt nichts ein? Die Fantasie, der Erzählfluss stockt? Mache Pausen. Lasse sie atmen, und atme auch selbst. Vielleicht spielst du mit dem Atem, hauchst ihr ins Ohr, schiebst eine Phase von sanften Berührungen ein, bis sich wieder Bilder und Wörter in dir einstellen, in die du deine Begehrte einhüllst, mit denen du sie berührst, in den Ohren und zwischen ihren Beinen.

Reason why

Die Fantasie ist eure Freundin, sie will nichts und kann alles. Man kann sie trainieren wie einen Muskel, damit sie stark und wild und frei wird. Und genau das übt ihr in diesem Abenteuer. Worte – gedachte und ausgesprochene – werden erotische Realität und manifestieren sich in eurer Liebes- und Sexwelt. Alles, was in euren Köpfen passiert, ist so unendlich wertvoll, denn es regt eure Sinne an. Wenn ihr lernt, genau diese Gedanken zu teilen, wird euer Tanz freier, wilder, vielschichtiger und authentischer werden.

Eure Fantasien sind ein Ventil, eine Drehtür in eine andere Welt, die nur euch gehört. Das schweißt euch als Paar zusammen, und ihr werdet zu sexy Partners in Crime. Eure Fantasien bewahren euch vor 08/15-Sex, vor Routine und Langeweile.

GRETA

»Das war gut, lustig. Ich konnte mir vorher gar nicht vorstellen, dass Felix das kann und da nicht aussteigt. Aber es war ganz cool.

Als er dann so versaut wurde und ich das Gefühl hatte, er erzählt nur eine seiner Pornogeschichten nach, war ich zwischendurch sogar irritiert und auch etwas abgetörnt. Ich bin dann zwar wieder reingekommen, wobei so eine kritische Stimme in mir geblieben ist, wie ein Licht, das man vergessen hat auszumachen. Trotzdem bin ich drangeblieben und hab mich amüsiert, bin gegen Ende sogar richtig erregt worden. Aber da war auch Scham, würde ich sagen.

Die verbundenen Augen waren gut, das hat etwas mit mir gemacht und mir auch geholfen, mich besser auf die Geschichte einzulassen. Als er mich dann ganz plötzlich leicht an meinen Nippeln berührt hat, war das wie ein kleiner Stromschlag. Heiß!«

GURU

»Liebe Greta, es ist ganz normal, dass es dir etwas peinlich war – du hast Felix heute mal ganz anders erleben können, und das kann befremdlich sein. Knüpfe dort an, wo du lachen konntest und wo du erregst warst. Kannst du sagen, wann du eine Verbindung zu Felix gespürt hast und nicht im Urteilen oder in der Kontrolle warst?

Woher kommt deine Scham, und wie kann sie vielleicht sogar zu deiner Erregung beitragen, wenn du sie als Reiz siehst und nicht als Hemmung? Nimm den Faden auf, der dich und Felix vielleicht zu neuen Ufern eurer Sexualität führt. Heiße die Kreativität und den Humor willkommen, sie sind eure Gefährtinnen und Katalysatoren.«

FELIX

»Also, ich fand es super, Gretas Kopfkino zu steuern und die Situation insgesamt zu kontrollieren. Das hat sich irgendwie ergeben: Wer sieht und erzählt, der führt. Dass sie nicht wusste, was als Nächstes passiert, machte alles, was von mir kam, irgendwie überraschend. Ich konnte ihre Reaktionen sehen, ja sogar spüren, und das war irgendwie hot. Aber ich glaube, ich bin nicht so der Dichter. Mir fehlt die Geduld, und manchmal fällt mir nichts oder nur Quatsch ein, Klischees und eher Einfaches. Ich wurde dann auch schnell unsicher, wollte ihr das aber um nichts in der Welt zeigen. Manchmal habe ich so primitives Zeug erzählt, wie in Pornos. Und die mag Greta nicht besonders. Also, nicht die, die ich schaue.«

GURU

»Es gibt kein Richtig und Falsch bei dieser Übung. Die Fantasie sucht sich ein Ventil und kommt heraus. Versuche nie, sie zu kontrollieren oder zu bewerten. Besser ist es, ihr den Boden zu bereiten und zu schauen, was passiert. Und wenn es B-Porno-Talk ist, dann ist es immerhin eines: lustig. Lacht darüber, wenn es lustig ist! Humor verbindet und lockert auf, er führt auf seine Weise in den Körper, von einer selbstkritischen Stimme, einer Angst, nicht gut genug zu sein oder nicht geliebt zu werden, weg, und er verbindet.

Nehmt euch auch Pausen beim Spiel, wenn sich das richtig anfühlt für euch.«

NÄCHSTE AUSFAHRT RECHTS

CHALLENGE 20: GENITALIEN ANDERS BERÜHREN LERNEN

von Stella Anna Sonnenbaum

Das Beste an der Autobahn ist, wie ich finde, nicht, dass wir schnell ans Ziel gelangen, sondern, dass es unbekannte Ausfahrten gibt, hinter denen das Abenteuer wartet. Ich lade euch heute ein, auch beim Sex mal spontan abzubiegen. Natürlich birgt das ein Risiko! Ihr wisst schließlich nicht, was da auf euch wartet. Aber nach so viel Autobahn ist es vielleicht ganz schön, einmal aufzuatmen und die Landschaft genüsslich zu betrachten. Die Sonne scheint, und die Bäume rechts und links tüpfeln Licht und Schatten auf die Straße. Steht da nicht ein Reh im Wald? Aha, hier ist ein Schild: »Landschaftlich reizvolle Route«. Da biegt ihr mal ab und gelangt nach vielen schönen Ausblicken auf Berg und Tal an einen Parkplatz. Gar nicht weit davon liegt eine wunderschöne Lichtung, mitten im Wald. Da könnt ihr eure Picknickdecke ausbreiten und euch niederlassen. Dazu gibt es eine Flasche Wein, frisches Baguette, Butter, Trauben, und die anderen leckeren Dinge. Die Häschen schauen euch neugierig zu.

Wenn ihr beim Partnersex die »Autobahn« verlasst, die euch sonst so zielsicher und auf die immer gleiche Art und Weise zum Orgasmus bringt, kann es tatsächlich sein, dass ihr eine ganze Landschaft an Tastempfindungen in euren Genitalien entdeckt, von denen ihr gar nicht wusstet, dass sie existieren. Starke Vibratoren und schnelle Stöße machen echt Spaß, sind aber auch manchmal unser bequemes Gaspedal. Ich lade euch ein, stattdessen sowohl Hände (hier die eures Partners) als auch Atem zu benutzen. Tiefes Atmen hilft, die Tastempfindungen noch stärker zu fühlen. Keine Angst – Autobahn und Gaspedal sind ja immer noch da, und ihr könnt jederzeit wieder auf die Autobahn zurückfahren.

Viel Spaß bei der achtsamen Erkundung eurer Genitalien!

Gut zu wissen

Vielleicht ist es euch schon aufgefallen, dass Körperteile, die ihr oft berührt (z. B. die Klitoris), besonders erregbar sind. Umgekehrt heißt das, wenn ihr neue Körperzonen dazugewinnen wollt, müsst ihr sie nur öfter berühren. So kann euer Gehirn neue Verbindungen zu diesem Körperteil schaffen. Ihr könnt also durch Veränderung eures Berührungsmusters dafür sorgen, dass euer Körper auch an anderen Stellen erotisiert werden kann.

Mindset

Die empfangende Person muss nichts tun. Gar nichts. Sie darf nur genießen und staunen. Sie »muss« nur liegen und darf mit ihren Empfindungen ganz bei sich bleiben.

Es geht bei dieser Challenge nicht zwingend um eine Vorbereitung für den penetrativen Sex, es handelt sich vielmehr um eine in sich abgeschlossene Übung.

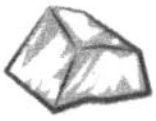

Stolperstein

Nachdem ihr so lange auf der Autobahn gefahren seid, kann es sein, dass ihr auch durch den Wald rast wie eine Affenbande auf der Suche nach der Kokosnuss. Ein viel langsameres Tempo ist gewöhnungsbedürftig, aber so lohnenswert.

Wenn eure Gedanken abschweifen, holt einfach tief Luft und konzentriert euch auf die Tastempfindung, die ihr gerade fühlt. Das ist eine tolle Art, um wirklich achtsam und im Moment zu bleiben.

Challenge

Dauer: insgesamt ca. 60 Minuten

Material

Massageöl oder Gleitgel

Unterlage

A = Gebender

B = Empfangende

Setting

Der Raum sollte angenehm gestaltet und temperiert sein (siehe dazu die Anregungen auf Seite 21).

Entscheidet, wer zuerst A ist und wer B.

A lädt B auf die Picknickwiese in eurem Bett ein, dort kann sie es sich so richtig gemütlich machen, um von dem Gebenden mit intimen Tastempfindungen gefüttert zu werden.

Bevor ihr loslegt, noch eine Frage: Wie möchte die empfangende Person vom bekleideten Zustand zum unbekleideten kommen? Sie kann sich natürlich einfach ausziehen, es gibt jedoch noch mehr Möglichkeiten. Vielleicht zieht A B ganz langsam und sinnlich aus, sodass die Berührung der Kleidungsstücke schon für Streicheleinheiten sorgt. B entscheidet, was und wie sie es gern möchte.

Sicher habt ihr schon gemerkt, dass es darum geht, den Tastsinn im ganzen Körper aufzuwecken. Deshalb sollte der Empfangende zu Beginn der Übung auf jeden Fall nackt sein.

HOT TIPP
Probiert einmal, durch den geöffneten Mund zu atmen und dabei die Augen zu schließen. Die Atmung allein kann ganz schön träumerisch machen, und vielleicht fühlt ihr euch wirklich wie auf einer wunderschönen Lichtung im Sommerwald und atmet die Wärme, den lauen Wind und die aromatische Waldluft ein, und das lange Gras kitzelt so schön!

Schritt 1:
Dauer: ca. 2 Minuten

B liegt nackt auf dem Rücken im Bett und hat es sich bequem gemacht. A schaut B in die Augen und lächelt, ruhig von ganz nah! Dann legt A beide Hände an die Kopfseiten des Empfangenden und streicht ziemlich fest und langsam von dort über die langgestreckten Arme am Körper hinunter bis zu den Füßen. Ihr macht das insgesamt drei Mal.

Das erste Mal sucht ihr euch eine Route an den Außenseiten des Körpers. Beim zweiten und dritten Mal könnt ihr etwas kreativer sein, aber wenn es sich bei B um die Partner*in* handelt, bitte Brüste und Genitalien auslassen.

Schritt 2:
Dauer: ca. 5–10 Minuten

A sitzt jetzt zwischen den Knien von B. Ihr könnt euch auch auf ein Kissen setzen, falls das für euren Rücken besser ist. Gut ist auch ein Kissen unter dem Becken der empfangenden Person. Idealerweise kann euer Partner seine Beine einfach auf eure legen. Schneidersitz oder Beine ausgestreckt – was immer ihr bequemer findet.

A sitzt nah genug, um eine Hand aufs Bs Schambein und die andere aufs Brustbein zu legen. A atmet im gleichen Rhythmus wie B.

Schritt 3:
Dauer: 20 Minuten
Er: Gebender
Sie: Empfangende

Die Hände des Gebenden streichen langsam abwechselnd nach unten, immer vom Brustbein zur Vulva, mit der ganzen Handfläche. Dann fängt der Gebende an, die Vorderkante des Schambeins zu erkunden. Er beginnt ganz links, dort, wo der Schenkel beginnt, und presst mit den Fingern nach unten, aufs Schambein. Die Empfangende sagt Bescheid, wenn der Gebende zum nächsten Punkt gehen kann und/oder ob ein stärkerer Druck gewünscht wird.

In der Mitte (wo sich die rechte und die linke Schambeinhälfte treffen) gibt es einen interessanten Punkt, an dem viele Nerven zusammentreffen. Wie spürt ihn deine Partnerin?

Der Gebende ermutigt die Empfangende, tief zu atmen,

Bewegungen und Stöhnen oder Seufzen sind auch willkommen.

Wenn der Gebende die gesamte Vorderkante des Schambeins erkundet hat, kann er rechts und links von der Klitoris auf das Schambein drücken. Oft ist ziehender Druck (mit dem Daumen) hier sehr angenehm, Richtung Bauchnabel. Der Gebende fragt dabei immer nach, wann es weitergehen kann – aber er nimmt sich für jeden Punkt Zeit.

Auf dieselbe Art und Weise kann der Gebende im Anschluss den Beckenknochen zu beiden Seiten der Vulva bis zu den Sitzbeinhöckern erforschen.

Lustorgane Frau

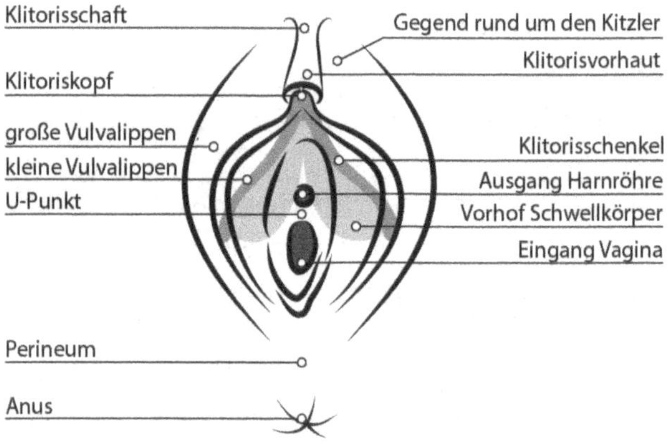

Die folgenden Gegenden könnt ihr mit weniger Druck und vielleicht mit etwas Öl oder Gel erforschen:

- die großen und kleinen Vulvalippen und die Furchen dazwischen
- das Perineum zwischen Scheideneingang und Anus
- die Gegend rund um den Kitzler

- die Klitorisvorhaut
- unterhalb des Kitzlers – nicht alle Frauen mögen direkte Stimulierung hier, also kommuniziert bitte und fragt immer nach: »Ist das angenehm?«
- den U-Punkt – um den Harnröhrenausgang herum, der sich direkt am Scheideneingang befindet

Die Challenge endet mit je einer Hand des Gebenden auf Schambein und Brustbein der Empfangenden wie bei Schritt 2.

Schritt 4:
Dauer: 20 Minuten
Sie: Gebende
Er: Empfangender

Lustorgane Mann

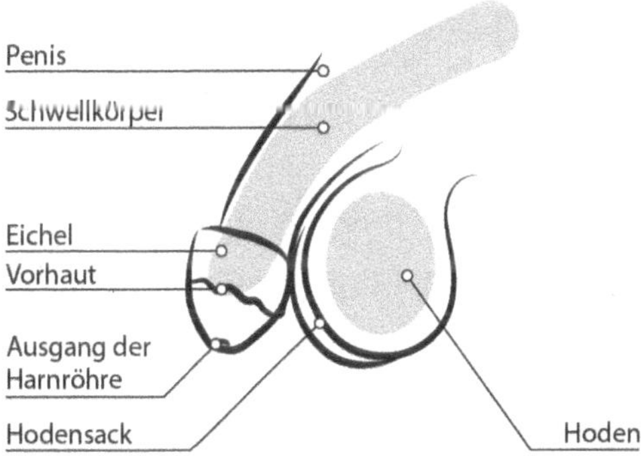

Die Hände der Gebenden streichen langsam abwechselnd nach unten, immer vom Brustbein zum Penis und sanft darüber weg / daran vorbei, mit der ganzen Handfläche. Dann fängt die Gebende an, die Vorderkante des Schambeins des

Empfangenden zu erkunden. Dafür startet sie ganz links, wo der Schenkel beginnt, und presst mit den Fingern nach unten, aufs Schambein. Der Empfangende sagt Bescheid, wann die Gebende zum nächsten Punkt gehen kann, und/oder ob ein stärkerer Druck gewünscht wird.

Die Gebende erkundet einen interessanten Punkt in der Mitte des Schambeins. Sie ermutigt den Empfangenden, tief zu atmen, und lädt ihn zu mehr Bewegung, Stöhnen oder Seufzen ein.

Wenn sie die ganze Vorderkante des Schambeins erkundet hat, kann sie jetzt rechts und links vom Penis auf das Schambein drücken. Oft ist ziehender Druck (mit dem Daumen) hier sehr angenehm, nach rechts und links.

Die Gebende fragt nach, wann es weitergehen kann – sie nimmt sich aber für jeden Punkt Zeit.

Genauso kann die Gebende dann den Beckenknochen zu beiden Seiten des Beckenbodens bis zu den Sitzbeinen erforschen.

Als Nächstes erforscht die Gebende das Perineum, zwischen Anus und Hoden, danach die Rückseite des Hodensacks. Sie kann den rechten und linken Hoden sanft zwischen Daumen und Fingern drücken, aber nur, wenn das für den Empfangenden angenehm ist. Auch kann die Gebende den Hodensack mit Daumen und Zeigefinger sanft von den Hoden wegziehen. Auf diese Weise spürt der Empfangende die Unterschiede in den Berührungen der beiden Hoden und wie es sich auf jeder Seite anfühlt.

Dann kommt die Gebende zur Penisbasis. Sie umschließt zunächst den Penisschaft ganz unten mit Daumen und Zeigefinger und drückt. Der Empfangende sagt Bescheid, was angenehm ist. Dann bringt die Gebende den Ring stufenweise bis an den Rand der Eichel, bewegt einen Finger rings um den Eichelrand und lässt den Empfangenden aussprechen, an welcher Stelle die Empfindung am stärksten ist. Sie vergleicht anschließend die vier verschiedenen Seiten des Schafts und schließlich die verschiedenen Seiten der Eichel, mit oder ohne Vorhaut, und die Gegend um den Harnröhrenausgang.

Ziel dieser Übung ist nicht, dass dein Partner eine Erektion bekommt (sondern nur fühlt) – aber es kann natürlich passieren. Der steife Penis fühlt sich anders an als der erschlaffte, und das allein ist auch eine interessante Entdeckung.

Die Challenge endet mit den Händen der Gebenden auf Schambein und Brustbein des Empfangenden wie in Schritt 2. Falls der Penis eures Partners erigiert ist, könnt ihr die Übung damit beenden, dass ihr die Penisbasis mit eurem Daumen und Zeigefinger umfasst.

Variante 2
Material
Massageöl oder Gleitgel
Latexhandschuh, wenn gewünscht

Der Ausflug endet auf dem Prostata-G-Punkt des Mannes.
15 Minuten oder so lange wie gewünscht.

Die Gebende zieht, wenn gewünscht, den Latexhandschuh über – er lindert die Schärfe von Fingernägeln, und wenn ihr ihn auszieht, habt ihr gleich wieder saubere Hände. Am besten benutzt ihr noch ein Öl oder ein dickflüssiges Gel.

Die Gebende massiert die Gegend um den Anus des Empfangenden langsam und sanft. Dann drückt sie vorsichtig und rhythmisch mit der Fingerkuppe auf den Anus – die Handfläche zeigt dabei nach oben. Die Gebende wartet darauf, dass der Anus sich bewegt und langsam von selbst den Finger erforscht, sodass sie hineingleiten kann. Ungefähr eine Fingerlänge Richtung Bauchnabel kann die Gebende die Prostata ertasten, die sich ein bisschen wie eine Walnuss anfühlt. Sie bleibt einfach da. Sie kann einen zweiten Finger einführen, wenn gewünscht.

Der Empfangende bestimmt den Druck und kann tief atmen, sich bewegen oder seufzen oder stöhnen. Die Gebende macht nichts.

HOT!
Wenn du es als Mann sexy findest, dass dich deine Partnerin am oder im Anus berührt, dann ist das ganz normal. Entledige dich alter Vorurteile – alles, was sich gut anfühlt, ist richtig!

Feedbackrunde

Mögliche Fragen:

- Hast du dich entspannen können?
- Wie war es für dich, nicht auf den Orgasmus abzuzielen?
- Hast du etwas Neues entdeckt?
- Was hat dir besonders gut gefallen und was nicht so?
- Wie war es für dich, tief zu atmen?
- Fandest du es gut, zu stöhnen und zu seufzen?
- Haben dich deine Gedanken abgelenkt?
- Gibt es Bereiche, die du noch besser kennenlernen möchtest?
- Was hätte ich als aktiver Partner besser machen können?

Reason why

Die Schönheit der Landschaft liegt immer abseits der Autobahn zum Orgasmus. Und genau darum geht es in diesem Abenteuer. Ich möchte, dass ihr euch traut und euch Zeit nehmt, eure gewohnten Pfade zu verlassen, die ihr vielleicht schon seit Teenagertagen benutzt. Es ist ja auch so verführerisch, immer die genitalen Zonen zu berühren, von denen ihr wisst, dass sie zum Orgasmus führen.

Aber halt! Wenn ihr neue Tastempfindungen entdecken wollt, braucht ihr Geduld – und eine Portion Neugier. Für euch beide kann es ganz schön spannend sein, euren Körper besser und anders kennenzulernen. Ihr werdet ganz sicher neue Bereiche entdecken, die sich einfach super anfühlen und die schon Jahre oder Jahrzehnte darauf gewartet haben, endlich ihr Feuerwerk von Empfindungen über euer Nervensystem zu schicken.

Ihr schult in diesem Abenteuer eure Empfindsamkeit, Achtsamkeit und eure Kommunikationsfähigkeit.

MARVIN

»Das letzte Mal habe ich Teresas Genital bei der Geburt unseres Sohns gesehen. Es war für mich eine Weile gar nicht so einfach, dieses Genital, aus dem mein Kind gekommen ist, wieder sexy zu finden. Da bin ich ganz ehrlich. Vielleicht haben wir uns auch deshalb ein wenig voneinander entfernt. Zumindest, was unsere Sexualität anbelangt. Insofern war die Übung für mich wirklich klasse, und ich glaube, sie hat uns als sexuelles Paar einander wieder nähergebracht. Wir waren beide endlich mal wieder entspannt, und ich hatte nicht das Gefühl, dass Teresa sich wieder von mir bedrängt gefühlt hat. Ich habe es auch sehr genossen, wie anders Teresa meinen Schwanz angefasst hat. So zärtlich und liebevoll. Die Region um meinen Anus ist empfindlicher, als ich dachte. Das war mir fast peinlich – aber doch so schön. Und jetzt meine Frage – wann haben wir wieder ›richtigen‹ Sex?«

GURU

»Lieber Marvin, Männer unterschätzen oft, was für eine Wirkung eine Geburt auch auf sie haben kann. Nun seid ihr auf dem besten Weg, eure Intimität wiederzuentdecken. Stück für Stück.

Du möchtest wieder penetrativen Sex, höre ich. Teresa hat gerade erst aufgehört zu stillen und ist vielleicht noch nicht so weit. Plant genau deshalb erotische Dates ein und versichere Teresa immer wieder, dass du ihren Körper schön findest.

Ich freue mich, dass du deine Analregion entdeckt hast. Vielleicht kannst du beim Solo-Sex weiter mit der Empfindlichkeit deiner Prostata experimentieren?«

TERESA

»Für mich war es anfangs wirklich schwierig, mich zu entspannen, denn seit der Geburt habe ich mich nicht getraut, mich ganz nackt zu zeigen. Marvin hat dann vorgeschlagen, dass er mich ganz langsam und erotisch auszieht, und zuerst fand ich das gut, aber ich habe mir BH und Höschen dann doch lieber selbst ausgezogen und mich erst mal schnell unter die Decke gelegt.

Marvin hat seine Hände auf die Decke gelegt und einfach mit mir geatmet. Das fand ich total schön, denn auch mir hat Nähe und Intimität gefehlt. Als er dann zwischen meinen Beinen saß, habe ich mir doch wieder die Decke geholt und meine Brüste und meinen Bauch zugedeckt, aber so konnte ich mich gut entspannen. Und dann war es richtig toll! Wir haben beide zusammen meine Vulva im Detail entdeckt, und ich hatte viele tolle Tasterlebnisse. Wir kennen mich jetzt beide viel besser, und ich kann mir vorstellen, dass das in Zukunft dem Vorspiel zugutekommt.«

GURU

»Liebe Teresa, ich freue mich, zu hören, dass du für dich selbst gesorgt hast und deinem Impuls gefolgt bist, dich noch ein bisschen abzudecken. So machst du dich selbst sicher und steckst deine Grenzen ab. Wenn du in Zukunft körperkritische Gedanken hast, hole tief Luft und konzentriere dich wieder auf deine Empfindungen. Du kannst natürlich auch den Solo-Sex dafür nutzen, um deinen Körper und deine Yoni weiterzuerwecken. Vergiss auch deine Brüste dabei nicht. Die waren lange Zeit die ›Milchbar‹ für dein Baby – aber jetzt gehören sie wieder zu deinem erotischen Körper.

Auch könntest du etwas finden, was dir autoerotisch Spaß bereitet. Vielleicht einfach eine wohltuende holistische Massage, die Sauna im Wellness-Center, ein neues Set Lingerie oder ein Boudoir-Fotoshooting. Vergiss nicht, mal einen Babysitter zu engagieren, um einfach mit Marvin auszugehen und Spaß zu haben.

Übrigens: Wir haben nicht nur Genitalien, wenn wir Liebe machen. Im Alltag versäumen wir meistens, einfach mal zu spüren, was zwischen unseren Beinen ist. Es kann ganz schön beflügeln, mehrmals am Tag in den Beckenboden zu atmen, einfach

Hallo zur Yoni zu sagen und die Empfindungen zu genießen, egal, wo du gerade bist: in einer Besprechung, im Auto, am Computer oder im Supermarkt. Vielleicht lächelst du dann automatisch ganz glücklich den Kassierer an. Viel Spaß!«

MENSCHLICHES KALEIDOSKOP

CHALLENGE 21: VERFÜHREN UND SPIELEN

Erinnert ihr euch noch an den Zauber eines Kaleidoskops? Man sieht hindurch, und wenn man es langsam dreht, erscheinen immer wieder neue Farben und Muster. Wieder und wieder entstehen neue Gebilde. Aufregend und unvorhersehbar.

Wie wäre es, wenn sich euer Liebesleben so verändern würde? Wenn euer Blick etwas Überraschendes erkennen würde und ihr staunen könntet?

Dazu braucht es lediglich eure Bereitschaft, auch etwas anderes sehen zu *wollen*. Ihr könnt den anderen mit »leerem Blick« ansehen oder aber mit einem Hauch von Begehren, der einem ein Kribbeln im Bauch schenkt.

Welche Körperteile oder Proportionen findet ihr aneinander besonders anziehend? Ist es vielleicht ein kleines Muttermal? Die Form des Pos oder aber die kräftigen Schultern? Der Schwung der Lippen?

Wann habt ihr mit diesem Fokus das letzte Mal euren Liebsten angesehen? Eine ganze Weile her?

Meistens verändert sich der Partner oder die Partnerin über die Jahre gar nicht so sehr, es ist vielmehr unser Blick auf den anderen, der sich wandelt. Wir sehen den anderen in seiner Rolle als Mutter, Vater, Versorgerin, Hausmann etc. – doch Sexualität wünscht sich einen erotischen Blick auf den Spielgefährten. Dazu braucht es zweierlei: Einen, der sich so ansehen *lässt*, und einen, der die sexuelle Schönheit auch erkennt.

Heute könnt ihr eurem Blick einen Schubs in diese erotische Richtung geben. Ihr schaut euren Partner durch ein erotisches Kaleidoskop an. Ihr sucht nach sexy Körperstellen, nach erotischen Bewegungen und Gesten, die euch am besten gefallen, und schaut schamlos hin. Ihr bewegt euren Partner mit euren Worten – und haltet ihn ins Licht. Und staunt dabei, wie ihr ihn neu betrachten lernt. Erotisch und sinnlich. Oder humorvoll und verspielt.

Gut zu wissen

Im weitesten Sinne spielt diese Challenge mit den Elementen einer Peepshow: Es gibt einen Voyeur und einen Exhibitionisten. Jeder von uns trägt diese Anteile in sich, unterschiedlich stark ausgeprägt. Es lohnt sich, herauszufinden, auf welcher Seite des Papiers ihr lieber steht. Denn dann könnt ihr diese spannenden Elemente des Anschauens / Sich-Betrachten-Lassens in euer Liebesspiel einbauen.

Mindset

Bleibt authentisch und spielerisch. Welche Gefühle machen sich in eurem Körper bemerkbar? Versucht, bei dieser Challenge bei euch selbst zu bleiben. Macht es für euch.

Versucht nicht, jemand sein zu müssen oder es besonders gut machen zu wollen. Ihr seid schön und begehrenswert, wie ihr seid.

Challenge

Vorbereitung/Material

A3-Karton mit einem kleinen Loch (geht gut mit einer Nagelschere) im oberen Drittel des Blattes
Bettlaken (1,40 x 2m)
Wäscheleine / Seile / ggf. kleine Nägel
Musik
Kerzenlicht
einen warmen Raum
wenn gewünscht:
Tücher
Dessous
Öl
sexy Unterwäsche für jeden von euch

Hängt das Bettlaken mit der langen Seite zum Boden hin auf. Bindet dazu am besten Seile an die beiden Enden des Tuches, die ihr wiederum mit kleinen Nägeln an der Wand befestigt, oder ihr hängt das Laken an einer Wäscheleine im Zimmer auf.

Schneidet zwei nur Iris-große (der andere darf eure Augen nicht sehen!) Löcher auf eurer individuellen Augenhöhe in das Tuch.

A = lässt sich anschauen
B = schaut und dirigiert

Die Challenge hat verschiedene Schwierigkeitsgrade – ihr entscheidet gemeinsam, wie weit ihr gehen wollt. Denkt euch ein Safeword aus, das die Übung sofort beendet, wenn einer von euch es ausspricht.

Schritt 1:
Dauer: 5 Minuten (stellt euch einen Timer oder macht die Playlist an, die ihr vorbereitet habt)

Das Bettlaken hängt noch nicht!

Ihr seid beide angezogen und stellt euch einander gegenüber mit einem Abstand von drei Metern auf.

Ihr schaut euch in die Augen und macht ein paar tiefe Atemzüge.

B nimmt nun den A3-Karton hoch und schaut durch das kleine Loch A an. A macht gar nichts, lässt sich nur von B anschauen. B darf gerne in die Knie gehen, die Perspektive verändern. Aber bitte haltet das Papier für die gesamte Spielzeit vor eure Augen. Vergesst beide nicht, zu atmen. Ihr sprecht in dieser ersten Runde nicht miteinander.

Wenn der Timer abgelaufen ist, tauscht ihr die Rollen.

Schritt 2:
Umbau- und Umkleidepause
Hängt zuerst gemeinsam das Bettlaken auf. Dann entscheidet, wer dieses Mal A oder B sein möchte. Keine Sorge, ihr tauscht nach der Runde die Rollen.

A verlässt den Raum, um sich sexy, verführerisch, überraschend kreativ anzuziehen.

Ihr könnt euch mit Tüchern »bekleiden« oder den anderen mit einem eingeölten Körper überraschen. Ihr sollt euch in eurer Haut wohl fühlen, aber doch etwas wagen. Verlasst also gerne eure Komfortzone. Vielleicht habt ihr euch sogar etwas Schönes für diese Challenge gekauft?

Bitte denkt an euer Safeword, das ausgesprochen die Übung sofort beendet.

Schritt 3:
Dauer: 10 Minuten/Runde

B stellt die Musik an und sich selbst hinter das Bettlaken. Die Auswahl des Musikstücks ist maßgeblich daran beteiligt, in welche erotische Richtung es gehen wird. Spielt damit.

Das Licht ist gedämpft. Kerzen zaubern eine sinnliche Atmosphäre auf die »Bühne«, die A gleich betreten wird.

Auf das Zeichen von B betritt A den Raum in dem Outfit, das B mit Sicherheit nicht erwartet hat, und positioniert sich mit einem Abstand von etwa zwei bis drei Metern vor dem Laken.

Die Spannung steigt. Was passiert nun? B hält die Spannung und sagt für etwa ein bis zwei Minuten nichts. B sucht mit dem Blick durch das Laken nach Körperstellen, die er besonders attraktiv am Gegenüber findet, und versinkt erst einmal in dieser Aufgabe.

A bewegt sich zur Musik und weiß, dass B zuschaut.

B lädt A nun ein, sich langsam auszuziehen (falls A noch etwas anhat). Sehr langsam.

B bedient nun das »menschliche Kaleidoskop« und darf A drehen und wenden. Dabei sind es nicht die Hände, sondern klar ausgesprochene Wünsche, die A in neue Positionen bringen.

Bleibt achtsam und liebevoll miteinander und fordert euren Partner – aber überfordert ihn nicht!

Beispiele, was B zu A sagen könnte:
»Du bist wunderschön/sexy/heiß.«
»Du gefällst mir.«
»Bitte bewege dich für eine Weile nicht. Ich möchte dich nur anschauen und ganz lange betrachten.«
»Ich kann alles sehen. Du nichts.«
»Tanze erotisch für mich. Bewege deine Hüften.«
»Berühre dein Gesicht für mich – ganz vorsichtig.«
»Schließe deine Augen für einen Moment.«
»Öffne deinen Mund und streiche über deine Lippen.«
»Dreh dich bitte langsam um und strecke mir deinen Po entgegen.«
»Streiche mit deinen Händen über deine Silhouette, zieh bitte deine Hose/Kleid aus.«
»Du erregst mich.«

Wichtig: B entscheidet, wie viel er sprechen möchte. Und was er sagt.

Nach einer Pause tauscht ihr die Rollen. Die Pause kann auch bedeuten, dass ihr erst am nächsten Tag weitermacht.

Variante 1
Wenn ihr die Spice Scale erhöhen wollt, könnt ihr euch vom anderen sexuelle Handlungen wünschen. Ihr könnt den anderen bitten, sich mit Öl einzucremen, sich zart an der Vulva zu berühren, sich selbst den Penis zu massieren, die Hoden, die Nippel ... Ihr entscheidet gemeinsam, wie weit ihr gehen wollt.

A erfüllt Bs Wünsche im vorher abgesteckten Rahmen.

Variante 2

Ihr könnt diese Übung auch als humorvolles Paarspiel spielen. In diesem Fall gibt B A Anweisungen, die Spaß bringen: »Bewege dich wie eine Schlange« oder »Stell dir vor, du hast dir in die Hose gemacht« oder »Bewege dich wie ein Chippendale« oder, oder ...

Feedbackrunde

Mögliche Fragen von A an B:

- Hat dich mein Outfit überrascht?
- Wie war es für dich, am Anfang der Übung kein sprachliches Feedback zu bekommen?
- Hat es dir gefallen, mich herumzukommandieren?
- Wie war es für dich, mich zu beobachten?
- War es anders, als wenn du mich normalerweise anschaust?
- Welche Körperstellen hast du dir besonders gerne angesehen? Oder waren es eher meine Bewegungen, die dir gefallen haben?
- Fandest du es erregend, mich so schamlos anzusehen? Oder befreiend?
- Hast du dich selbst berührt?

Mögliche Fragen von B an A:

- Hat es dich verunsichert, weil du nicht wusstest, welches Körperteil ich anschaue?
- Wie war es für dich, nur dazustehen? War es einfacher für dich, dich zu bewegen?
- Gibt es Körperteile, die du lieber versteckt hättest?
- Welche Gefühle hattest du?

- Welche Rolle hat dir besser gefallen?
- Hättest Du Lust gehabt, weiter zu gehen?

Reason why

Habt ihr schon einmal darüber nachgedacht, in welchen Situationen ihr euren Partner besonders anziehend findet? Wann beobachtet ihr ihn oder sie und denkt euch: *hot!*

Manche Paare berichten mir, dass es immer dann ist, wenn sie bemerken, dass auch andere ihren Partner begehren, oder aber, wenn sie beobachten, wie ihr Partner etwas besonders selbstsicher erledigt, wenn er ganz in seinem Element ist.

Ihr seht: Es ist immer noch derselbe Partner, aber die Umstände sind anders. Diese gewisse Distanz hilft, dass ihr ihn wieder mit einem erotischen Blick beschenken könnt. Ihn *anders* anseht. Ihn betrachtet. Ihn attraktiv findet. In der Art, wie er schaut, etwas tut oder wie er sich bewegt.

Der erotische Blick auf den anderen ist mit einer Zoomfunktion vergleichbar. Ihr sucht euch ein für euch attraktives Körperteil des anderen aus und versinkt darin für eine Zeit. Ihr »badet« euch darin und erotisiert damit euren Partner. Ihr erträumt euch den anderen.

Wie reagiert euer Genital auf diesen Blick? Tut sich da etwas?

Die Fähigkeit, sich den anderen erotisch zu erträumen, könnt ihr auch außerhalb dieser Challenge weiterüben. Seht euren Partner beim Autofahren mal genau an. Oder beim Essen. Welche Kleinigkeiten sind es, die ihr erotisieren könnt und die euch ins erotische Träumen bringen?

Der Blick durch die Gucklöcher im Karton/Bettlaken schafft auf einfache Weise ein bisschen dieser Distanz, die die Sexualität so liebt. Daneben verleiht diese Blickwinkel der Situation auch eine Brise Unsicherheit. **Genau diese Unsicherheit ist es, die euch ein Prickeln schenkt.** Alles, was vorhersehbar ist, routiniert abläuft, führt auf Dauer nämlich zu Langeweile.

Ihr könnt die Übung auch einmal ohne den Karton / das Laken ausprobieren und werdet feststellen, dass der Zauber dann fehlt. Wie kann das sein?

Nicht genau zu wissen, was der andere denkt oder sieht, nicht kontrollieren zu können, was der andere gleich sagen wird, hat seinen Reiz. Für wen von euch ist er größer?

On top bietet diese Challenge weitere Vorteile:

- Sie stärkt euer sexuelles Selbstvertrauen
- Sie stärkt eure Verführungskompetenz
- Sie stärkt das Vertrauen in euren Partner, dass er euch nur durchführbare und achtsame Anweisungen gibt
- Ihr lernt, Kontrolle abzugeben und zu übernehmen.
- Ihr übt euch in intimer Kommunikation
- Ihr spielt miteinander (immer gut!)

SUSANNE

»Ich fand die Übung ganz spannend – wir haben sie aber ohne das Bettlaken und nur mit dem Karton gemacht.

Klaus hat den Raum echt schön vorbereitet – mir eine tolle Bühne geschaffen. Überall waren Kerzen, und er hat schöne Musik ausgesucht. Das hat mich überrascht und auch gerührt. Wir hatten vorher ausgemacht, dass ich mich während der Übung nackt ausziehen würde. Vor dem Hintergrund habe ich mich wirklich sexy angezogen und mich auf meinen ›Auftritt‹

gefreut. Für mich ist ganz klar: Ich mag es, angeschaut zu werden, und habe Freude daran, mein Gegenüber mit meinem Körper und meinen Bewegungen anzutörnen.

Leider war es dann irgendwie so, dass Klaus unsicher wurde, er hat mir keine klaren Anweisungen gegeben. Da war dann die Luft raus – und keine große Spannung mehr im Raum. Ich habe dann eben gemacht, was ich dachte, was ihm gefällt. Ich weiß ja mittlerweile, dass ich recht pushy sein kann – und vielleicht hat er auch meinen leicht genervten Gesichtsausdruck gesehen, als nichts voranging. Klaus hatte dann leider keine Lust mehr, die Rollen zu tauschen.«

GURU

»Liebe Susanne, du hast ganz klare Vorstellungen, wie die Dinge zu laufen haben. Das löst bei Klaus Druck aus, und er fühlt sich von dir mit Argusaugen beobachtet und bewertetet. Das macht ihn unsicher.

Dir Anweisungen zu geben – die du dann auch noch ohne Murren befolgst –, ist eine neue Situation für ihn. Wenn du möchtest, dass er klarer und selbstsicherer wird, überprüfe dein tägliches Verhalten. Du hast eine exhibitionistische Präferenz, die du für dich nutzen könntest, du könntest ihn öfter mit deiner Weiblichkeit betören.«

KLAUS

»Ich war echt baff, als ich Susanne in ihrem Outfit gesehen habe. So habe ich sie schon lange nicht mehr gesehen. Sie ist eine echte Augenweide für mich. Als sie dann so selbstsicher in ihrem Körper vor mir stand, wusste ich gar nicht mehr, was ich zu ihr sagen wollte. Eigentlich hätte ich sie am liebsten nur gaaaannz lange angesehen. Und ja, ich hatte eine Erektion dabei. Das war mir irgendwie unangenehm, und ich kam mir wie ein Spanner vor. So nach dem Motto: Das ist doch meine Frau, meine schöne Frau, die Mutter meiner Kinder, die kann ich nicht so lange unverschämt anschauen.

Susanne hat meine Schweigsamkeit irgendwie missinterpretiert, und dann ging auch nichts mehr. Schade eigentlich.«

GURU

»Lieber Klaus, dir hat es einfach die Sprache verschlagen. So sexy hast du Susanne ja schon lange nicht mehr gesehen. Das nächste Mal kannst du ihr das genau so sagen: ›Susanne, du bist so heiß. Ich möchte dich erst einmal nur ansehen.‹

Dich vor ihr selbstbewusst zu präsentieren, vielleicht sogar deinen Lingam in die Hand zu nehmen, hat dich überfordert. Es kann für dich interessant sein, allein vor dem Spiegel zu üben. Stelle dich hüftbreit und aufrecht hin und betrachte dich. Berühre deinen Körper und sieh dich an. Wie sieht dein Lingam aus – wie weich, wie erregt? Du bist schön, so wie du bist, und brauchst dich nicht zu verstecken. Sexuelles Selbstbewusstsein kann man üben!«

GENITAL-TALK

CHALLENGE 22: VERLEIHT EUREN GENITALIEN EINE STIMME

Habt ihr jemals darüber nachgedacht, wie sich eure Genitalien *fühlen?* Was sie über euch sagen würden, wenn sie sprechen könnten? Nein? Dann ist jetzt die Zeit gekommen für ein Gespräch zwischen euch. Ich weiß, dass allein die Vorstellung, mit diesem Körperteil zu kommunizieren, einigen skurril erscheinen mag. Doch glaubt mir – dieses intime Gespräch kann euch neue und spannende Einblicke in das Innenleben eurer Genitalien und damit in euer Liebesleben schenken.

Viele Menschen unterschätzen, wie wichtig die Verbindung zu ihrem Genital ist. Für viele ist es nur »da unten« – ein Körperteil, der schnell gereinigt oder rasiert wird, aber ansonsten wenig Wertschätzung und Liebe erhält. Mal ganz ehrlich: Wie und warum sollte dieser Körperteil dann immer einfach funktionieren? Auch Genitalien können »trotzig« sein und haben vielleicht mal keine Lust, hart oder feucht zu werden. Sie verweigern schlicht den Dienst. Der Besitzer versteht dann die Welt nicht mehr und kommt im Leben nicht darauf, dass es daran liegen könnte, dass das Genital *gesehen* werden möchte. Es möchte gestreichelt, wertschätzt, angefasst und liebkost werden. Als Allererstes natürlich von seinem Besitzer oder seiner Trägerin. Ist dies nicht der Fall, fühlt sich das Genital wie ein »defektes Teil«, das nur seinen Dienst leisten soll. Eventuell versucht der Besitzer verzweifelt, es zu »reparieren« – ähnlich wie ein Auto oder eine kaputte Waschmaschine. Pillen werden eingeschmissen, neue Toys gekauft – aber am Ende geht es um etwas ganz anderes: Es geht um den Kontakt mit euch selbst.

Heute lade ich euch ein, euren Intimbereich mal anders zu betrachten. Fern von Lust und Leistungsdruck. Betrachtet eure *Yoni* (Sanskrit für Vulva, Vagina und Gebärmutter) oder euren *Lingam* (Sanskrit für männliches Genital) als lebendige Wesen mit eigenen Geschichten, Erinnerungen, Gefühlen, Bedürfnissen und Wünschen.

Ihr führt heute ein Gespräch mit euren Genitalien, wie mit jemandem, der euch wichtig ist – mit Neugierde, Offenheit, Respekt und Mitgefühl. Indem ihr ihnen zuhört, entwickelt ihr eine tiefere Beziehung zu ihnen und werdet ein besseres sexuelles Team.

Dein Partner ist bei diesem Gespräch Zaungast.

Gut zu wissen

Dem eigenen Genital eine Identität zu geben, fängt schon damit an, ihm einen Namen zu geben. So wird aus einem »da unten« oder »untenherum« auf einmal eine Rose oder ein Liebesstab. **Nur was einen Namen hat, hat auch eine Bedeutung.**

Mindset

Lasst euch darauf ein, euer Genital als lebendiges Wesen zu sehen. Denkt nicht zu lange darüber nach, sondern bleibt spontan und lasst alles zu, was da entstehen und gesagt werden will. Bleibt wertschätzend – sowohl als Entdecker als auch als Zaungast. Hört wohlwollend und achtsam zu.

Stolperstein

Seid geduldig. Manchmal dauert es etwas länger, bis eure Genitalien antworten. Antwortet dann nicht FÜR sie – sondern wartet ab, bis ihr fühlt, dass eure Genitalien sprechen und nicht euer Kopf.

Seid ehrlich und verändert die Antwort nicht. Es mag verlockend sein, etwas zu verschönen – vor allen Dingen, wenn euer Partner zuhört. Tut es bitte nicht.

Challenge

Setting

Sorgt für eine angenehme Gesprächsatmosphäre – sodass sich eure Genitalien entspannen können.

Der Entdecker liegt auf dem Rücken. Er entscheidet, wie viel er anhaben möchte.

Der Zaungast bleibt vollständig bekleidet und sitzt in der Nähe auf einem Stuhl. Er berührt den Entdecker nicht.

Entscheidet, wer von euch zuerst Entdecker, wer Zaungast sein will.

Hinweis für den Zaungast
Während der ersten vier Schritte besteht deine einzige Aufgabe darin, mit offenem Herzen anwesend zu sein und zu bezeugen, was geschieht. Ansonsten sitzt du neben deinem Partner – aufmerksam und still.

Schritt 1:
Als Entdecker nimmst du dir ein paar Minuten Zeit, um langsam zu atmen und um deinen Körper zu spüren. Taste deinen Körper von den Füßen bis zum Kopf ab und sei neugierig, welche Empfindungen du spürst. Wenn du möchtest, kannst du deine Empfindungen laut benennen, damit dein Partner sie hören kann. Zum Beispiel: »Ich habe ein kribbelndes Gefühl in der Hand«, »…ein Spannungsgefühl im Kiefer«, »…ein aufgeregtes Gefühl im Bauch«, »…die Füße sind etwas kalt« usw.

Schritt 2:
Nimm eine Hand und lege sie sanft auf deine Genitalien, Haut an Haut, in einem »Haltegriff«. Nimm dir etwas Zeit, um die richtige Position und den richtigen Druck zu finden – es sollte sich für deine Genitalien wie eine warme Umarmung anfühlen, nicht zu leicht, aber auch nicht zu eng / zu fest. Frage deine Genitalien laut, ob sie sich so wohl und umsorgt fühlen.

Schritt 3:
Nimm einen ersten Kontakt mit deinen Genitalien auf. Erzähle ihnen laut von deinem Vorhaben, mit ihnen ins Gespräch kommen zu wollen. Sei auf jede Antwort vorbereitet – deine Genitalien können Ja sagen, aber sie können

auch Fragen haben, Wünsche an dich oder an deinen Partner adressieren. Vielleicht sind sie auch schüchtern und antworten gar nicht.

Wenn deine Genitalien Zweifel äußern, ist das sehr verständlich – frage sie, was sie brauchen würden, um sich sicher(er) und wohl(er) zu fühlen.

Schritt 4:
Wenn deine Genitalien Lust auf ein Gespräch haben, beginne, ihnen Fragen zu stellen. Verzichte auf Small Talk – frage lieber etwas, was dich wirklich interessiert.

Wenn du kannst, stelle deine Fragen laut und gib auch die Antwort deiner Genitalien laut wieder. Das fördert nicht nur die Kommunikation, sondern bezieht auch deinen Partner mit ein, der bestimmt ebenfalls gespannt ist.

Frage bitte gezielt nach Dingen, die für dich ein »Problem« darstellen und die du gerne besser verstehen würdest – Fragen zu Erektionen, vorzeitigem Samenerguss, Feuchtigkeit, Reizung, Schmerzen. Stelle die Fragen offen und neugierig!

Hier ein paar Ideen:
- Wie alt fühlst du dich?
- Hast du einen Namen?
- Findest du, dass ich dich gut behandle? Wenn ja, welche Dinge magst du besonders und wann fühlst du dich nicht gesehen?
- Woher weißt du eigentlich, wann du in eine Yoni eindringen darfst? (an den Lingam)
- Was erlebst du in der Yoni? (an den Lingam)

- Wann erlebst du Leistungsdruck?
- Woran merkst du, dass der Lingam in dich eindringen darf? (an die Yoni)
- Wie gefällt dir der Besuch des Lingams? (an die Yoni)
- Findest du dich schön? Was magst du an dir?
- Was würdest du an dir verändern?
- Tue ich oder jemand anders dir manchmal weh?
- Was kann ich im Umgang mit dir besser machen?
- Gefällt es dir, wie ich dich berühre?
- Gibt es etwas Wichtiges, das du mir mitteilen möchtest?
- Hast du Wünsche an mich?

Hinweis für den Entdecker
Wenn du deinen Genitalien Fragen stellst, ist es wichtig, *sie selbst* antworten zu lassen und nicht in deinen Verstand zu gehen. Das kann ein wenig Übung erfordern, wenn du es nicht gewohnt bist: Nachdem du eine Frage gestellt hast, atme tief durch, mache deinen Geist frei und richte deine Aufmerksamkeit auf den Kontakt zwischen deinen Genitalien und deiner Hand. Warte, bis die Antwort kommt. Wenn sie wirklich von deinen Genitalien kommt, fühlt sie sich frisch und spontan an, vielleicht sogar überraschend. Vertraue auf deine Intuition. Es ist auch möglich, dass sich deine Genitalien Zeit nehmen und nicht gleich antworten. Bleib geduldig und atme.

Schritt 5:
Wenn du keine Fragen mehr hast, bedanke dich bei deinem Genital.

Tauscht die Rollen, wenn ihr so weit seid.

Variante 1

Wenn ihr euch traut, probiert diese Variante unbedingt aus. Dein Partner ist nun an der Reihe, direkt mit deinem Genital ein vertrauliches Gespräch zu führen. Ihr könnt euch dazu entspannt nebeneinanderlegen. Jeder berührt dabei sein eigenes Genital, geht in Verbindung mit selbigem. Denkt daran, ihr stellt nicht eurem Partner die Fragen, sondern seinem Genital. Und es antwortet das Genital und nicht der Partner.

- Gefällt es dir, wie ich dich berühre? Wie fühlst du dich dabei?
- Gebe ich dir genug Aufmerksamkeit? Lass ich mir genug Zeit?
- Fühlst du dich manchmal überfordert?
- Wie möchtest du lieber berührt werden?
- Magst du die Art, wie wir miteinander Liebe machen, oder hast du andere Wünsche?
- Wie sehr magst du mein Genital?

Variante 2

In dieser raffinierten Variante legt ihr euch nebeneinander. Verbindet euch mit euren eigenen Genitalien, indem ihr die Hand auf selbige legt. Startet das Gespräch erneut. Dieses Mal unterhalten sich eure Genitalien miteinander. Quasi ein Fachgespräch unter Gleichgesinnten.

Reason why

Ich liebe diese Übung und verwende sie immer dann gerne, wenn ich merke, dass sich ein Klient oder eine Klientin mehr Verbindung zum eigenen Genital wünscht und noch nicht weiß, was es fühlt oder sich wünscht.

Durch die ungewöhnliche Idee dieser Challenge, dass das Genital eine eigene Persönlichkeit bekommt, eine eigene Stimme, fällt es meinen Klienten leichter, Dinge an- und auszusprechen.

Das offene Gespräch schenkt eurer Lustquelle eine eigene Identität und damit auch die Berechtigung, Gefühle und Wünsche aussprechen zu dürfen, ohne dafür verurteilt zu werden. Vielleicht hört ihr Erstaunliches, Erfreuliches oder Schmerzhaftes. Egal, was da zum Vorschein kommen mag: Jede Information, die ihr erhaltet, ist positiv und wird euch näher zu eurem sexuellen Ich führen, euch sexuell selbstbewusster machen.

Ihr werdet erfahren, was euch mehr Freude bereitet als bisher, und könnt diese Informationen für euren Lustgewinn verwenden.

Euer Genital verschafft sich Gehör, und euer Partner ist live dabei. So lernt ihr euch auf eine sehr ungewöhnliche Art und Weise neu kennen. Ihr werdet zukünftig vielleicht langsamer, achtsamer oder schneller miteinander Liebe machen. Mit Sicherheit werdet ihr rücksichtsvoller sein und liebevoller im Umgang mit eurem eigenen, aber auch mit dem Genital des anderen. Es hat nämlich eine Seele und will gehört und gesehen werden. So kann es sich sicher fühlen und sich besser entspannen. Das sorgt für einen echten Lustgewinn.

KLAUS

»Ich dachte erst: *Was für eine abstruse Idee!* Aber dann hatte ich echt viele Fragen an ihn. Nervös war ich, weil Susanne dabei war – sie kann normalerweise nur schwer damit umgehen, wenn ich mich verletzlich zeige. Das ist ihr einfach unangenehm.

Als ich mit dem Gespräch begann, war ich überrascht, wie wütend ich auf meinen Schwanz (ich suche noch nach einem anderen Namen …) bin! All die Jahre, in denen er weich wurde, wenn ich wollte, dass er hart ist, ganz zu schweigen davon, dass er aus heiterem Himmel abspritzt, oft im denkbar ungünstigsten Moment.

Die Wut herauszulassen, fühlte sich erleichternd an. Dann fing ich an, ihm Fragen zu stellen. Ich war erstaunt, wie klar und direkt er zu mir sprach. Er sagte mir, dass ich so sehr darauf bedacht sei, zu performen. Dabei würde er sich von mir ziemlich verlassen fühlen – einfach, weil ich mich fast ausschließlich um Susanne kümmern würde. Immer würde es nur um sie gehen. Ich würde ihn und seine Wünsche quasi null beachten. Das war für mich neu und auch für Susanne. Wir waren etwas erstaunt, als wir hörten, dass sich mein Penis mehr Langsamkeit, Sanftheit und liebevolle Berührungen wünscht. Das ist weit entfernt von dem wilden und heftigen Sex, auf den sie immer drängt.

Ich habe wohl zum ersten Mal verstanden, dass ich mich beim Sex selbst übergehe, mich nicht wahrnehme, meinen Schwanz ignoriere. Das hat mir mein bestes Stück wohl all die Jahre versucht zu zeigen.«

GURU

»Klaus, es ist toll, dass du einen so direkten Zugang zu deinem Lingam gefunden hast! Es hört sich so an, als wäre deine Wut auf ihn eigentlich Wut auf dich selbst, weil du deine Grenzen beim Sex mit Susanne so oft überschritten hast. Es wird interessant sein, zu sehen, was mit deinen Erektions- und frühzeitigen Ejakulationsproblemen passiert, wenn du anfängst, mehr auf deinen Lingam und deine eigenen Bedürfnisse beim Sex zu hören.«

SUSANNE

»Ich hatte nur wenig Lust auf dieses Abenteuer. Mit meiner Pussy ist alles wunderbar. Dachte ich. Die funktioniert, und ich kann kommen. Es ist Klaus, der immer Probleme hat.

Das Gespräch mit ihr kam nur schleppend in Gang – ich sträubte mich gegen die ganze Sache, und es fühlte sich an, als kämen die Antworten nur aus meinem Kopf. Etwas änderte sich, als Klaus meine Pussy fragte, ob sie damit zufrieden sei, wie ich sie behandele – plötzlich stiegen mir Tränen in die Augen! Ich versuchte, sie vor Klaus zu verbergen, aber da war nichts zu machen, ich fing einfach an zu weinen.

Nachdem ich mich beruhigt hatte, beschloss ich, mir wirklich anzuhören, was sie zu sagen hatte. Es stellte sich heraus, dass sie sich sehr angespannt und erschöpft fühlt – und dass ich sie nur benutze, um so schnell und effizient wie möglich ›runterzukommen‹, was für sie harte Arbeit ist.

Ich muss zugeben, dass sie nicht ganz unrecht hat – ich entschuldigte mich bei ihr, was zu noch mehr Weinen führte. Ich ließ mich von Klaus in den Arm nehmen, was sich für mich ungewöhnlich und gut zugleich anfühlte.«

GURU

»Susanne, deine Tränen sind ein Zeichen dafür, dass du dich auf eine tiefe und ehrliche Weise mit dir selbst verbunden hast. Auf das zu hören, was deine Yoni dir sagt, kann dich zu einer ganz anderen Art von Sex führen – einer, die entspannter und absichtslos ist.

Es hat mich sehr bewegt, zu hören, dass du dir erlauben konntest, vor Klaus zu weinen und dich sogar von ihm in den Arm nehmen zu lassen! Diese Art von Verletzlichkeit ist eine wahre Quelle der Stärke für deine Yoni und wird ihre Intimität mit Klaus vertiefen. Bleib unbedingt im Kontakt mit deiner Yoni. Sie wird es dir danken.«

KUSCHELN MIT REINSTECKEN

CHALLENGE 23: DER LIEBE LAUSCHEN MIT SLOW SEX

von Yella Cremer

Wie wäre es, wenn euer Sex zu einer genussvollen, entspannten, sinnlichen Erfahrung wird, die ganz natürlich beginnt? Wo keiner lauert, wann der andere endlich Sex initiiert oder zum Orgasmus kommt? Wenn er wie ein weiches, genussvolles »Mmmmmmmh« wäre und kein lautes, brüllendes »Oh Gott, ich komme!!!«?

Ich stelle euch heute eine sexuelle Spielvariante vor, von der ihr vielleicht schon einmal gehört habt und immer dachtet, *»Das ist was für ältere Männer mit Erektionsproblemen oder für Leute, die früher im Ashram gelebt haben«*. Ihr habt damit sogar recht. Aber es ist vielleicht auch etwas für euch. Je mehr Spielarten ihr kennt, desto besser. Dann könnt ihr frei wählen, was jetzt am besten zu euren Wünschen und Bedürfnissen passt. Morgen BDSM, übermorgen nur Oral und heute eben Slow Sex.

Slow Sex ist super, um Nähe, Verbindung und entspannten

Genuss zu erleben. Besonders dann, wenn »normaler« Sex zu anstrengend ist. Mit Slow Sex könnt ihr ganz ohne die »richtige Stimmung« beginnen. Ihr müsst nur bereit für Nähe sein. Denn alles, was ihr für richtig erfüllten Sex braucht, entsteht in der Begegnung.

Um eine Vorstellung von dem zu bekommen, wovon ich spreche: Slow Sex ist wie eine Meditation in der Horizontalen oder auch wie »Kuscheln mit Reinstecken«. Und wer jetzt denkt, das sei langweilig – weit gefehlt!

Wer mehr Intensität möchte, kann entweder den Regler »höher – schneller – weiter« aufdrehen oder genau in die andere Richtung gehen: bewusster spüren, alle Sinne nutzen, die Wahrnehmung verfeinern. Der Vorteil ist: Der ganze Körper wird empfindsamer und auf Dauer empfänglicher für feine Berührungen.

Langsamkeit ist übrigens nur ein Werkzeug, kein Ziel im Slow Sex.

Gut zu wissen

Der Name »Slow Sex« lehnt sich an den Begriff »Slow Food« an: genussvolles, bewusstes und regionales Essen, das aus frischen Zutaten zubereitet wird, im Gegensatz zu uniformem und globalisiertem »Fast Food«. Inspiriert von den tantrischen Meistern Barry Long und Osho nannte Diana Richardson diese achtsame Art von Sex »Slow Sex«.

Slow Sex lässt sich auch ohne Kenntnisse von Tantra lernen und ist für viele eine Möglichkeit, den Sex ganzheitlicher mit Körper, Geist und Seele/Herz zu erleben – das ist ganz im Sinne von Tantra.

Mindset

Wichtig ist, die eigenen Erwartungen an Slow Sex anzupassen: Slow Sex ist nicht dazu gedacht, Sex möglichst »geil« zu machen oder euch viele Orgasmen zu bescheren. Hier geht es um Genuss und um »Wie toll fühlt sich das eigentlich an?!«.

Wenn ihr Slow Sex noch nie ausprobiert habt, gebt nicht gleich auf. Es ist eine Herausforderung, keine Frage. Probiert es mindestens sieben Mal aus, bevor ihr diese Spielart ad acta legt.

Stolperstein

Gerade bei den ersten Malen Slow Sex kann insbesondere die Absichtslosigkeit und Präsenz eine Herausforderung darstellen. Wenn ihr »scheitert«, nehmt es nicht so ernst und geht noch mal zurück an den Anfang oder beginnt ein anderes Mal wieder neu.

Manche Menschen haben auch eine Art »Orgasmusdruck« in sich. Wenn Achtsamkeit und Präsenz nicht helfen und es mit der Absichtslosigkeit einfach nicht gelingen will, dann hängt Slow Sex einfach an euren heißen Sex an: Ihr bleibt danach zärtlich verschlungen liegen und lauscht darauf, was jetzt in eurem Körper vorgeht.

Viele Menschen schlafen beim Slow Sex ein. Das hört sich schrecklich an, doch es fühlt sich oft sehr gut an: Nach einem kurzen Nickerchen wacht ihr erfrischt auf – und die Körper haben einfach weitergemacht. Verschiedene Frauen haben die Erfahrung gemacht, dass sich nach dem Schlafen durch das Loslassen ein Orgasmus »angeschlichen« hat.

Slow Sex zum Einschlafen ist auch ein schönes Ritual. Solltet ihr jedoch jedes Mal beim Slow Sex einschlafen, probiert einmal eine andere Tageszeit aus, wo ihr wacher seid.

Wer sich beim Slow Sex langweilt, hat noch nicht genau genug hingefühlt. Nackt an fremder Haut zu liegen, ist ein Genuss, der genau erforscht werden kann. Nutzt alle eure Sinne: Fühlen (z. B. Temperaturunterschiede, Struktur, Feuchtigkeit), Riechen, Schmecken, Hören, Sehen!

Für Menschen, die es schwer finden, ganz im Hier und Jetzt zu sein, gibt es einen Trick: Zählt eure Atemzüge – eins bis zehn und dann wieder von vorne beginnen.

Challenge

Slow Sex basiert auf **vier großen Prinzipien:**

1. Präsenz bringt euch in die Gegenwart, und alles, was ihr mit voller Aufmerksamkeit erlebt, wird viel intensiver. Ihr seid im Hier und Jetzt und spürt nur, was ist.
2. Absichtslosigkeit ist ein Schlüsselprinzip und darf immer wieder geübt werden. Jedes Ziel bringt euch weg vom Moment.
3. Entspannung trägt zum Genuss bei und macht den Körper weich und empfänglich.
4. Genuss wird großgeschrieben beim Slow Sex. Ihr folgt dem Genuss, statt ihn herzustellen. Dazu lauscht ihr auf die Impulse im Körper, schenkt ihnen eure ganze Aufmerksamkeit.

Mit diesen vier Prinzipien seid ihr super aufgestellt für Slow Sex.

Slow Sex ist eher eine Haltung als eine Technik, und vieles entwickelt sich mit der Erfahrung, nicht in der Theorie. Bevor ihr also startet, unterhaltet euch gerne darüber, was die vier Prinzipien für jeden für euch bedeuten.

Setting/Material

Slow Sex funktioniert besser mit ein paar Hilfsmitteln:

- feste Kissen wie z.B. Meditationskissen oder zusammengerollte Decken/Handtücher, um es euch bequem zu machen
- Gleitmittel oder ein schönes Öl, wenn die Frau nach dem Aufwärmen nicht feucht genug für ein angenehmes Eindringen ist

Schritt 1: Verabreden zu einem Date

Macht Sex genauso wichtig in eurem Alltag wie euer Hobby, und nehmt euch Zeit dafür. Tragt den Termin in den Kalender ein und sorgt dafür, dass ihr ungefähr anderthalb Stunden ungestört spielen könnt.

Schritt 2: Aufwärmen statt Vorspiel
Dauer: ca. 15 Minuten

Hier geht es nicht darum, maximal in Stimmung zu kommen, sondern euch nahezukommen und aus dem Alltagsmodus in den sinnlichen Modus zu schalten.

Zum **emotionalen Aufwärmen** macht ihr eine Mini-Wertschätzungsrunde: Jeder spricht drei Dinge aus, die er beim anderen in den letzten Tagen geschätzt hat. Das können kleine Dinge sein, wie eine Tasse Kaffee ans Bett gebracht bekommen zu haben, oder große. Beschreibt es so konkret wie möglich und sagt, wie ihr euch gefühlt habt: »Danke, dass du mir heute Morgen einen Kaffee gebracht hast. Ich habe mich geliebt gefühlt.«

Haltet es kurz und knackig. Die andere Person bedankt sich, keine Erklärungen, kein »Dafür nicht«.

Zum **körperlichen Aufwärmen** ist das Nackt-Kuscheln eine gute Möglichkeit. Ihr legt euch ins Bett und stellt so viel Hautkontakt wie möglich her. Berührt einander zärtlich und lasst eure Hände selbst die schönsten Stellen beim Gegenüber finden (und wer gern möchte, natürlich auch bei sich selbst). Verweilt immer wieder dort, wo es sich schön anfühlt, und atmet im Gleichklang.

Die Hände auf die Brust der Partnerin zu legen und sie einfach dort zu lassen, ist für viele Frauen ein Genuss – auch **da ist weniger mehr**. Oder sie legt sich auf seinen Rücken.

Gebt euch Feedback, was sich gut anfühlt, und ladet auf diese Weise mehr davon ein.

Ihr könnt alles tun, was euch gefällt, doch mit der Slow Sex-Haltung: Ihr folgt dem Genuss ohne Absicht, seid ganz im Moment, ihr macht nichts »um zu«: um irgendwo zu landen oder anzuheizen.

Nutzt die Langsamkeit als ein Werkzeug, genauer zu fühlen, was ihr erlebt. Wenn Lust entsteht, ist sie willkommen, spult aber kein Programm ab. Wenn ihr das Gefühl habt, in einem »Programm« zu landen, drückt auf die Pausetaste, schaut einander in die Augen und atmet gemeinsam, bis ihr wieder im Moment seid. Ihr braucht überhaupt keine Erregung, um zu Schritt 3 zu gehen.

Schritt 3: Genitalien miteinander reden lassen
Dauer: ca. 1 Stunde

Wenn ihr das Gefühl habt, eure Körper sind warm, weich und miteinander vertraut, kommt der nächste Schritt, liebevoll als »Einstöpseln« beschrieben. Dafür braucht der Mann keine vollständige Erektion – sie kann auch nur al dente (also halb hart) sein.

Der Mann legt sich auf die Seite. Die Frau legt sich auf den Rücken, im 45- bis 90-Grad-Winkel zum Mann, passt es an, bis es bequem ist.

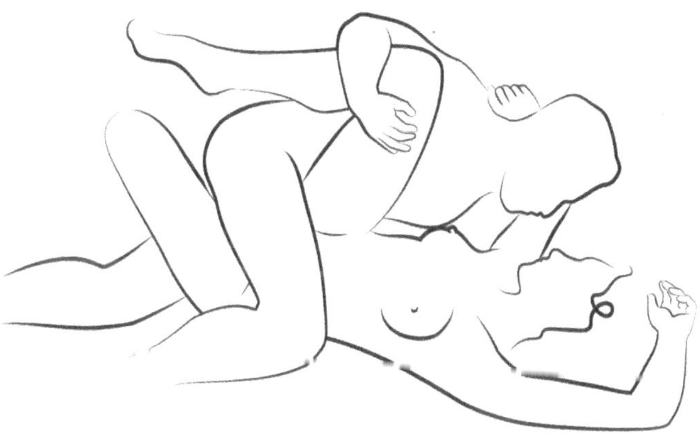

Kreuzt nun eure Beine wie eine Schere, ein Bein der Frau liegt oben. Legt ein Kissen unter das obere Bein des Mannes, sodass es nicht auf den Oberschenkel der Frau drückt. Rutscht nah aneinander heran.

Der Mann dringt nun sehr, sehr langsam in die Frau ein, hier ist »slow« das Prinzip. Mit etwas Übung kann die Frau den nicht erigierten Penis einführen, indem sie ihn sanft zwischen Zeige- und Mittelfinger zusammendrückt und in sich »hineinzieht«. Verwendet nach Wunsch eine kleine

Menge Öl oder Gleitmittel. Lasst euch Zeit – werdet nicht hektisch.

Und dann? Bleibt ihr still liegen und fühlt weiter in den ganzen Körper, atmet tief. Lauscht auf die kleinen Impulse des Körpers und bewegt euch nur so, wie diese Impulse aus dem Moment heraus kommen. Wunderschön sind ganz kleine Bewegungen der Hüfte, bei denen sich der Penis minimal bewegt und doch an neue Stellen kommt.

Um Neues auszuprobieren, empfehle ich, auch die komplette Ruhe auszukosten, wie ein stiller See, und zu spüren, wie viel du beim Nichtstun fühlen kannst, z.B. die Haut, die Wärme, die Feuchtigkeit.

Nehmt euch diese eine Stunde Zeit, lauscht und genießt. Manchmal ergibt sich ein Orgasmus »wie von allein«, manchmal nicht. Wenn es Zeit ist, aufzuhören, lasst den Sex ganz langsam ausklingen. Den genauen Zeitpunkt wählt ihr selbst, denn es muss auch nach einem Orgasmus nicht aufhören: Ihr bleibt weiter ineinander ruhen.

Ja, Sex ist auch ohne Orgasmus rund – viele Frauen wissen das bereits, und die Männer können mit dieser Übung nun ebenfalls diese wundervolle Erfahrung machen. Wenn du wirklich, wirklich ganz im Moment bist, fehlt dir nichts!

Denkt daran: Slow Sex ist wie eine Meditation!

Schritt 4: Ausklingen lassen
Dauer: ca. 10 Minuten
Genauso langsam, wie ihr begonnen habt, trennt ihr eure Körper nun wieder voneinander und spürt nach. Viele Paare sagen, dass sich eine wohlige Verbundenheit und tiefe Ent-

spannung einstellt, ein Genährt-Sein von »richtig gutem« Sex.

Manchmal fallen ein paar Tränen vor Rührung.

Nehmt euch Zeit, zurückzukehren in den Alltag, und springt nicht gleich unter die Dusche. Ein paar Minuten machen hier einen großen Unterschied!

Variante

Statt in die Vagina einzudringen, könnt ihr die Genitalien aneinanderlegen. Oft kribbelt es da auch schon richtig.

Feedbackrunde

- Wie fühlst du dich nach dem Slow Sex?
- Wo hast du mehr gespürt als sonst?
- Was war schwierig für dich?
- Was war leichter als sonst?
- Was war anders als bisher?
- Wie hast du dich in deinem Körper wahrgenommen?

Reason why

Slow Sex ist eine wunderbare Möglichkeit, auch in herausfordernden Zeiten oder Krisen im körperlichen, sexuellen Kontakt zu bleiben. Und das ganz ohne Stress oder Absicht.

Oft ist es genau diese körperliche Nähe, die ein Paar so dringend bräuchte, wenn es draußen oder auch in der inneren Welt anstrengend ist. Miteinander intim zu sein, ist heilsam, stärkt die Verbindung und wirkt wie ein liebevolles Pflaster.

Doch interessanterweise ist es eher so, dass Paare sich in stressigen Zeiten auch noch mit einer sexuellen Auszeit »bestrafen«. Sie können sich nicht mehr vorstellen, miteinander Sex zu haben. Zu anstrengend. Zu wenig Zeit. Zu viele Sorgen. Zu viel zu tun ... Die Liste, warum Menschen keinen Sex haben wollen oder können, ist endlos lang. Das kennt ihr schon aus der ersten Übung.

Genau an dieser Stelle, in diesen schwierigen Zeiten greift Slow Sex. Er ist eine wunderbare Spielart für gestresste Paare und der perfekte Wiedereinstieg ins sexuelle Leben.

Und für all die, die eigentlich mit ihrem Sexleben zufrieden sind, bietet Slow Sex eine ganz tolle Variante. Ihr werdet viel Nähe, Verbindung und ein inniges Gefühl von »Ich bin genährt« erleben. Viele meiner Paare erleben Slow Sex als spirituelle Reise und greifen immer wieder darauf zurück, wenn sie den anderen »vermissen«.

TERESA

»Ich wusste nicht, wonach ich suche, doch jetzt, wo ich Slow Sex kenne, kann ich sagen: Genau das fehlte mir. Es ist so ungewöhnlich.

Für normalen Sex war ich oft zu müde und habe es darum vermieden, Marvin anzufassen: Denn kaum haben wir uns berührt, wollte Marvin Sex, und ich habe gemerkt, dass es mir einfach zu viel war.

Dieses Mal war es total leicht, anzufangen, Marvin erwartete nichts von mir, und ich war so entspannt und schämte mich weniger für meinen Körper, einfach, weil Marvin mich soooo liebevoll angeguckt hat. Er strahlte übers ganze Gesicht.

Ich bin, ehrlich gesagt, über mich selbst erstaunt, wie gerne ich plötzlich (wieder) Sex habe. Es ist halt die richtige Art. Diese Art Sex kennenzulernen, ist wie ein Geschenk. Wir wollen uns öfter dazu verabreden! Ich kann mir vorstellen, manchmal auch spontan vorm Einschlafen Slow Sex zu machen, selbst das Baby kann dabei neben uns liegen, wir sind einfach ›eingestöpselt‹ und liegen uns entspannt in den Armen.«

GURU

»Liebe Teresa, absichtsloser Sex entspannt dich, und du kommst endlich wieder ins Fühlen. Du hast nicht mehr den Druck im Kopf, irgendetwas leisten oder für Marvin die Mega-Sexbombe spielen zu müssen. Du bist nur du. Und das ist genug. Du kannst dich endlich fallenlassen, weil nichts passieren muss.«

MARVIN

»Welche Überraschung! Eine Art Sex, zu der Teresa leicht Ja gesagt hat.

Ich war zuerst durchaus kritisch, muss ich zugeben, und hatte Angst, so eine Art ›Mitleidssex‹ zu erleben, damit überhaupt etwas läuft. Doch als ich mich darauf eingelassen habe, habe ich etwas ganz anderes erlebt: Es war beglückend und total leicht. Ich muss nichts tun, und ich erlebe auch, wie entspannt es ist, nichts falsch machen zu können. Ich wusste gar nicht, wie viel Druck auf mir lastete, immer eine Erektion haben zu müssen und gleichzeitig darauf zu achten, dass es Teresa gefällt. Was für ein Stress!

Ich bin total glücklich, dass wir einen Weg gefunden haben, erfüllenden und glücklichen Sex zu haben. Jetzt, wo ich Slow Sex kenne, bin ich zuversichtlich, dass wir wieder einen gemeinsamen sexuellen Weg haben.«

GURU

»Lieber Marvin, du hast erleben dürfen, wie toll es ist, dich vom Performancedruck verabschieden zu dürfen. Viele Männer glauben, dass sie immer eine knallharte Erektion haben müssen, um Sex haben zu können. Das ist ein Irrglaube. Oft stehen Männern diese Vorstellungen und Erwartungen im Weg. Dabei fühlst du mit einem Al-dente-Lingam genauso viel – und vor allem fühlst du dich beim Slow Sex geliebt und wertgeschätzt.«

SPIEL MIT DEM FEUER

CHALLENGE 24: MIT DER ERREGUNGSSKALA DES ANDEREN SPIELEN

Ich wünsche mir, dass ihr von *Sex haben* zu *Sex spielen* kommt. Spielen, ihr erinnert euch bestimmt, war eure Lieblingsbeschäftigung als Kind. Ganz nach dem Motto des Kinderüberraschungseis, »Spiel, Spaß, Spannung«, konntet ihr euch stundenlang mit einer Sache beschäftigen, die euch Spaß bereitet und in ihren Bann gezogen hat. Oft ohne Ziel – eben einfach, weil ihr Freude an der Sache selbst hattet. Bei vielen Spielen ging es ums Gewinnen, keine Frage, aber das rückte dann in den Hintergrund, wenn das Spiel an sich spannend und lustig war.

Und jetzt schließt eure Augen und stellt euch einmal vor, euer Sex wäre genauso. Leichtfüßig und leidenschaftlich, ziellos, kreativ, albern – eben alles andere als ernsthaft und auf ein Ziel fokussiert.

Spielerischen Sex liebt auch unsere rechte Gehirnhälfte! Die ist zuständig für unsere Emotionen, für Kreativität und Entspannung. Und das Tollste: Ihr erlebt überraschende gemeinsame Momente und baut gleichzeitig Stress ab. Auf diese Weise kommt ihr weg vom (Zer-)Denken und von eurem Performancedruck, einfach, weil ihr nichts leisten müsst oder – pikanterweise in dieser Übung – nichts leisten *dürft*. Denn heute geht es darum, nicht zu kommen, egal, was dein Partner mit dir anstellt.

Gut zu wissen

Noch immer glauben viele Frauen, dass Männer eben kommen *müssen*. Der »Druck« würde sonst zu groß werden. Das scheint jedoch eine (möglicherweise von Männern) erdachte Mär zu sein. Spermien, die nie das Tageslicht erblicken, werden vom Körper einfach abgebaut und erzeugen keinen »Druck«.

Druck erzeugen bei den *Frauen* jedoch vermutlich die Ergebnisse einer Umfrage, nämlich, dass 67 Prozent aller Männer ihren Sex nur dann für gut befinden, wenn die Frau zum Orgasmus kommt. Was für ein Stress für alle Frauen, die ihrem Liebsten nicht zumuten wollen, dass er sich als schlechter Liebhaber fühlt, wenn sie nicht kommt.

Mindset für A

Den anderen zu verführen, kann für dich eine ganz neue »Aufgabe« sein, und vielleicht bringt es dich auch an deine persönlichen Grenzen. Doch je mehr du dich traust, dich auf die Rolle des Verführers einzulassen, desto besser. Was dabei helfen kann, ist, sich vielleicht etwas anderes anzuziehen als sonst – schlüpfe für diese Übung doch mal in eine andere Rolle. Du musst dich ja nicht gleich verkleiden, aber nutze doch mal ein anderes Accessoire. Das kann schon ganz viel dabei helfen, dich anders als sonst zu fühlen.

Ach ja, und bitte beobachte auch deinen eigenen Körper. Wie fühlst du dich, wenn du die andere verführst – wenn du an der Kontrollstation der Erregung sitzt? Verunsichert dich das eher, oder aber genießt du deine »Macht«?

Mindset für B

Wenn du sonst eher der aktive Part in eurem Sexleben bist, kann dich dieses Abenteuer etwas Neues lehren: Hingabe. Einfach mal alles geschehen lassen. Nichts tun. Nur spüren und atmen. Ja, vielleicht »verlierst« du dann das Spiel – aber du gewinnst in jedem Fall eine ganz neue körperliche Erfahrung. Kontrolle abgeben und fühlen, ohne dass du kommen willst oder musst – das ist *hot shit.*

Beobachte auch mal deine Reaktion auf deinen Partner. Wie ist es für dich, wenn aus einem sonst vielleicht passiven Seestern plötzlich eine lebendige Krake wird? Wenn du erkennst, wie viel Feuer und Entdeckungslust da vielleicht in deinem Partner schlummert? Vielleicht spürst du auch Unsicherheit in deinem Gegenüber. Nimm alles einfach nur wahr.

Stolperstein

Wenn du ein Mann bist, der in der Regel schneller kommt, als ihm lieb ist, kann die Variante 1 zunächst sinnvoller für dich/euch sein. Hier lernst du, deine Partnerin mit ins Boot zu holen und ihr zu sagen, wo auf der Erregungsskala du dich befindest. Das hilft dir und ihr, beim Sex in Verbindung zu bleiben.

HOT TIPP
Du kannst als Mann lernen, deine Erregung zu meistern und den Zeitpunkt der Ejakulation zu bestimmen. Das braucht ein wenig Übung (am besten allein). Versuche, wenn du das nächste Mal merkst, dass du kommen »musst«, tiefer ein- und auszuatmen. Stelle dir vor, du ziehst bei der Einatmung die Erregung aus deinem Penis durch das Rückgrat »nach oben«. Achte darauf, dass du deinen Beckenboden / deine Beine / deinen Po entspannst. So verteilst du deine Erregung im Körper.

Challenge

Setting/Material

Erotik wünscht sich eine erotische Atmosphäre (mehr dazu auf Seite 21).

Ihr entscheidet, welchen »Spielplatz« ihr wählt: Schlafzimmer? Wohnzimmer?

Vielleicht legt ihr euch ein paar Utensilien zurecht, die den anderen zum »Verlierer« machen könnten (weil er kommt): Feder, Öl, Musik, Dessous ... Alles ist erlaubt, bis auf Vibratoren.

Habt einen Timer oder eure Playlist zur Hand.

Vereinbart bitte wie immer ein Safeword, welches ausgesprochen das Spiel sofort stoppt.

Es gibt zwei Varianten dieser Challenge. Bitte entscheidet gemeinsam, welche euch eher zusagt – oder ihr spielt beide.

A = aktiver Part, der verwöhnt

B = passiver Part, der sich hingibt und genießt

Variante 1

Dauer: Ihr spielt 60 Minuten – 4 Runden à 15 Minuten; immer abwechselnd.

Bei dieser ersten soften, liebevollen Variante geht es darum, dass A B für 15 Minuten berührt, verwöhnt, überrascht und mit seiner oder ihrer Erregungskurve spielt. A will B nur erregen, nicht zum Kommen bringen. B bleibt passiv und genießt.

Ihr entscheidet, ob die Genitalien in der ersten Runde angefasst werden dürfen und ob penetrativer Sex erlaubt ist.

Schritt 1:

B legt sich ganz entspannt nackt auf eine Matte / das Bett. Eine Nackenrolle unter den Knien unterstützt diese entspannte Haltung. Die Knie dürfen auseinanderfallen, die Beine sind leicht geöffnet (wenn euch das angenehm ist).

Schritt 2:

A beginnt B zunächst am ganzen Körper zu berühren / zu küssen. A kann dabei langsam Bs Gesicht nachzeichnen, den Mund, die Lippen, und sich Stück für Stück nach »Süden« vortasten. Wichtig ist, dass alle Berührungen extrem langsam und mit Präsenz ausgeführt werden. Vergesst den großen Zeh nicht – er kann hocherotisch sein. Seid spielerisch.

Schritt 3:
In regelmäßigen Abständen von ca. 2 Minuten fragt A B, wo auf der Erregungskurve zwischen 0 und 10 sie sich gerade befindet: »Wo bist du schon?« A versucht, B unter der Zahl 9 zu halten.

A kann B darauf hinweisen, mehr zu atmen, mehr zu stöhnen oder aber die Anspannung aus den Beinen / dem Po zu nehmen, den Mund zu öffnen, um ihre Erregung zu regulieren.

Schritt 4:
Nach 15 Minuten wechselt ihr immer die Rollen. Jetzt verwöhnt B, und A genießt und so weiter.

Im besten Fall habt ihr am Ende der Übung insgesamt eine Stunde gespielt, habt es geliebt, den anderen zu erregen und ihre Erregungskurve besser kennenzulernen. Und seid selbst nicht gekommen, als ihr verwöhnt worden seid.

Variante 2
Diese Variante hat es in sich – denn auf einmal geht es um etwas: A versucht, B zum Kommen zu bringen. B versucht, zu widerstehen. A hat gewonnen, wenn B kommt. B hat gewonnen, wenn er nicht kommt.

Dauer:
Wenn A eine Frau ist, hat sie pro Runde 15 Minuten Zeit, B zu verwöhnen.
Wenn A ein Mann ist, hat er 25 Minuten pro Runde Zeit, B zum Kommen zu bringen.
Es wird zweimal gewechselt.

Der Gewinner ist der »Nicht-Kommer«, der dann ein wunderbares Dinner von A geschenkt bekommt.

Ihr entscheidet gemeinsam (!), ob penetrativer Sex »erlaubt ist«. Es kann durchaus reizvoll sein, bei diesem Abenteuer darauf zu verzichten.

Runde 1

Schritt 1:

A entscheidet, wo B sich hinsetzen oder hinlegen darf. A entscheidet auch, ob B angezogen bleibt oder aber sich ausziehen darf oder von A langsam ausgezogen wird.

Aber: In dieser ersten Runde wird die Unterwäsche anbehalten! Alles andere darf weg.

Schritt 2:

A beginnt mit der Verführung – und entscheidet, ob B A anfassen darf, und wenn ja, an welchen Stellen. Es geht in dieser ersten Runde um die Freude am sanften Berühren. B braucht schließlich auch ein bisschen Zeit, um sich in die Rolle einzufinden.

Geht in die Langsamkeit – flüstert eurem liebsten Menschen kleine Schweinereien ins Ohr (wenn ihr glaubt, das törnt ihn an), erkundet den Körper des anderen mit offener Neugier. Konzentriert euch auf die nicht genitalen Hotspots wie z.B. Ohren, Nacken, Schultern oder Zehen. Auch das Gesicht, der Mund, die Lippen wollen vielleicht erotisch berührt werden.

Selbstverständlich könnt ihr auch ganz nah an die Genitalien herankommen ... gefährlich nah.

Tipp für B

Es gilt das Motto, »*Sound, Breath and Movement*«: Stöhnen, Atmen und Bewegen nicht vergessen! Das sind deine Tools, um deine Erregung zu steuern und nicht kommen zu *müssen* – Gedanken an die Schwiegermutter helfen meistens nicht so gut. Also, je mehr du dich bewegst, desto besser verteilt sich deine Erregung im Körper, und du gibst ihr auf diese Weise die Möglichkeit, nicht »rauskommen zu müssen«.

Schritt 3:

Ihr wechselt die Rollen, wenn die Zeit vorbei ist.

Runde 2

Schritt 1:

A beginnt und zieht jetzt alle Register der Verführung. Dabei wünsche ich mir für euch, dass ihr nicht fokussiert vorgeht, lasst euch immer noch Zeit.

A entscheidet (als Frau), ob und wann sie den Penis aufnehmen möchte und wie sie ihn in sich spüren möchte. Dabei kann sie auch entscheiden, wie sie das Becken bewegen will, in welcher Position sie Sex haben möchte.

A (als Frau) überlegt sich, welche anderen Erregungsquellen ihr noch zur Verfügung stehen – wie sieht es mit seinen Nippeln aus? Wie reagiert er, wenn du ihn küsst? Wie, wenn du plötzlich aufhörst, dich zu bewegen, und ihn nur ansiehst?

Spiele mit ihm – und mache ihn waaahnsinnig vor Lust. Du hast 15 Minuten Zeit, ihn zum Kommen zu bringen.

Wenn A ein Mann ist, dann überrasche deine Liebste mit kreativen Berührungen, lass sie zappeln, berühre sie sanft und verweile mit deinem Penis lange dem Tor ihrer Lust.

Und B? Deine Chance, zu gewinnen – also nicht zu kommen –, könnte in dieser Runde darin liegen, dass du deiner Erregung über lautes Atmen und Stöhnen Luft machst. Und: Je mehr du deinen ganzen Körper bewegst, desto länger kannst du dein Kommen hinauszögern. Wer weiß, vielleicht »überlebst« du ja und gewinnst das Dinner?

PS: Erfahrungsgemäß fällt es Männern viel schwerer, nicht (zu früh) zu kommen. Frauen brauchen meist länger.

? Reason why

Wenn wir darauf verzichten könnten, zu kommen, wären wir viel bereiter, uns auf neue Berührungen einzulassen.

Ihr werdet staunen, was mit euch passiert, wenn ihr **nicht kommen dürft,** und wie erregend es sein kann, den anderen zu verführen. Das ist ein wunderbares Spiel! Vor allen Dingen dann, wenn euer Vorspiel normalerweise standardisiert kurz ist und ihr zielgerichtet berührt, um entweder selbst zu kommen oder aber den anderen zum Kommen zu bringen.

Mit diesem Abenteuer erlebt ihr eine andere Art des Liebens, denn der Spirit wird ein anderer sein. Einfach und allein schon, weil ihr beide Rollen ausprobieren werdet: Wie fühlt es sich an, wirklich passiv zu sein? Wie ist es, aktiv zu sein? Bei den meisten Paaren gibt es eine klare Rollenverteilung, die selten oder sogar nie wechselt.

Ihr werdet merken, wie gut ihr euren Partner eigentlich wirklich kennt, welche Berührungen ihn antörnen, und auch, wie euer eigener Körper auf die wachsende Erregung des anderen reagiert.

In der Rolle von A kann es sehr viel Freude bereiten, den anderen in den erotischen Wahnsinn zu treiben. Und ja, es kann ein erhabenes Gefühl sein, die »Macht« über das Kommen des anderen zu haben. Also genießt dieses Gefühl! Es ist Teil des Spiels.

Und hat auch der etwas von diesem Abenteuer, der gerade in der Rolle von B steckt? Der nicht kommen darf? Ja!

Insbesondere für manche Männer ist das ein ungewohntes Setting. Doch in dem Moment, in dem es nicht ums Kommen geht, könnt ihr lernen, ganz im JETZT zu sein. Es geht schließlich um nichts, und ihr müsst nirgendwo hin**kommen** – ihr könnt präsent **bleiben**. Das ist eure Chance, jede Berührung intensiver erleben zu können. Im besten Fall kann es sogar irrsinnig erleichternd sein, nicht performen *zu dürfen*. Ihr gebt bei diesem Abenteuer die Kontrolle für eine Weile ab und dürft nur *sein*. Das kann Fluch und Segen zugleich sein ...

Und Frauen, die ohnehin eher selten beim penetrativen Sex kommen? Ihr gewinnt das Spiel auf jeden Fall und könnt eure wachsende Erregung genießen – ohne dass jemand irgendetwas von euch erwartet. Das ist an sich schon eine tolle, entspannende Erfahrung.

Feedbackrunde

Gerade bei diesem Abenteuer ein MUSS. Die Feedbackrunde ist die Ernte eures Spiels.

Achtet darauf, dass ihr euch das Feedback an einem neutralen Ort gebt, und bleibt achtsam in euren Ich-Botschaften.

Mögliche Fragen:

- Was habt ihr selbst in eurem Körper wahrgenommen?
- Was hat euch überrascht?

- Wie einfach war es für euch, den anderen zu erregen?
- Was hat euch selbst erregt?
- Wie einfach oder schwierig war es, nicht zum Höhepunkt zu kommen?
- Was hat es mit euch gemacht, nicht kommen zu *dürfen,* wenn ihr sonst vielleicht auch nicht kommen könnt?
- Welche Berührungen haben euch besonders gut gefallen und welche weniger?
- Wart ihr etwas überfordert, weil ihr nicht wusstet, wie ihr den anderen berühren könntet?

MARIE

»Ich habe David das Abenteuer laut vorgelesen, und allein das war schon eine Überwindung für mich. Wir reden ja kaum über Sex – geschweige denn, dass wir oft welchen haben.

Mich hat die Beschreibung überfordert, und ich wusste auch nicht so recht, was mir die Challenge bringen soll. Da steht, dass man nicht kommen soll. Und, na ja – ich komme eh nie beim Sex mit David. Insofern hätte ich die Übung am liebsten ausgelassen.

Wir haben es dann trotzdem ausprobiert, und was mir gut gefallen hat, war, dass sich David wirklich um *mich* gekümmert hat und auf mich eingegangen ist. Ich habe mich wichtig und begehrt gefühlt, und es hat mich auch mega-entspannt, dass ich mich nicht anstrengen musste – sondern einfach nur fühlen sollte und durfte. Das war neu für mich.

David zu verwöhnen und ihn zu verführen, war in der ersten Runde einfacher, wo es ja um nichts ging. In der zweiten Runde, also da, wo ich versuchen sollte, ihn zum Kommen zu bringen, war ich etwas unsicherer. Ich bin mir nie so ganz sicher, wie ich ihn ›richtig‹ anfassen soll, und weiß eben auch nicht so gut, wie ich ihn erregen kann. Verloren hat er dann aber doch *(lacht)*. Also scheine ich gar nicht so schlecht gewesen zu sein.«

GURU

»Liebe Marie, toll, dass du über deinen Schatten gesprungen bist und die Übung trotz aller Bedenken ausprobiert hast. Du hast dich getraut, aus deinem passiven Seesternmuster auszubrechen, und bist in die aktive Rolle geschlüpft. Das ist ein großer Schritt für dich. Wer weiß: Vielleicht bekommst du über die Zeit, wenn ihr dranbleibt, immer mehr Lust, David mal mit den garantiert in dir schlummernden Verführungskünsten zu überraschen …?«

DAVID

»Als mir Marie die Übung vorgelesen hat, wusste ich gleich: *Da kann ich nur verlieren.* Wir haben ja so selten Sex, und ich komme ohnehin meistens viel zu schnell.

Marie in der Rolle der Verführerin zu sehen, war toll. Weil ich sonst alles mache. Es war ein bisschen wie am Anfang unserer Beziehung.

Wir hatten vorher vereinbart, dass wir auf Penetration verzichten (was für mich ganz seltsam war). Mich hat das irgendwie umso mehr erregt, und ich bin heftig gekommen, als sie mir das erste Mal nach langer Zeit wieder einen geblasen hat.

Als ich sie dann verführen sollte, war das echt anders als sonst. Ich habe mir mehr Zeit genommen und mich wirklich bemüht. Ich wollte gewinnen und mal schauen, wie weit ich sie bringen kann. Das darf ich ja sonst nicht, weil sie gar nicht so berührt werden will, habe ich den Eindruck. Ich habe auch endlich mal wieder ihre Vulva anfassen dürfen. Oft stößt sie meine Hand dann weg und zieht mich einfach über sich.

Also, alles in allem war das ein echt interessantes Abenteuer.«

GURU

»Lieber David, viele Männer verzichten auf das Vorspiel – einfach auch, weil sie unsicher sind, wie sie eine Frau am Körper, an der Yoni berühren sollen. Vielleicht ist das auch bei dir so? Dieses Mal hast du dir mehr Zeit genommen und gemerkt, dass sich Marie dann viel besser entspannen kann und deswegen auch zulässt, dass du sie an ihrer Yoni berührst. Das ist ein großer Schritt! Weiter so.«

VULVA GALLERY

CHALLENGE 25: SELBSTBEWUSST DIE VULVA PRÄSENTIEREN

Vulven sind salonfähig geworden. Es wurde ja auch Zeit. Der Vulvakult erobert Medien und Konsumwelt: Es gibt Gipsabdrucksets für Vulven, spezielle Spiegel und Cremes, Ausstellungen und faszinierende Reportagen und ganz viel Aufklärungsarbeit rund um das weibliche Genital. Eine wahre »Vulvation« hat in den letzten Jahren stattgefunden, die gegen alte Mythen und Vorstellungen ankämpft.

Doch trotz aller PR-Arbeit ist fast jede zehnte Vulvaträgerin unzufrieden mit ihrer Yoni. Da ist die eine Vulvalippe zu lang (bitte streicht das Wort »Schamlippe« aus eurem Vokabular!), die Farbe der Labien falsch, der Geruch komisch usw. Und wenn die eigene Yoni nicht mit der Vorstellung, wie eine perfekte Vulva auszusehen hat, übereinstimmt, wird sie eben auch nicht so gerne vorgezeigt. Was, wenn dem Partner vielleicht auffällt, dass die Lippen nur Geschwister sind, aber eben keine Zwillinge (wie übrigens auch die Augenbrauen)?

Dem Partner selbstbewusst die Vulva zu präsentieren, ist eine Kunst und für viele Frauen ein großer Schritt in Richtung sexueller Befreiung – der sich *immer* lohnt. Und weil das so wichtig ist, steht die Vulva hier und heute im Rampenlicht und darf gesehen, bewundert und betrachtet werden.

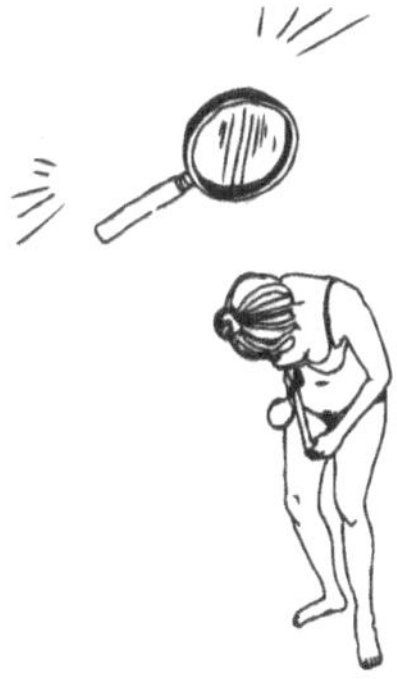

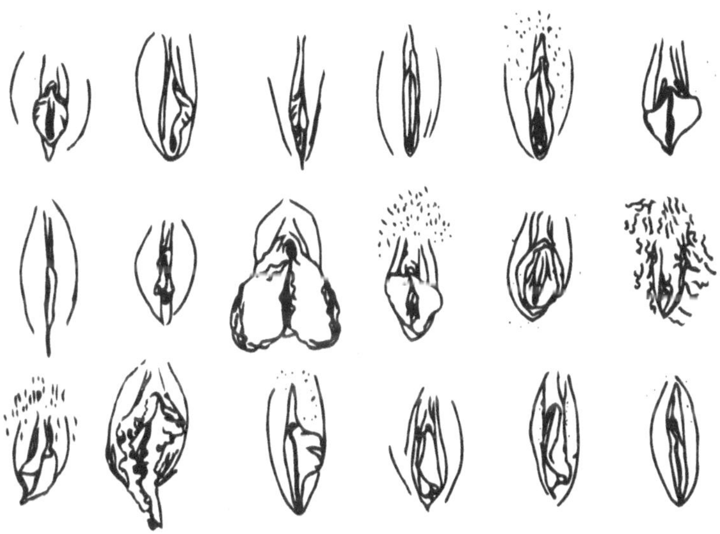

Jede Vulva ist ein Meisterwerk der Natur. Einzigartig. Heute schenkt ihr ihr ganz viel Aufmerksamkeit. Sie ist der Star des Abends. Und wie bei jedem anderen Kunstwerk in einer Ausstellung gilt auch heute die Regel: **Nur schauen – nicht anfassen!**

Gut zu wissen

Es ist gar nicht so einfach, ein positives genitales Selbstbild zu entwickeln. Ein Gang durch die Drogeriemärkte bestätigt in vielerlei Hinsicht, dass die Yoni anscheinend vor allen Dingen eines braucht: intensive Reinigung, um sie von schlechten Gerüchen zu befreien. Dazu kommen dutzende Präparate für Scheideninfektionen aller Art. Auch optisch unterliegt die Vulva strengen Richtlinien: bitte schön unbehaart und brötchengleich, ohne innere Lippen (so das Ergebnis einer Umfrage eines Sextoyherstellers, bei der 130 000 Personen nach der »schönsten Vulva der Welt« befragt wurden).

Als Vorbild für diese realitätsfremden Vorstellungen erweisen die meisten Pornos Frauen einen schlechten Dienst.

Mindset

Diese Challenge erfordert ein hohes Maß an Vertrauen und kann dazu führen, dass dir, der Vulvaträgerin, viele Gedanken, vielleicht auch schamvolle, durch den Kopf schwirren werden und du mit den Geistern deiner Vergangenheit wirst kämpfen müssen. Höre diesen Stimmen aufmerksam zu und sammle die Gedanken für später.

Die Übung fordert auch vom Betrachter ein sehr achtsames Verhalten – und Feingefühl. Nehmt Rücksicht auf die Schamgrenze eurer Partnerin. Führt die Übung langsam aus, nehmt euch Zeit. Betrachtet die Vulva mit den Augen eines neugierigen Entdeckers und befreundet euch mit der Quelle der weiblichen Lust. Schaut sie mit »leerem Blick« an – ohne sie zu erotisieren.

Bei dieser Übung geht es für den Betrachtenden darum, die

Vulva still zu bewundern, und für die Frau, die Bewunderung zu genießen und sie auszuhalten. Denn: Den Blick, den sie dir, lieber Mann, auf ihr Genital gewährt, kann sie nie haben.

Challenge

Vorbereitung für die Frau

Bereite den Raum liebevoll vor (s. Seite 21).

Vielleicht tut dir vor dem Abenteuer eine ausgiebige Dusche oder ein Bad gut.

Bereite dein Kunstwerk so vor, wie du willst, dass es angesehen und bewundert wird. Willst du deine Yoni einölen oder pur bestaunen lassen?

Vielleicht ist dir auch wohler bei dem Gedanken, dich vorerst in ein durchsichtig schimmerndes Tuch zu hüllen und erst dann dein Kunstwerk zu lüften, wenn ihr zu zweit seid.

Überlege, welche Lichtquelle zur Verfügung stehen soll: Lieber nur Kerzenschein oder aber eine taghelle LED-Lampe? Du entscheidest, wie viel (Rampen-)Licht deine »Vulva-Präsentation« bekommen soll.

Vereinbart vorher eine Zeit, wie lange die »Ausstellung« geöffnet haben soll. Fünf Minuten wären für den Anfang eine gute Zeit. Wenn du aber nur drei Minuten »fühlst«, dann ist das auch okay. Du allein entscheidest.

Vorbereitung für den Mann

Es braucht keine besondere Vorbereitung für dich. Außer der Tatsache, dass du mit leerem Blick auf die Yoni deiner Partnerin schaust. Damit ist gemeint, dass du versuchst, präsent zu bleiben und nicht in Fantasien abzuschweifen.

Bitte widerstehe dem Impuls, die Vulva anfassen zu wollen. Stelle dir vor, du würdest sie gerne später malen wollen und müsstest dir alle Details einprägen.

Schenke dem *Yoniverse* deine Aufmerksamkeit und deine Achtung. Es ist der Ursprung allen Lebens, und auch du hast durch die Yoni das Licht des Lebens erblicken dürfen.

Du bleibst bei diesem Abenteuer angezogen.

Material
Timer/Playlist

Schritt 1:
Es gibt viele verschiedene Möglichkeiten, wie du deine Vulva präsentieren kannst. Du kannst dich auf einen Stuhl setzen, an eine Wand lehnen, hinstellen oder einfach nur hinlegen. Wichtig ist, dass du dir eine sehr bequeme Position aussuchst.

Mit dieser Wahl bestimmst du auch den Blickwinkel, den dein Partner einnimmt. Willst du im ersten Schritt einen tiefen Einblick gewähren, oder aber willst du deine Beine lieber etwas verschlossen halten? Vielleicht wechselst du auch die Position?

Du bestimmst ebenso, ob, wo und wie dein Partner Platz nehmen soll.

Schritt 2:
Wenn du so weit bist, eröffnest du die »Ausstellung«. Dein Partner betritt den Raum und bleibt erst einmal an der Tür stehen. Ihr seht euch nur an – für ca. eine Minute. Dann gibst du deinem Partner ein Zeichen, dass er langsam näher kommen darf. Er bleibt vor dir stehen und darf sich,

wenn ihm danach ist, kurz vor deinem Kunstwerk verneigen. Dann nimmt er seinen von dir vorgesehenen Platz ein.

Schritt 3:
Stelle den Timer auf die besprochene Zeit ein oder starte deine Playlist.

Dein Partner darf nun deine Vulva betrachten. Einfach nur ansehen, staunen und nichts weiter.

Vielleicht möchte er gerne, dass du ihm weitere Perspektiven deiner Vulva zeigst. *Du* entscheidest, ob du vielleicht deine Labien ein wenig auseinanderziehst. *Du* entscheidest, wie weit du deine Beine öffnen möchtest. Du bist ganz frei in der Auswahl deiner Bewegungen. Je nachdem, wie du die Position deines Beckens veränderst, kann dein Partner deine Vulva aus einem anderen Blickwinkel betrachten.

Du kannst dich bewegen – oder aber einfach still seine Blicke aushalten.

Und ganz wichtig: Atme tief ein und aus und ertrage alle Gefühle und Gedanken, die du vielleicht hast.

Schritt 4:
Wenn die Zeit abgelaufen ist, beendet ihr die Ausstellung achtsam. Du kannst nach Ablauf der Zeit beispielsweise deine Hand über deine Vulva legen. Schließe deine Augen. Damit ist das Ritual beendet.

Variante 1
Dies ist eine kleine Spielvariante für die etwas wagemutigeren Frauen unter euch. Fragt euren Partner, was er genau sieht – also, so ganz genau. »Welche Farbe haben

meine Vulvalippen?«, »Welche Struktur kannst du erkennen?«, »Wie siehst du den Eingang zu meiner Vagina?«, »Wie unterscheiden sich meine beiden Lippen voneinander?«, »Kannst du meine kleine Vorhaut sehen?«, »Kannst du meinen Kitzler sehen?«, »Was gefällt dir am besten an meiner Vulva?«

Sei neugierig und frage all das, was du schon immer wissen wolltest.

Variante 2 (für einen anderen Tag)

Natürlich könnt ihr auch die Rollen wechseln.

Für viele Frauen kann der Blick auf einen nicht steifen Penis ein ganz neuer sein. Und gerade, weil es nicht um Sex geht, kann es durchaus spannend sein, sich Penis, Vorhaut und Hoden einmal in aller Ruhe anzusehen. Auch hier gibt es vieles zu entdecken und zu erforschen. Fordert euren Partner auf, ihn für euch zu heben, zu ziehen, zu bewegen, zu drehen. Auch die Hoden sind sehr elastisch – schaut euch alles mit den Augen einer neugierigen Entdeckerin an. Macht euch den Penis eures Partners zum besten Freund – schließlich besucht er euch in eurem Innersten.

Feedbackrunde

Mögliche Fragen:

Sie an ihn:

- Welche Details sind dir aufgefallen, die du so noch nicht gesehen hast?
- Gibt es einen Teil, der dir besonders gut gefallen hat?
- Welche Farben haben meine Lippen?
- Hättest du gerne mehr gesehen?

- Hat es dich überrascht, dass es mir leichtfiel / nicht leichtfiel, mich so offen zu zeigen?
- Fiel es dir schwer, mich nicht anzufassen?
- Konntest du sehen, ob meine Vulva erregt war? Wenn ja, woran?
- Kennst du alle Teile meiner Vulva?
- Wie war es für dich, dass ich deinen Penis angesehen, aber nicht angefasst habe?

Er an sie:

- Wie hat es sich für dich angefühlt, dass ich dich nur angesehen habe?
- Kam dir die Zeit zu lang vor?
- Hattest du den Impuls, deine Beine zu schließen? Warum und wann?
- Was ging dir durch den Kopf?
- Welche positiven/negativen Gedanken hast du generell, wenn du an deine Vulva denkst?
- Was glaubst du, was ich denke?
- Wie hat es dir gefallen, meinen Penis im schlaffen Zustand anzusehen?

Reason why (hauptsächlich für sie)

Diese Challenge kann in euch beiden sehr tiefe Gefühle hervorrufen und sich fast »heilig« anfühlen.

Die eigene Vulva in einem nicht erotischen Kontext zu präsentieren, ist oft ungewohnt, und viele Frauen fühlen sich dabei sehr verletzlich. Alte Denkmuster und Ängste (»Was wird er denken, was entdecken, was sehen, was ich selbst nicht sehen kann?«, »Findet er mich schön?«, »Riecht er etwas Komisches?«,

»Bin ich auch wirklich gut rasiert?« usw.) können dabei hochkommen. Vielleicht hast du auch schon einmal etwas wirklich Unschönes über deine Vulva gehört und bist deshalb unsicher. Bitte wisse: Du bist damit nicht allein. Diese Yoni-Scham/-Unsicherheit wurde an viele Frauen über Generationen hinweg weitergegeben. Schon kleine Mädchen hören, wenn sie sich an ihrer Vulva berühren: »Lass das, fass dich da unten nicht an!« oder »Das macht man nicht!«. Oder viele Mütter tun sich schwer, das weibliche Genital auch als solches vor ihren Töchtern zu benennen. Da wird aus einer Vulva plötzlich »das Pipi« oder »die Mumu«. Je freier und natürlicher Frauen und insbesondere Mütter zukünftig mit den eigenen und den Yonis ihrer Töchter umgehen, desto sexuell selbstbewusster werden diese Mädchen später als Frau sein. Na ja – und dann ist da natürlich auch noch die katholische Kirche, die die weibliche Lust noch nie besonders mochte ...

Fakt ist jedoch: Je positiver dein Verhältnis zu deiner Yoni ist, desto erregbarer wirst du werden, desto mehr Orgasmen kannst du haben, und desto öfter wirst du Sex initiieren und offener gegenüber Neuem sein. Du wirst selbstbewusster, selbstbestimmter und wirst seltener Dinge mit dir machen lassen, die du nicht magst. Du wirst erleben, wie positiv sich dein Sexleben verändern wird, wenn du stolz auf dein Genital bist.

Falls du also bis heute gedacht hast, du seist hässlich »da unten« (wo ist eigentlich »da unten«? An den Füßen?) oder sähest »komisch« oder »unnormal« aus, dann nimm dieses Abenteuer zum Anlass, aktiv an diesen negativen Glaubenssätzen zu arbeiten! Das geht mit Sicherheit nicht von heute auf morgen – aber jedes Mal, wenn ihr dieses Abenteuer erlebt, wird es etwas einfacher für dich, und du wirst sicherer werden.

Es lohnt sich also für jedes Paar, sich in dieses Abenteuer zu stürzen! Auch wenn du vielleicht gerade denkst, *Ach, ich habe damit kein Problem! Don't sneak out.* Vielleicht gehörst du bereits zu den glücklichen Frauen, die sich gerne ansehen und bewundern lassen. Die mit der Energie einer Königin die Quelle ihrer Lust betrachten lassen. Umso besser. Dann genieße dieses Abenteuer erst recht, und nimm nur wahr, wie schön es ist, eine Frau zu sein.

GRETA

»Ich habe mich in der letzten Zeit ziemlich viel mit mir und meinem Körper beschäftigt. Auslöser war eine Tantramassage, die mir meine Freundinnen zum Geburtstag geschenkt haben. Dieses Erlebnis hat für mich ziemlich viel verändert. Die Art, wie die Tantramasseurin meine Yoni angefasst hat, war so ganz anders, so zart, liebevoll und absichtslos. Herrlich! Dieses Gefühl habe ich dann versucht selbst herzustellen und umzusetzen. Ich habe damit begonnen, meine Vulva weniger kritisch anzusehen als früher – sie überhaupt einmal mit dem Spiegel anzusehen, war schon ein Erlebnis für sich. Ich frage mich immer, wie ein Mann *so etwas* geil finden kann. Schräg, oder?

Mich dann bei Licht einfach so ansehen zu lassen – puh, das war wirklich noch mal eine Begegnung der anderen Art! Ich habe meine Beine nur leicht geöffnet – das war schon schwierig genug. Und ich habe die ganze Zeit gedacht: *Oh, Gott, was sieht er da jetzt? Hoffentlich fällt ihm nicht etwas auf, was ihm nicht gefällt.* Ich habe sogar gedacht: *Hoffentlich klebt nicht noch ein Fussel Klopapier an meiner Lippe (kichert).* Felix schaut regelmäßig Pornos, und meine Pussy sieht nun mal nicht so perfekt aus.

Mich hat die Situation ein bisschen an einen Besuch beim

Frauenarzt erinnert, da muss man ja auch die Beine so doof auseinandermachen und jemand schaut in dein Innerstes. Felix hatte außerdem so einen gierigen Blick. Das hat mich gestört.

Also, es war auf jeden Fall nicht einfach. Ich würde die Übung noch mal wiederholen und dann schauen, wie es mir geht.«

GURU

»Liebe Greta, die wenigsten Frauen wissen, wie andere Vulven aussehen – einfach, weil sie sie in real und live selten zu sehen bekommen. Auch in der Sauna sitzen die meisten Damen sittsam mit verschränkten Beinen. Wirkliche Einblicke gewähren daher meist nur Pornodarstellerinnen, deren Vulven kosmetisch gerne mal getrimmt wurden und nicht der Realität entsprechen. Daher finde ich es ganz toll, dass du dich überhaupt getraut hast, dich Felix' Blicken auszusetzen – obwohl du wusstest, dass seine Vorstellungen von Pornos geprägt sind.

Für dich kann es tatsächlich sehr heilsam sein, die Übung zu wiederholen – um sexuell selbstsicherer zu werden. Und bitte beschäftige dich auch selbst weiter mit deinem *Yoniverse.*«

FELIX

»Zuerst dachte ich, *Geil, ich kann mir endlich mal Gretas Pussy anschauen!* Aber sie hat mich dann gleich zurechtgewiesen, ich solle sie nicht so lüstern anstarren. Wie dann? Ich habe also tief Luft geholt und versucht, sie nur interessiert anzusehen. Wie ein Kunstwerk eben. Das war tatsächlich ganz anders und auch für mich eine neue Erfahrung.

Aber noch viel krasser war für mich, als sie meinen Schwanz angesehen hat. Das haben wir am nächsten Tag gemacht. Der war null hart, und es hat mich überrascht, dass sie ihn trotzdem liebevoll und interessiert angeschaut hat. Wow – das hat mich geflasht und sehr gerührt.«

GURU

»Lieber Felix, Greta gehört zu den Frauen, die ein noch unsicheres Verhältnis zu ihrer Yoni haben. Sich deinen Blicken auszusetzen, zeigt, wie viel Vertrauen sie zu dir hat. Anders als bei euch Männern, ist das weibliche Genital nicht so ohne weiteres sichtbar, manchmal versteckt es sich auch unter Haaren. Es baumelt eben nicht wie der Lingam vor dem Körper, sondern liegt ›züchtig‹ versteckt.

Zwischen den Beinen vieler Frauen schwebt die Scham der Jahrhunderte – überliefert, vererbt, und es wird höchste Zeit, dass du als Mann ihr das Gefühl von Wertschätzung erteilst.

Ihr wertschätzender Blick auf deinen Lingam hat dir gezeigt, wie wichtig es ist, das Genital nicht nur als Lustorgan zu erotisieren, sondern auch eine liebevolle Beziehung zu ihm zu entwickeln.«

SHADES OF HOME, TEIL 1

CHALLENGE 26: GEHEIME WÜNSCHE TEILEN

von Ater Crudus

Ich finde den Bereich BDSM so unglaublich spannend und facettenreich, dass ich ihn euch nicht vorenthalten will. Da ich aber keine Expertin auf diesem Gebiet bin, freue ich mich, dass Ater Crudus, Bondage-Spezialist aus Leipzig, Licht ins Dunkel bringen wird. Er versteht es, auch Anfängern dieses Spielfeld des Sex näherzubringen und eventuelle Vorurteile aus dem Weg zu räumen. Denn auch wenn ihr noch keine Ahnung habt, was euch in den nächsten drei Challenges erwartet – das Spiel mit den Polaritäten ist extrem aufregend, und vielleicht entdeckt ihr darüber eine ganz neue Ader in euch, oder eine, von der ihr vielleicht schon wusstet, die aber lange darauf gewartet hat, wachgeküsst zu werden. Traut euch, voll in die Übungen reinzugehen – auch wenn ihr denkt: »Da sind wir beim Sex nicht auf Augenhöhe«. Das stimmt – und genau das ist der Reiz. Political Correctness habe im Bett nichts zu suchen, meint die bekannte Psychotherapeutin Esther Perel, und ich kann ihr da nur zustimmen.

»Als ich ihm kniend einen Blowjob geben wollte, zog er mich plötzlich an meinem Zopf zu sich hoch. Er drehte mich um, zog meine Hüfte an seine, drückte mich sanft, aber bestimmt an die Wand. Er schaute mir tief in die Augen und sagte: ›Du willst was anderes. Und ich weiß, was‹.«

Willkommen im Bereich BDSM! Genauer: im Spielbereich Bondage. Zu eurer vielleicht großen Überraschung geht das auch ganz ohne Peitsche, Halsband und andere Klischees. An dieser Stelle sei (noch) nicht verraten, was er noch sagte oder was weiter geschah, aber die Frau in diesem Szenario erzählte später ihrer besten Freundin: »Ich wollte schon immer beim Sex mal an nichts denken müssen und nur den Kopf ausschalten. Genau das hat Victor an diesem Abend geschafft.«

Die Realisierung des Wunsches nach sexueller Freiheit, nach Endlich-Loslassen-Können, finden viele Paare spannenderweise genau im Gegenteil – nämlich in der vermeintlichen »Unfreiheit«. Und genau das ist der Thrill von Bondage.

Und dabei ist BDSM generell nichts, was man mag *oder* nicht mag, praktiziert *oder* nicht praktiziert, ablehnt, befürwortet *oder* gar verurteilen muss. Man muss nicht auf allen vieren kriechen oder sich im dunklen Keller ans Andreaskreuz anbinden lassen. Für den einen kann es die Fantasie von Unterwerfung und Macht sein. Für die Frau mit dem Blowjob war es dieser intensive Moment, der feste, selbstbewusste Griff, der sie erregt hat. Ein Moment von Kraft und Macht. Auch dieser kleine Moment ist ein Puzzleteil vom großen BDSM-Bild.

Vielleicht spielt ihr sogar schon im BDSM-Sandkasten und wisst es noch gar nicht? Erregt es dich, wenn dein Kerl deine Hände hinter deinem Kopf fest zusammenhält? Wenn er dir ins Ohr flüstert: »Ich mach mit dir, was ich will.« Krallt sich deine Hand beim Masturbieren fast schmerzhaft in deine Haut? Magst du es, wenn man fester an deinen Nippeln oder Hoden zieht? Dann könnte euch die folgende Challenge sehr gefallen. Sie hilft euch, eure Neigungen und Bedürfnisse klarer zu sehen und zu entdecken. So könnt ihr sicher, lustvoll und authentisch durchs BDSM-Universum reisen. Viel Vergnügen!

Gut zu wissen

Oft begegnen euch im Kontext mit BDSM Begriffe wie »Fetisch« oder »Kink«. Hier eine kurze Erklärung:

Ein Kink (ungewöhnliche sexuelle Vorliebe) kann schlichtweg alles sein, was euch über konventionellen Sex hinaus einfach anmacht. Ein Kink ist nur eine Art »Antörner«.

Bei einem Fetisch hingegen wird der Antörner zur Obsession, zum »Muss« und ist für die sexuelle Erregung und Empfindsamkeit meist essenziell wichtig.

Vielleicht habt ihr sogar einen Kink, vielleicht habt ihr auch einen Fetisch. Und vielleicht teilt ihr beides sogar miteinander. Ganz egal, welche Vorliebe, welche Neigungen, welcher Kink, welches Bedürfnis ihr habt – versucht nicht, euch mit einer Art Label selbst zu stigmatisieren. Das kann zu Angst und Verunsicherung führen. Ihr seid viel mehr als nur eure sexuellen Vorlieben.

Mindset

Stellt euch für diese Übung vor, ihr säßet mit eurer besten Freundin (anstatt mit eurem Partner) beim Dinner und würdet miteinander reden, ohne ein Blatt vor den Mund zu nehmen. Bleibt extrem offen und urteilt nicht über den anderen.

Seid neugierig auf die Bedürfnisse eures Partners. Traut ihm eure blanke Wahrheit zu und wertschätzt, dass auch er sich euch ganz zeigt und vielleicht aus seiner Vergangenheit erzählt.

Challenge

Wenn ihr euch vorstellt, »fesselnden Sex« zu haben, dann habt ihr wahrscheinlich einige Bilder und Fantasien dazu im Kopf. Versucht, mithilfe der Challenge zu erkunden, welche wahren Bedürfnisse hinter solchen Vorstellungen verborgen liegen und welche davon euch beiden am wichtigsten sind.

Setting

Setzt euch gerne gegenüber an einen Tisch – so habt ihr mehr Platz.

Material

1 größerer Zettel
ca. 25 kleine Zettel (Klebezettel oder was ihr dahabt)
2 Stifte

Schritt 1:

Schreibt auf den größeren Zettel folgende Frage auf: »Warum wollen wir fesseln, anstatt einfach nur zu vögeln?«

Dies ist eure Überschrift und die zentrale Frage der Übung. Legt sie mittig auf den Tisch.

Schritt 2:

Schreibt jeden der nachfolgenden Begriffe auf jeweils einen kleinen Zettel. Schreibt nur die Begriffe auf, die Anmerkungen (hier kursiv) sollen euch an dieser Stelle nur helfen. Alle Begriffe stehen für mögliche Motivationen, Gefühle, Bedürfnisse oder Wünsche, sowohl für die von euch, die in eurer Fantasie fesselt (aktiv), als auch für denjenigen, der gefesselt wird (passiv).

Viele dieser Begriffe sind Bedürfnisse, die zumeist Praktiken im Bereich BDSM zugeordnet werden.

SEX – *penetrativer Sex in gefesselter Position*
ÜBERRASCHUNGSMOMENTE – *unerwartete und überraschende Gefühle und Handlungen*
MACHT – *körperlich und mental ausüben oder erfahren*
NÄHE – *neue Art körperlicher Nähe und Berührung spüren*
TECHNIK – *raffinierte Seil- und Knotentechnik*
DISTANZ – *körperliche Distanz erfahren oder ausüben, die Begehren steigert*
KOPF AUS – *nicht denken müssen bei all dem, was passiert*
ANWEISUNGEN – *Anweisungen, Befehle erteilen oder empfangen*
BEWEGUNGSEINSCHRÄNKUNG – *teilweise oder komplette Einschränkung der körperlichen Bewegungsfreiheit*
SCHMERZEN – *Schmerzen in einvernehmlicher Intensität zuführen oder spüren*
ZÄRTLICHKEIT – *zarte Berührungen durch den Partner und das Seil*
FIXIERUNG – *gefesselt sein an einen Gegenstand wie Bett oder Stuhl*
OPTIK – *Bondage sollte schön aussehen*
HÄRTE – *Es sollte einmal so richtig derbe zur Sache gehen*
KONSEQUENZ – *unnachgiebig und klar sein*

PACKEN – *zupacken am Körper*
VEHEMENZ – *leidenschaftlich, gern auch ungestüm*
EXPLIZITE BERÜHRUNGEN – *an den Genitalien*
ANGST – *das Spiel, nicht zu wissen, was passiert*
GRENZEN – *Grenzen spüren, aufzeigen und erweitern*
KONTROLLE – *Kontrollabgabe bzw. Kontrolle übernehmen*

Gerne könnt ihr weitere, individuelle Begriffe verwenden und aufschreiben. Was ist euch darüber hinaus noch wichtig?

Schritt 3:
Sortiert nun gemeinsam alle Zettel nach der Wichtigkeit, die der jeweilige Begriff für euch hat. Dazu nehmt ihr euch einen Zettel nach dem nächsten vor und besprecht den darauf notierten Begriff.

Ihr könnt die Begriffe in vier Rubriken unterscheiden und einordnen: »sehr wichtig«, »wichtig«, »weniger wichtig« und »gar nicht wichtig«. Legt die Zettel neben- oder untereinander, nicht aufeinander, damit sie immer lesbar sind. Aber achtet darauf, dass die Rubriken klar voneinander unterschieden werden können.

Ihr könnt übrigens unterschiedliche Auffassungen der Wichtigkeit der Begriffe haben, das ist völlig normal und macht das Spiel auch interessant. Tauscht euch offen aus und helft eurem Partner zu verstehen, warum euch etwas wichtig oder weniger wichtig ist. Äußert euer Gefühl, das diese Vorstellung auslöst. Nehmt euch so viel Zeit, wie ihr aufbringen möchtet und Lust habt. Erklärt eurem Partner gern an einem praktischen Beispiel, wie ihr euren Wunsch meint. Das kann eine Fantasie sein oder etwas, was ihr bereits erlebt und ein solches Gefühl in euch ausgelöst hat. Verhandelt und besprecht euch miteinander und einigt euch, so gut es geht.

Schritt 4:

Betrachtet gemeinsam, was ihr über eure Wünsche und Erwartungen an eine Bondage-Begegnung entdeckt und erkannt habt. Nun braucht es einen kleinen »Mutanfall«: Legt alle Zettelchen weg, die »weniger wichtig« oder »gar nicht wichtig« sind. Übrig bleiben also die Zettelchen, die euch zeigen, was euch »sehr wichtig« und »wichtig« ist.

Betrachtet diese Zettelchen. Das ist eure Essenz.

Schritt 5:

Nun zum letzten Schliff. Jeder von euch darf insgesamt zwanzig Punkte auf die Zettel malen. Verteilt sie, je nachdem, was euch von eurer Essenz am wichtigsten erscheint. Ihr könnt theoretisch alle zwanzig Punkte auf einen einzigen Zettel malen oder ihr verteilt sie anders. Bringt mit euren Punkten zum Ausdruck, welche der Wünsche in euch am stärksten sind.

Tauscht euch hierbei gern aus und sprecht über eure Entscheidungen.

Schritt 6:

Legt nun alle Zettelchen weg, die keinen oder weniger als drei Punkte haben. Betrachtet interessiert den Kern eurer Motivation: Deshalb wollt ihr also fesseln!

Ihr habt nun eine Idee davon erhalten, was euch wirklich wichtig zu sein scheint, wenn ihr euch auf ein »Fesselfest« einlassen wollt. Und ihr wisst, worauf ihr euch vielleicht nicht so stark konzentrieren solltet, weil euch andere Bedürfnisse mehr Erfüllung bringen.

Feedbackrunde

Mögliche Fragen:

- Welche Erkenntnis hat dich besonders überrascht?
- Was hast du von mir erfahren, was du bisher nicht wusstest?
- Können wir uns mit dem Ergebnis identifizieren?
- Was hindert uns aktuell noch, dies zu erleben?

Reason why

Wenn euch der Gedanke an Bondage gefällt, dann habt ihr durch diese Challenge die Möglichkeit, euch näher mit dieser Fantasie auseinanderzusetzen. Euch begegnen in dieser Übung viele Begrifflichkeiten aus dem Bereich BDSM, über die ihr vielleicht bisher nie wirklich gesprochen habt. Ihr lernt etliche interessante und anregende Wünsche kennen, und im besten Fall werden euch eure Gespräche und Erkenntnisse noch weit über diese Challenge hinaus begleiten. Auf positive, klare und lustvolle Art.

Wenn ihr schon immer wissen wolltet, was eigentlich noch so in euch und eurem Partner schlummert, dann ist diese Übung genau die richtige für euch. Und ebenso, wenn ihr wissen wollt, was ihr braucht, um im Gleichgewicht zu bleiben. Denn ihr spielt bewusst mit der Polarität, wenn ihr euch im großen Bauchladen BDSM umschaut und Fesselsex für euch entdeckt.

SUSANNE

»Ich würde eigentlich schon sagen, dass ich ganz gut weiß, was ich will. Nur bin ich mir eben nicht sicher, ob Klaus mir das geben kann.

Wir haben uns bei der Übung sehr viel in Details verloren und mussten auch eine kleine Pause machen, weil ich das Gefühl hatte, wir haben aneinander vorbeigeredet. Ich war aufgebracht und habe Klaus dann einfach an den Kopf geknallt, dass er mich doch einfach mal benutzen solle, mal Kerl sein solle. Irgendwie tat mir das dann sofort leid, und ich dachte, dass ich ihn damit bestimmt gekränkt habe. Seine Antwort hat mich dann sehr überrascht. Er habe mir nie gesagt, dass er das eigentlich gern mal machen würde, sich aber nicht traue, aus sich rauszugehen. Das liege auch an seinem Schwanz, der nicht immer so funktioniere, wie er wolle. Darüber haben wir danach viel gesprochen.

Als es dann um Schmerzen beim Sex ging, musste ich an einen Erotikroman denken, den ich mal gelesen habe. Dabei war ich ziemlich erregt gewesen. Und auch bei dieser Übung habe ich erkannt, dass ich nicht unbedingt ausgepeitscht werden will, aber irgendeine Art von Schmerz mich anzumachen scheint. Klaus habe ich das jedoch nicht gesagt, das würde er nicht verstehen und mir wahrscheinlich einfach, so unbeholfen wie er manchmal ist, auf den Hintern schlagen.

Als am Ende nur noch drei Zettel übrigblieben, musste ich schmunzeln. Dort stand genau das, was mich erregt. Und zu wissen, dass diese Zettelchen offenbar auch Wünsche von Klaus beinhalten, hat mich irgendwie zuversichtlicher gestimmt, als ich es in den letzten Jahren war. Mal schauen, was wir jetzt damit machen.«

GURU

»Liebe Susanne, in deinem Alltag zwischen Beruf und Paarsein scheinst du gerne die Kontrolle zu übernehmen. Als Ausgleich kann es gut sein, dass du dich danach sehnst, im Bett eher die devote Rolle zu spielen, kontrolliert zu werden – nichts tun zu müssen. Um das zu erreichen und um es Klaus leichter zu machen, in seine dominante Rolle zu schlüpfen, kannst du dich auch im Alltag immer wieder fragen, wie viel Raum du Klaus geben kannst, dieser Kerl zu sein, den du dir im Bett wünschst.«

KLAUS

»Wir haben vor einigen Jahren mal mit Handschellen rumprobiert. Susanne wollte, dass ich sie am Bett festmache und wir Sex haben. Ich weiß noch, dass sich das für mich irgendwie mechanisch anfühlte und ich auch Angst hatte, ihr weh zu tun. Eigentlich wäre so eine angebundene Susanne ja eine Einladung – mich hat es aber nicht angetörnt.

Am meisten hat mir an dieser Challenge gefallen, dass sich dank ihrer meine Vorstellung von Bondage sehr geändert hat. Ich stelle mir zwar immer noch viele Fragen, wie jetzt was genau funktionieren soll beim Fesseln, aber ich wusste beispielsweise vorher nicht, was mich daran reizen sollte. Am ehesten gefällt mir der Gedanke, Susanne mit Seilen so schön zu verzieren, wie man es auf Bildern im Internet sieht. So etwas zu kreieren – darauf hätte ich Lust. Als wir über das Zettelchen Optik sprachen, war ich überrascht, wie unwichtig ihr das jedoch zu sein scheint. Sie wolle nicht wie eine Presswurst aussehen, sagte sie, ansonsten sei es ihr ziemlich egal, ob das nun synchron sei oder schick aussehe. Irgendwie hat mich das beruhigt, denn ich traue mir so schwierige Gebilde auch gar nicht wirklich zu.

Richtig angemacht hat es mich zu erfahren, dass sie gern benutzt werden will. Bei der Stärke und Stringenz, die sie sonst ausstrahlt, hätte ich das nie gedacht. Der Gedanke, einfach mal zu machen, wonach mir ist – das gefällt mir. Mal schauen, ob ich das hinbekomme und ob mein Schwanz da auch mitmacht. Aber vielleicht muss ich ja gar nicht penetrieren.«

GURU

»Lieber Klaus, wie du schon selbst gut erkannt hast, kannst du auch ohne eine ›zuverlässige‹ Erektion in die dominante Rolle schlüpfen und dich dort sicher fühlen. Es geht ja eben genau um dieses Spiel, wie du sie wahnsinnig machen kannst, ihr zeigen kannst, wer ›der Herr im Haus ist‹, ohne sie zu penetrieren. Dafür verbindest du dich mit deiner männlichen Energie, deinem Mut und der Vorstellung, wie du Susanne selbstbewusst sagst, was sie zu tun hat.«

SHADES OF HOME, TEIL 2

CHALLENGE 27: DURCH RAUFEN SEXUELLE ENERGIE ENTFACHEN

von Ater Crudus

Ihr erinnert euch an die kleine Szenerie des Pärchens aus der vorherigen Challenge, wie er sie unerwartet zu sich hochgezogen und sie dann an die Wand gedrückt hatte? Und so ging es weiter:

»Ich schaute ihn verwirrt an. Auf diese Art und Weise hatte er mich noch nie angefasst, auch einen Blowjob hatte er noch nie ausgeschlagen. Sein zärtlich-bestimmter Griff erregte mich so sehr, dass es mir fast egal war, wie es weitergehen würde. Mein Atem ging schneller, und er wusste mit einem Blick in meine Augen, dass sein Gefühl ihn nicht täuschte. Ja, ich hatte in diesem Moment auf etwas ganz Bestimmtes Lust. Nämlich darauf, dass er genau in diesem Ton mit mir weiterspielen würde …«

Was ist zwischen den beiden geschehen, und was hat das mit BDSM und dieser Challenge zu tun?

Nun, betrachten wir dieses kleine Intermezzo genauer, dann fällt auf, dass hier zwei Menschen wahrhaft in Kontakt getreten sind und miteinander kommuniziert haben. Beide waren in der Lage, authentisch und ohne Angst vor Wertung so zu handeln und zu fühlen, wie es in dem gemeinsamen Moment richtig zu sein schien. Sie sind – wie im Abenteuer auf Seite 314 beschrieben – ein differenziertes Paar.

Dieses Abenteuer lädt auch euch auf spielerische Weise ein, in einen aufregenden körperlichen Kontakt miteinander zu kommen. Viel Spaß!

Gut zu wissen

Sadomasochismus ist kein neuer Trend, sondern ein alter, langer Bart, auf den selbst Dumbledore neidisch wäre.

Sadismus, benannt nach dem Marquis de Sade (1740–1814), und Masochismus, nach Leopold von Sacher-Masoch (1836–1895), haben schon vor langer Zeit die Bühne betreten. Die Namensgeber der sexuellen Neigungen haben in ihren Texten Praktiken beschrieben, die selbst für moderne Vorstellungen schwer verdaulich sind. In ihren prosaischen Texten geht es um das Empfinden von sexueller Lust durch Schmerzen, Schläge oder Erniedrigung. Die »Hochzeit« der beiden ergibt Sadomasochismus. Wobei Sadismus bedeutet, dass man sich am Leid anderer erfreut, und Masochismus, dass man Befriedigung daraus schöpft, dass man selbst Schmerzen erfährt.

Noch älteres Material gefällig? Im »Grab der Züchtigung« bei Rom gibt es eine Wandmalerei aus dem 6. Jahrhundert v. Chr., die eine BDSM-Handlung zeigt.

Mindset

Viele von uns sind viel zu sehr »im Kopf« und denken zu viel über Sex nach. Dabei wollen wir doch mit dem *Körper* Liebe machen, und genau deshalb ist der Kontakt zu eurem Körper und zu dem des anderen so unglaublich wichtig. Traut euch heute, in die Vollen zu gehen, nehmt euch, was ihr wollt, nutzt eure versteckten Kräfte!

Challenge

Material

4 ca. 10 mm lange Stücke Seil mit jeweils einem Knoten am Ende

Wenn ihr kein Seil habt, geht auch Küchengarn, ein Schnürsenkel oder ganz andere kleine Gegenstände, die sich gut verstecken lassen. Ihr könnt frei entscheiden.

Setting

Da ihr bei dieser Übung körperlich sehr aktiv werdet, empfiehlt es sich, dass ihr euch bequeme, lockere Kleidung anzieht und euch etwas Platz verschafft. Ein klassisches Doppelbett, eine größere Couch oder ein bequemer und großer Teppich sind ideal.

Schritt 1:

Jeder von euch nimmt zwei der Seilstücke an sich. Jetzt dürft ihr erst einmal über den Gedanken schmunzeln, dass ihr gleich miteinander um die vier Seilstücke raufen werdet. Dann gebt euch noch einen Kuss, schaut euch an und sagt: »Jetzt geht's los«!

Schritt 2:
Geht kurz in getrennte Räume und versteckt die Seilstücke irgendwo an oder in euch, auf jeden Fall an einer Stelle, die wirklich schwer zu erreichen ist. Zum Beispiel in einer Socke, in der Unterhose, im Dutt, unter dem BH-Bügel ...

Alles gut versteckt? Fein, wenn ihr so weit seid, trefft euch wieder im Raum, und dann kann es losgehen!

Schritt 3:
Entscheidet gemeinsam, ob ihr mit oder ohne Zeitvorgabe spielen wollt. Ohne Zeitvorgabe könnt ihr euch bis zur totalen Erschöpfung verausgaben (oder natürlich, bis einer von euch gewinnt). Mit Zeitvorgabe (zehn Minuten haben sich als sinnvoll erwiesen) erfreut sich euer strukturiertes Gehirn an einer klaren Aufgabe.

Schritt 4 (sehr wichtig):
Vereinbart unbedingt ein Wort, welches ihr benutzt, um eurem Partner ganz klar zu signalisieren: »Bis hierher und nicht weiter.« Das kann beispielsweise ein einfaches und klares »Stopp« sein.

Schritt 5:
Sucht nach dem versteckten Seilstück an eurem Partner. Und vergesst dabei nicht, eure eigenen gut zu verteidigen!

Findet Wege, euren ganzen Körper einzusetzen, um euren Partner irgendwie fest- oder von euch fernzuhalten. Traut euch, dabei ruhig mal richtig »anzupacken«. Ihr dürft (meinetwegen) den anderen kneifen, packen, fixieren, beißen, kitzeln, streicheln – alles ist erlaubt, was für euch beide in Ordnung ist.

Entdeckt, wie euer Partner und ihr selbst auf diese Art der körperlichen Begegnung reagiert.

Wenn ihr bereits die Challenge »Shades of Home, Teil 1« gemacht habt, versucht euch zu erinnern, was eure gemeinsamen Wünsche und Bedürfnisse sind, und überlegt, ob und wenn ja, *wie* ihr diese in euer »Spiel« integrieren könnt. Versucht, bei dieser Übung ganz nebenbei ein Gespür dafür zu entwickeln, in welchem Maß beispielsweise Vehemenz, Überwältigung, Schmerz, Nähe oder Kontrolle für euch beide passend zu sein scheinen.

Schritt 6:
Das Spiel ist zu Ende, wenn eure Zeit abgelaufen ist oder einer von euch alle Seilstücke gefunden hat.

Variante
Bei dieser Variante der Übung ist es explizit erlaubt und erwünscht, dass ihr euch beim Suchen gegenseitig sexuell ablenkt. Wenn ihr so nah beieinander seid und verschiedenste (Körper-)Regionen entdeckt, bleiben intime Berührungen möglicherweise ohnehin nicht aus. Wenn ihr also Lust verspürt, euch zu küssen, euch an empfindsamen Stellen länger aufzuhalten, weil es sich einfach gut anfühlt (oder weil ihr hofft, dort fündig zu werden) – dann tut das unbedingt.

Ob ihr den Moment der Lust (des anderen) dann ausnutzt, um überraschend doch weiterzusuchen, bleibt ganz euch überlassen. Seid gerne ein wenig »hinterlistig« und verführerisch zugleich.

Reason why

Mit diesem spielerischen und intuitiven Abenteuer mobilisiert ihr euer gesamtes Repertoire an Spiel, Freude und Kraft. Es ist ein softer Einstieg in den Bereich BDSM und führt hoffentlich dazu, dass ihr eventuelle Vorurteile und Bedenken über Bord werft.

Diese Übung ist niemals langweilig – glaubt mir. Verzichtet auf alles, was vorhersehbar ist. Denn auch beim BDSM gilt die Devise: Immergleiche mechanische Berührungen oder Bewegungen sind langweilig und würden euch bei dieser Challenge auch nicht ans Ziel führen.

Bei dieser Übung sucht ihr nach spannenden Wegen, euch zu berühren, findet unkonventionelle Möglichkeiten, eure Körper einzusetzen, und entdeckt vielleicht auch ganz neue, mutige Seiten an euch oder eurem Partner. Ihr entdeckt euren eigenen Willen und werdet von euch selbst überrascht sein, wie viel Spaß wilde Körperlichkeit euch schenken wird.

Durch den engen körperlichen Kontakt und die Aufgabe, euch einerseits mit vollem Körpereinsatz etwas zu holen und andererseits mit viel Einsatz etwas versteckt zu halten, mobilisiert ihr vielleicht sogar bislang unentdeckte Energien.

Und ganz nebenbei erfahrt ihr, wie spannend es sein kann, mit den Polaritäten zu spielen: Wer ist die Stärkere, wer gibt nicht nach, wer dann doch, und wie fühlt sich das an? Es sind genau diese Gegensätze – Dominanz und Unterwerfung, Hingabe und Kontrolle –, diese beiden Pole, die das Spielen in diesem Bereich so aufregend und sexy werden lassen.

MARIE

»Mir hat die Übung allein schon deshalb so gut gefallen, weil wir uns seit ewig langer Zeit mal wieder geküsst haben.

Ich habe beide Seilstücke gut versteckt – eins in meiner Socke und eins in meinem Dutt. David war erst zaghaft – aber nach einer Weile ist er voll abgegangen. So kenne ich ihn gar nicht.

Als er dann ein Seilstück in meiner Socke spürte, hielt er meinen Fuß fest und kitzelte mich. Und das, obwohl er genau weiß, dass ich das echt nicht ausstehen kann. Ich wurde richtig wütend und tatsächlich auch handgreiflich. Irgendwie haben wir dann doch wieder miteinander gelacht. Als er dann wieder anfing, mich festzuhalten und mit seinen Beinen zu umklammern, habe ich laut gezischt: ›Jetzt lass das!‹ Er hörte tatsächlich sofort auf, und zum ersten Mal in meinem Leben habe ich so etwas wie Macht gespürt. Das hat mir unglaublich gut gefallen und mich auch angemacht. Mit einem Blick auf seine Unterhose konnte ich gut erkennen, dass er das auch heiß fand. Ich dachte immer, dass ich eigentlich geführt werden will – offenbar gibt es da noch eine andere Seite an mir.«

GURU

»Liebe Marie, du bist heute aus dir rausgegangen und hast die dominante Seite in dir entdecken können. Mach dir keine Sorgen darüber – viele Menschen lieben es, die Rollen zu tauschen. Wichtig ist, dass ihr beide entdecken konntet, wie viel Spaß es macht, miteinander so körperlich in Kontakt zu sein.«

DAVID

»Ich fand diese Übung mega-gut. Ich habe es geliebt, mit Marie zu raufen. Mich hat vor allen Dingen ihre Kraft und ihr Wille beeindruckt. Was alles in dieser zierlichen Person steckt!

Es ist auch etwas echt Magisches passiert: Als ich sie an ihren Füßen kitzelte, wurde sie super-wütend und hatte plötzlich einen Ausdruck in den Augen, der mir fast ein bisschen Angst gemacht hat. Und zugleich hat mich das erregt. Ja, ich gebe es zu, mich hat es erregt, Marie zum ersten Mal dominant zu erleben. Wow! Wer hätte das gedacht?

Ich habe ihr später erzählt, dass ich früher mal in einer Beziehung war, in der ich sexuell unterwürfig war. Das hatte ich bis zu dem Punkt verschwiegen, weil ich dachte, dass ihr das nicht gefallen würde. Jetzt öffnet sich gerade vielleicht eine neue Tür für uns. Mal schauen … Ich werde es bei der nächsten Gelegenheit noch einmal ansprechen.«

GURU

»Lieber David, du warst heute sehr mutig, denn du hast dich getraut, Marie gegenüber ein Geheimnis preiszugeben, das du lange für dich behalten hast. Du hast dich differenziert und ›Kante gezeigt‹. Das ist ein echter Meilenstein in eurer Beziehung.

Ich empfehle dir: Bleib am Ball, nutze die Gunst der Stunde und überlegt gemeinsam, wie ihr das Spiel mit den Polaritäten weiterführen könntet. Vielleicht schreibst du Marie einen kleinen Zettel, den du ihr abends ans Bett legst: ›Ich fand die Challenge schön, in der du mich so plötzlich kontrolliert hast.‹ So machst du auch ihr vielleicht Lust und Mut, in diese Richtung weiterzugehen.«

SHADES OF HOME, TEIL 3

CHALLENGE 28: DURCH FESSELN HINGABE ERFAHREN

von Ater Crudus

Heute vertiefen wir das Spiel mit den Polaritäten und tauchen ein in die faszinierende Welt von Nähe und Distanz. Denn oft ist es die Entfernung voneinander, die eine ganz besondere Art der Intimität zur Folge hat. Besonders Paare in langen romantischen Beziehungen sehnen sich nach diesem »Neuen« und »Unberechenbaren«.

Dem geliebten Menschen ausgeliefert zu sein oder ihn zu kontrollieren, erweitert das erotische Spielfeld immens. Ich lade euch ein, es einfach einmal auszuprobieren.

Ihr lernt in der heutigen Challenge sicher und angstfrei, wie eine »professionelle« Fesselung Schritt für Schritt angelegt wird und welche Vielzahl an Möglichkeiten sich daraus für euch ergeben können. Ihr bekommt alle technischen Basics vermittelt, die ihr für Bondage benötigt, und lernt, wie ihr mit wenig Aufwand eine gemeinsame, neue und nicht zuletzt durchaus lustvolle Wirkung erzielt.

Gut zu wissen

In der BDSM-Szene begegnen euch vielleicht sogenannte Ampelcodes. Diese dienen dazu, das Befinden des Partners einschätzen zu können. Grün heißt, es ist alles okay und die Intensität kann gesteigert werden. Orange bedeutet, es ist alles okay, die Intensität sollte aber nicht gesteigert werden. Und Rot ist das Zeichen dafür, dass die Intensität vermindert werden sollte, weil der passive Part an seine Grenzen kommt.

In der Challenge wird euch mit einer Skala von 1 bis 10 ein ähnliches Werkzeug an die Hand gegeben, welches jedoch mehr Abstufungen hat.

Zwischenfälle oder Unfälle vermeidet ihr gemeinsam beim Bondage, indem ihr stets kommuniziert, auf euer Bauchgefühl hört und euer Ego hintanstellt. Zudem solltet ihr stets eine Schere (z. B. Erste-Hilfe-Schere aus dem Verbandskasten) griffbereit haben und euch eurer Grenzen und Tabus bewusst sein.

Im heimischen Schlafzimmer ist eine Fesselung immer dann »gut und richtig«, wenn ihr beide etwas dabei empfindet und ihr beide (!) bei der Sache seid. Sobald einer von euch nichts empfindet, sich langweilt, abschweift oder gar lustlos ist, könnt ihr es anders versuchen, die Rollen tauschen oder zu einer anderen Spielart wechseln.

Mindset

Bitte versucht, euch in dieser Übung stets daran zu erinnern, dass für euch die gemeinsame Zeit, die Intimität und der Spaß im Vordergrund steht. Achtet darauf, dass ihr euch nicht in technischen Details verliert oder gar irgendeine

Art von Leistung erbringen wollt. Vergesst nie, zu kommunizieren. Bleibt in Kontakt.

Challenge

Material

»Bondage-Seil«, ca. 8 Meter Länge (z.B. Hanfseile aus dem Baumarkt)

Augenbinde, Tuch oder Schal

Schere

Setting

Ihr könnt gemeinsam entscheiden, ob ihr angezogen, halbnackt oder ganz nackt sein möchtet. Es muss für euch beide passen. Ihr könnt auch angezogen starten.

Legt Uhr und Schmuck ab und bindet lange Haare zu einem Zopf zusammen.

Schritt 1:
Dauer: ca. 15 Minuten

Im ersten Schritt geht es darum, dass ihr euch mit Material und Technik anfreundet. Ganz ohne Druck lernt ihr den einzigen Knoten kennen, den ihr zum Fesseln braucht.

Nehmt euch bis zu 15 Minuten Zeit, um den hier abgebildeten Knoten an den Händen eures Partners anzubringen.

Der Knoten ist einfach zu erlernen: Ihr wickelt das Seil zweimal um die Hände eures Partners, macht einen einfachen Überhandknoten und fixiert das Ganze mit einem kleinen Kniff.

Hier das Ganze einmal Step by Step:

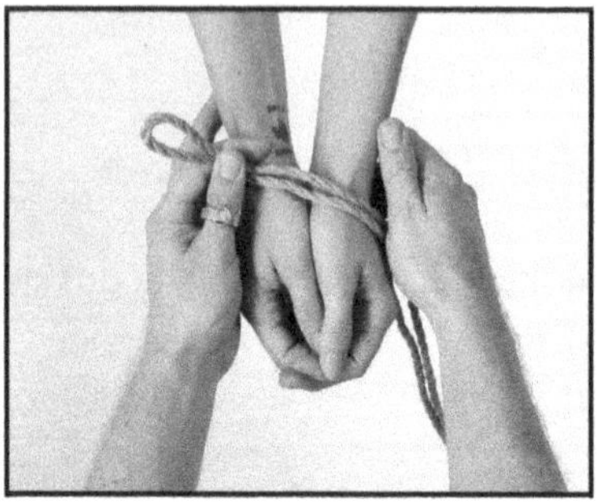

Legt das Seil doppelt und bildet so in der Mitte einen kleinen »Zipfel«.

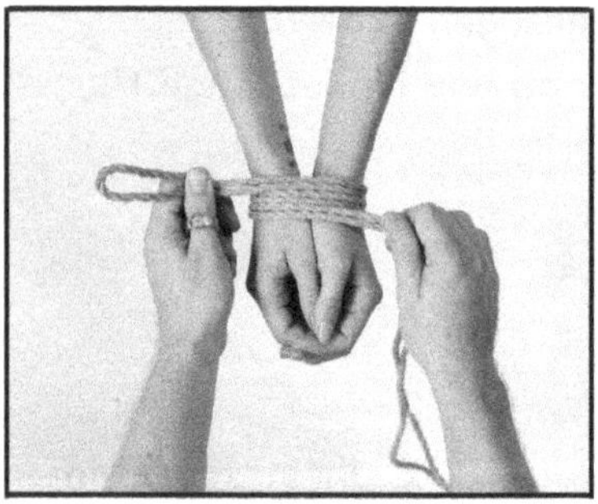

Wickelt das Seil nun zweimal um die Hände. Wie straff, das entscheidet ihr gemeinsam. Meistens wird es als bequem empfunden, wenn noch ein Finger zwischen Seil und Hände passt.

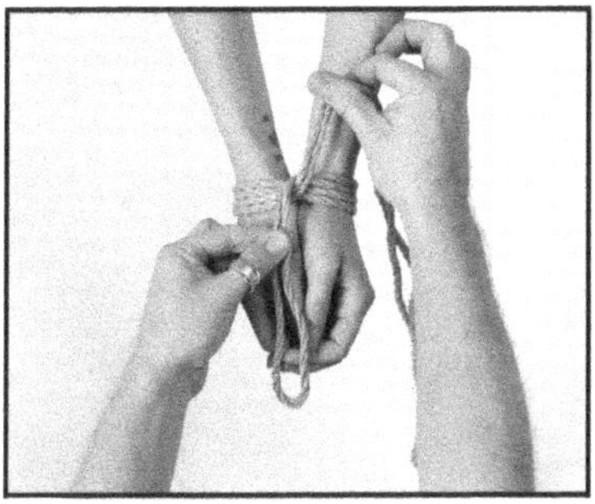

Überkreuzt nun das lange Ende und das kurze Ende (den »Zipfel«) des Seils.

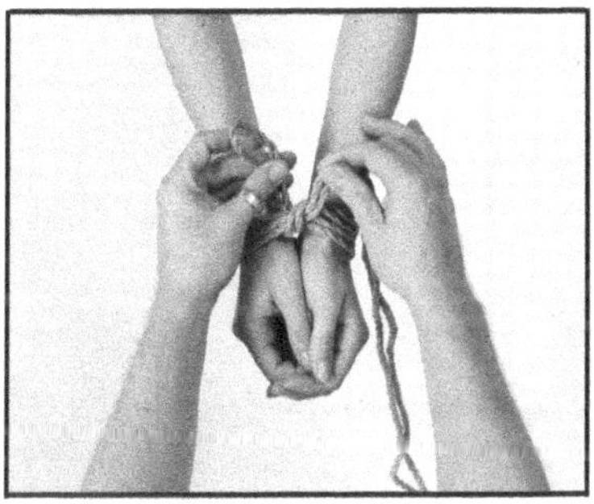

Der »Zipfel« wird nun unter den Seillagen hindurchgeführt.

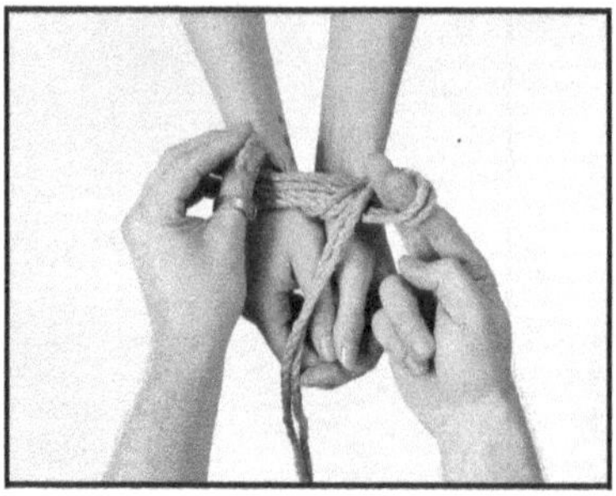

Am langen Ende des Seils wird nun eine Schlaufe gebildet.

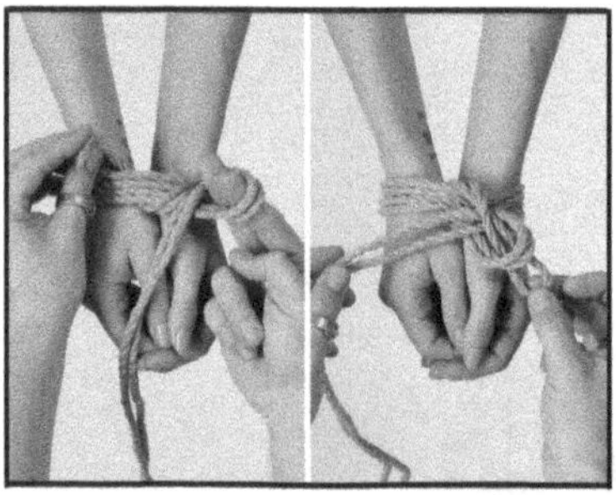

Der »Zipfel« wird durch diese Schlaufe gezogen.

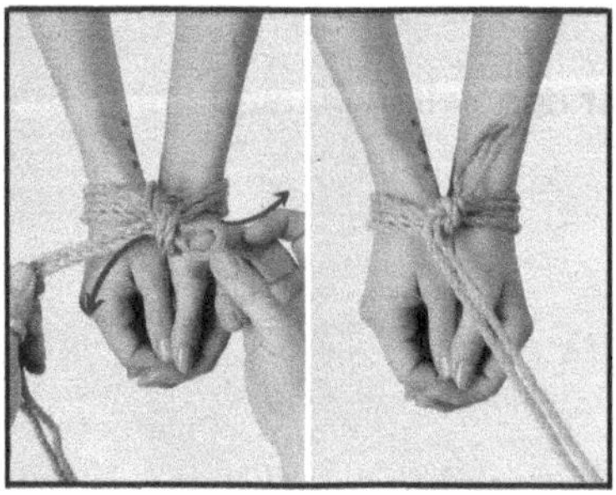

Der entstandene Knoten wird festgezogen und löst sich nun nicht mehr. Fertig ist euer erster Bondage-Knoten!

Schritt 2:
Dauer: ca. 20 Minuten

Im zweiten Schritt kreiert ihr eure erste Fesselung und bekommt ein Gefühl dafür, wie einfach und wirkungsvoll Fesseln sein kann. Es werden die Hände gefesselt und anschließend im Nacken fixiert. Der Rest des Seils wird dann schlicht, aber wirkungsvoll um den Oberkörper gewickelt.

Ihr lernt dabei das Prinzip von »Zug und Gegenzug« und versetzt euren Partner auf diese Weise in eine recht ausgelieferte Position.

Dazu benötigt ihr nur den eben erlernten Bondage-Knoten und erlernt des Weiteren ein Verständnis für fast jede Fesselung, die es gibt.

Und so geht es Step by Step:

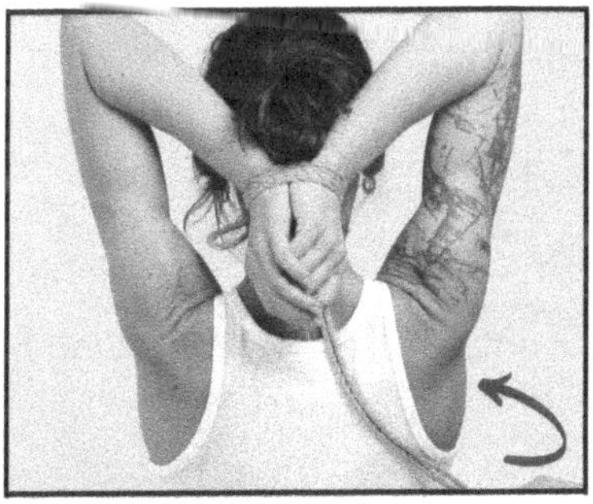

Die gefesselten Hände (Knoten aus Schritt 1) werden nach hinten in den Nacken genommen. Von jetzt an wird mit dem restlichen langen Ende des Seils weitergefesselt.

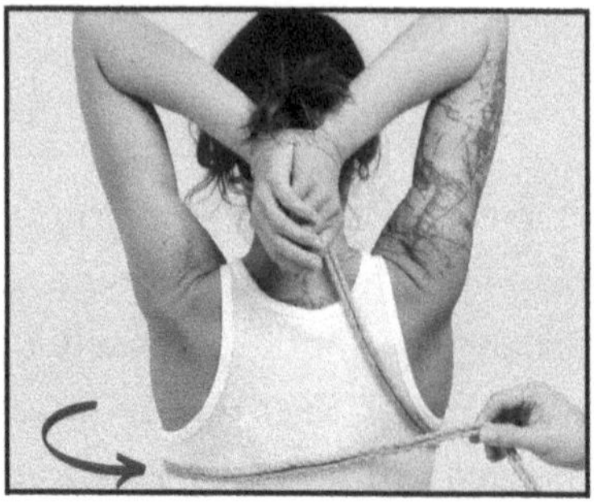

Das Seil wird unterhalb der Brust einmal um den Oberkörper gewickelt, bis ihr wieder hinten angekommen seid. Am bequemsten liegt das Seil dabei in der Brustfalte (bei der Frau).

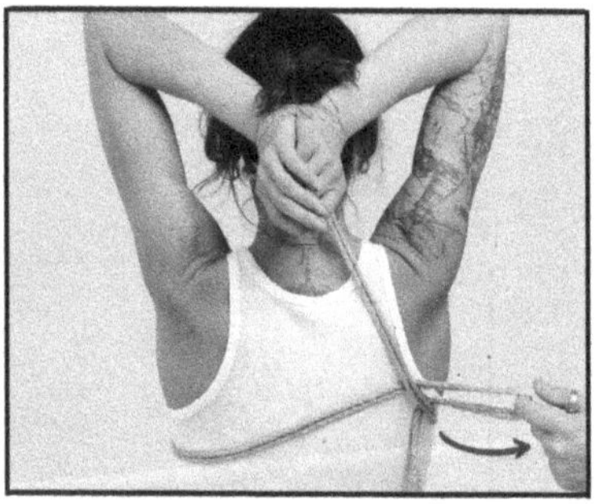

Das Seil wird nun komplett unter der ersten Wicklung hindurchgezogen.

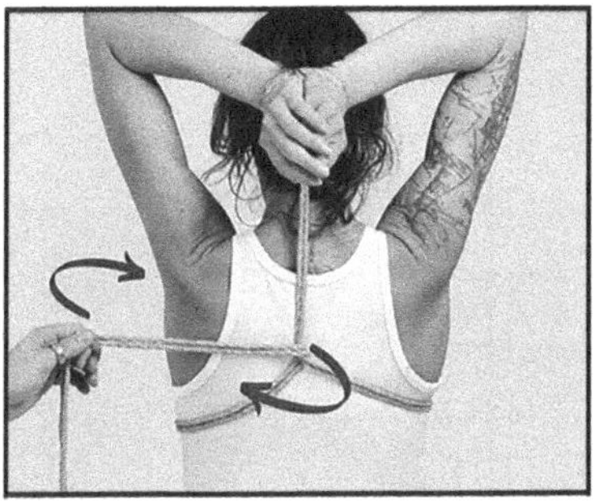

Es entsteht ein Gegenzug, den ihr so straff anziehen könnt, wie es sich für euch bzw. vor allem die gefesselte Person richtig und gut anfühlt.

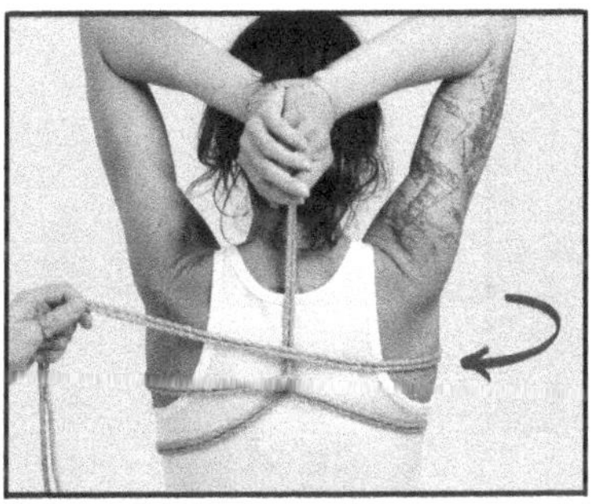

Das Seil wird in die entgegengesetzte Richtung geführt und diesmal oberhalb der Brust um den Oberkörper gewickelt, bis ihr wieder hinten angekommen seid.

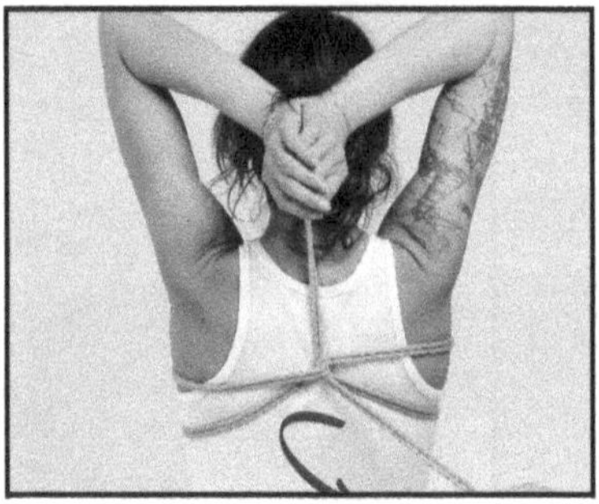

Das Seil wird in der Mitte durchgezogen. Es entsteht erneut ein Gegenzug.

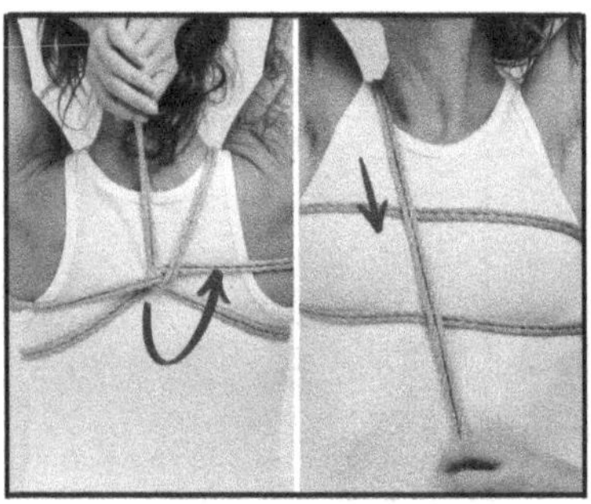

Von dort geht das Seil wieder in die entgegengesetzte Richtung über den Nacken und wird nach vorn zur Brust geführt. (Da ihr hier einander gerade schön zugewandt seid. Schaut euch gern mal in die Augen, gebt euch einen Kuss und schenkt euch ein Lächeln.)

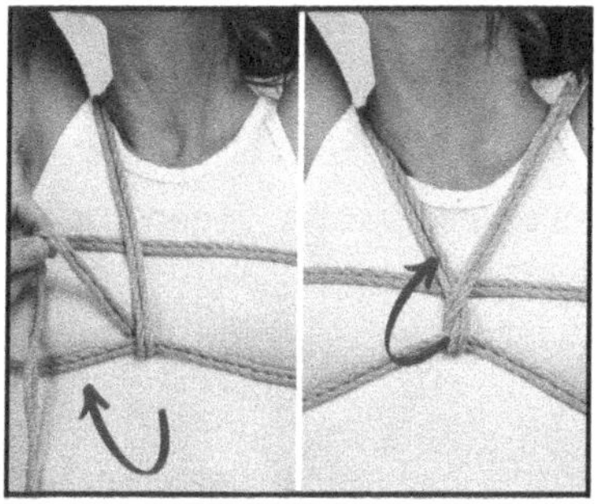

Das Seil wird an der unteren Seillage durchgeführt. Es entsteht wieder ein Gegenzug. Das Seil wird dann nach oben und wieder nach hinten zum Rücken geführt.

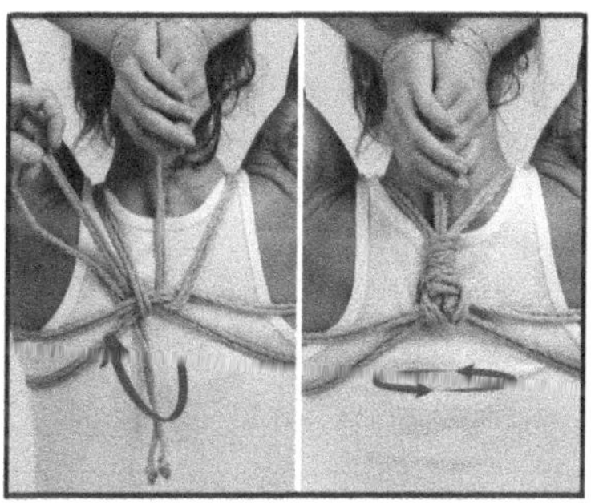

Hinten angekommen wird das Seil wieder in der Mitte durchgezogen, auf diese Weise entsteht ein letzter Gegenzug.
Der verbleibende Rest des Seils kann nun nach Belieben um die Seillagen gewickelt und so fixiert werden.

Für die fesselnde Person:
Versuche, dich nicht unter Druck zu setzen. Die Fesselung muss nur ungefähr so aussehen wie abgebildet. Es spielt überhaupt keine Rolle, ob alle Seile parallel liegen und alles schick und akkurat aussieht.

Für den Gefesselten:
Versuche, deinen Partner nicht zu verunsichern. **Verzichte unbedingt darauf, Tipps, Anweisungen oder Belehrungen zu erteilen.** Unterdrücke bitte auch den Impuls, ihm behilflich sein zu wollen, indem du andeutest, wie es weitergeht oder deinen Körper drehst o. Ä. Gib deinem Partner die Zeit, die er braucht für diese Runde.

Was du jederzeit äußern kannst und solltest, ist, wenn sich irgendetwas für dich überhaupt nicht gut anfühlt.

Zwischenfeedbackrunde

Bevor ihr in Runde drei geht, ist es wichtig, dass ihr abgleicht, ob ihr ein ähnliches Intensitätsempfinden habt.

Die gefesselte Person spürt in sich hinein, wie sehr die Fesselung ihre Bewegungsfreiheit einschränkt. Denkt an eine Skala von 1 bis 10, wobei 1 »kaum Einschränkung« bedeutet und 10 für »fast unerträglich straff« steht. Welche Zahl gibst du? Merke sie dir im Kopf.

Der Fesselnde schaut sich seine Fesselung an und tastet die Straffheit der Seile ab. Welche Zahl hast du im Kopf, was glaubst du, wie fest du gefesselt hast? Merke sie dir!

Auf »Eins, zwei, drei!« vergleicht ihr eure Bewertungen. Je näher sie beieinanderliegen, desto besser passt euer Empfinden zusammen. Wenn ein Unterschied besteht, experimentiert gemeinsam, um euch einander anzunähern. Der Fesselnde kann die Intensität leicht anpassen, indem er die Seile z. B. am Rücken anzieht und strafft oder lockerer lässt. Frage deinen Partner auch während des »Spiels« immer wieder nach der Zahl – gerne flüsternd ins Ohr …

Entfesselt euch Schritt für Schritt rückwärts, also löst die Fesselung wieder auf, und genießt im Anschluss eine Pause. Denkt immer an das Gefühl von Sicherheit und ausreichend Kommunikation.

Schritt 3:

Diese Runde hilft euch, den Fokus wegzunehmen von der noch recht technischen Fesselung und hin zu euch zu rücken, auf eure Bedürfnisse und eure Gefühle.

Eure Aufgabe ist es nun, die Fesselung so oder so ähnlich wie in Schritt 2 »gelernt« erneut anzulegen. Jedoch *ohne* dabei die Anleitung zu verwenden und mit der Bitte, dabei folgende Hinweise zu beachten.

Für den Gefesselten:

- Dir werden in dieser Runde die Augen verbunden. Nehmt dazu ein Tuch, eine Augenbinde oder einen Schal.
- Versuche, dich nur auf die Berührungen zu konzentrieren, die du spürst.

HOT TIPP

Die Augen zu verbinden, oder, hochtrabender ausgedrückt, »sensorische Deprivation«, kann euch helfen, die Stimmung bei einer intimen Begegnung zu verändern.

Für die Fesselnde:

- Achte bewusst darauf, zu keinem Zeitpunkt den Körperkontakt zu deinem Partner zu verlieren. Du kannst das Seil auch zwischen euren Körpern hindurchziehen.
- Wenn du das Seil um deinen Partner legst, berühre ihn bewusst mit deinen Händen, egal wo, egal wie.
- Versuche, in der körperlichen Nähe auch all das zu tun, was du tun würdest, wenn es gerade kein Seil gäbe.
- In Momenten, in denen du dich unsicher fühlst oder nicht weiterweißt, lasse das Seil los und beschäftige dich anderweitig mit deinem Partner.
- Gönne dir die Freiheit, dass die Fesselung wild und anders aussehen darf und nur ganz grob den Vorgaben in der Anleitung entspricht.
- Spiele bewusst damit, dass du das Geschehen kontrollierst.
- Sorge für Überraschungsmomente im Rahmen dessen, was ihr in Challenge 27 über BDSM erfahren habt.

Ihr entscheidet gemeinsam mit dem Abnehmen der Augenbinde, wann die Runde vorbei ist. Bis dahin ist alles an Zärtlichkeit, Intimität und Berührungen erlaubt, was sich für euch richtig anfühlt. Hier ein paar Ideen: Umarmen, Greifen, Packen, vom Stehen ins Sitzen kommen, überraschende, feine Berührungen am Genital, Nippelkneifen ... Alles, worauf die Fesselnde gerade Lust hat und was sich im Rahmen eurer grundsätzlichen Absprachen bewegt.

Feedbackrunde

Mögliche Fragen:

- Habt ihr Unterschiede in den Runden bemerkt und, wenn ja, welche?
- Wie hat sich der Umgang mit dem Seil angefühlt?
- Fiel es euch schwer, den Kopf auszuschalten?
- Was war die größte Herausforderung?
- Was war das Schönste an dieser Übung?

Reason why

Vielleicht haltet ihr Bondage als Teil von BDSM für schwierig oder sogar gefährlich? Vielleicht habt ihr sogar Angst davor, etwas falsch zu machen oder euch zu verletzen?

Diese Challenge wird euch ein Gefühl dafür geben, wie leicht, sicher und intuitiv es sein kann, miteinander »zu fesseln«. Vielleicht entdeckt ihr dabei auch, dass eine »fertige« Fesselung weniger ein Ziel beim Bondage ist, sondern vielmehr das zufällige Ergebnis einer emotionalen, intimen und lustbringenden Begegnung.

Erfahrt, wie es sich anfühlt, lustvoll ausgeliefert zu sein oder eben einzuschränken.

GRETA

»Felix ist nicht so der handwerklich geschickte Typ, und ich konnte einfach nicht nichts sagen. Ich habe das mit den Knoten schneller verstanden als er und wurde ungeduldig, weil alles so lange gedauert hat. Als er mir dann tatsächlich den Mund verbot, fand ich das sehr heiß. Ich war überrascht und tatsächlich still(er) … So ganz konnte ich es aber nicht lassen.

Ich fand das Seil recht kratzig und zu fest auf meiner Haut. Das mit der Skala hat dann prima geholfen, um ein Gefühl für das richtige Maß zu finden.

Als Felix mir in Runde zwei die Hände im Nacken zusammengebunden hat, kam bei mir zum ersten Mal so etwas wie Erregung auf. Ich fühlte mich machtlos und ausgeliefert – das scheint mir zu gefallen. Dass er dann aber ständig auf diese Anleitung starrte, hat mich wahnsinnig gemacht. Ich sollte jedoch einfach nur stillstehen, wie eine Puppe.

Runde drei war eine echte Überwindung. Nicht sehen zu können, ist neu für mich – hat mir komischerweise jedoch eher ein Gefühl von Sicherheit und Freiheit geschenkt.

Ich hielt ihm blind meine Hände entgegen, aber er stand schon hinter mir und umarmte mich. Alle seine Berührungen waren dann so intensiv und selbstsicher. Es war mega-erregend, manchmal nur seinen heißen Atem an meinem Ohr zu spüren. Irgendwann fragte er mich leise nach meiner Zahl. Ich nannte die 5 – da zog er das Seil etwas fester und drückte mich auf die Couch. Dann bekam er seinen Blowjob, und wir hatten wunderbaren Sex, mit Höhepunkt für mich. Mit immer noch verbundenen Händen. HOT.«

GURU

»Liebe Greta, euch hat diese Übung aus eurer Sexroutine katapultiert. Dir hat es gefallen, dass Felix mit dir gespielt hat und du endlich auch so erregt warst, dass du sogar gekommen bist. Die Augenbinde hat dir nicht nur die Sicht, sondern auch den Verstand geraubt. Du bist ins Fühlen gekommen und hast dich hingegeben – hingeben *müssen*. Die devote Rolle scheint dir gut zu gefallen. Das ist wunderbar!«

FELIX

»Tolles Abenteuer! Die Knoten und die Fesselung fand ich gut erklärt, das fiel mir leicht – auch wenn Greta da anderer Meinung war *(lacht)*. Es fiel mir nur etwas schwer, einzuschätzen, ob ich Gretas Haut einklemme oder ob das Seil doch zu festsitzt. Sie hatte ja noch ein T-Shirt und den Slip an.

Die Fesselung in Runde zwei hat mir dann richtig gut gefallen. Das sah cool aus, ich habe auch ein Foto gemacht. Die Seile saßen synchron – das möchte ich mal auf Gretas nackter Haut sehen.

Mein Highlight war es, Greta die Augen zu verbinden. Sie so vor mir stehen zu haben, hat mich fast vergessen lassen, dass ich sie ja fesseln wollte. Ich habe mich hinter sie gestellt und versucht, von dort zu fesseln. Den Knoten von da anzulegen, war aber ganz schön schwierig. Ich denke, hier müssen wir einfach ein bisschen üben.

Wir haben auch das mit der Skala gemacht. Ich glaube, sie sagte ›Fünf‹ und das hat mich ziemlich irritiert. Ich dachte, sie sei mindestens bei einer Acht.

Beim Sex mag ich es ja sehr, wenn ich sie ›hart rannehme‹ und Greta mich leicht leidend anschaut. Also habe ich mal hinten an den Seilen gedreht, wie es in der Übung beschrieben war. Ihr Seufzen fand ich richtig gut, und ich bekam sofort Lust auf Sex. Und den hatten wir dann auch noch.

Ich kann mir vorstellen, dass wir das mal wieder machen. Und wenn ich ganz ehrlich bin: Ich stelle es mir schon sehr geil vor, sie irgendwo so festzumachen, dass ich sie richtig gut vögeln und sie sich gar nicht bewegen kann. Ob sie das auch mag, muss ich noch herausfinden.«

GURU

»Lieber Felix, du stehst auf härteren Sex und verzichtest auch gern mal auf das Vorspiel, weil dir das zu lange dauert. Hier scheinst du aber eine Variante gefunden zu haben, die euch beiden Freude und Erregung zugleich schenkt. Bondage kann eine andere Art des Vorspiels sein – ihr könnt es immer wieder einmal in euer Liebesspiel einbauen. Lass dir beim Sex mehr Zeit und genieße deine Frau. Für dich gilt das Motto: Das Ziel ist im Weg.«

SOLO-SEX ZU ZWEIT

CHALLENGE 29: SICH FREI FÜHLEN DURCH MASTURBATION VOR DEM ANDEREN

Vielleicht wird euch gleich heiß und kalt, wenn ihr lest, was ich mir von euch wünsche: Ihr zeigt eurem liebsten Menschen, wie ihr euch selbst liebt, erregt, berührt – und wie ihr euch selbst glücklich machen könnt. Damit verlasst ihr mutig eure Komfortzone!

Es geht um Solo-Sex zu zweit, was nichts anderes bedeutet, als dem anderen beim Masturbieren **zuzusehen** – nicht mitzumachen!

Es könnte sich im ersten Moment befremdlich anfühlen, dass ihr dieses super-persönliche Ritual auf einmal eurem Partner zugänglich machen sollt. Es ist ein Akt des absoluten Vertrauens, denn viele Menschen masturbieren zwar, aber dann doch lieber allein, ganz heimlich – ohne Zuschauer. Für manche ist der Akt der Selbstliebe schambesetzt, etwas, was man besser nicht macht, wenn man in einer Beziehung ist. Ich möchte euch von diesem Tabu befreien.

Vielleicht habt ihr auch schon einmal voreinander masturbiert, als Teil eures Liebesspiels oder weil ihr räumlich von eurem Partner getrennt wart und euch über die Distanz antörnen wolltet.

Seht dieses Abenteuer als einen fast »heiligen« Akt, bei dem ihr euch dem anderen ganz verletzlich zeigt – ohne Show, ohne besonders schön auszusehen oder besonders laut zu stöhnen, nur weil euer Partner zusieht. Im besten Fall könnt ihr ausblenden, dass ihr beobachtet werdet, und bleibt ganz bei euch, eurem Körper und euren Wahrnehmungen. Es geht ausschließlich darum, dass euch der andere als stiller Zaungast beobachten darf, aufmerksam wahrnehmen kann, wie ihr euch selbst berührt, wie ihr euch bewegt und in der Lage seid, euch Lust zu machen.

Gut zu wissen

Ob jemand sexuell selbstsicher ist oder nicht, hängt maßgeblich von den Erfahrungen ab, die diese Person im Laufe der Zeit gesammelt hat. Sind sie positiv, so wird dieser Mensch seinem Körper und seiner Sexualität offener gegenüberstehen als eine Person, die bislang eher negative Erlebnisse hatte.

Der eigene Sexualisierungsprozess ist also davon geprägt, wie die Umwelt in der Vergangenheit auf dich reagiert hat. Hast du öfter gehört, dass du wunderschön bist, dein Penis stark, deine Vulvina hübsch ist etc., so wird es dir leichter fallen, dich heute nackt und sinnlich vor deinem Partner zu zeigen. Zweifelst du an dir, weil du bisher eher negatives Feedback gesammelt hast, so könnte diese Übung eine echte Challenge für dich sein. Aber glaube mir, sie kann dich aus diesem engen Korsett befreien und dich ein Stück näher zu dir selbst und zu deinem Partner bringen.

Stolperstein

Es gibt nur wenige Menschen, die sich bei ihrem ersten Solo-Sex zu zweit komplett frei und sicher fühlen. Es ist auch so viel mehr als »Ich masturbiere vor meinem Partner«. Es ist ein unglaublicher Vertrauensakt, sich seinem Partner gegenüber dermaßen zu öffnen. Gedanken wie: »Was denkt mein Partner über mich?«, »Wie findet er mich?«, »Bin ich sexuell attraktiv für ihn oder sie?«, sind ganz normale Fragen und Zweifel. Geht daher rücksichtsvoll miteinander um und respektiert eure individuellen Grenzen.

HOT!
Diese Übung ist ein Booster für deine sexuelle Selbstsicherheit.

Challenge

Dauer: 30–60 Minuten

Vorbereitung

Bevor ihr euch in dieses aufregende Abenteuer begebt, bringt in Erfahrung, ob dieser Tag dafür wirklich der richtige für euch beide ist. Ihr braucht Zeit und Ruhe und müsst (beide!) dafür in Stimmung sein.

Besprecht, wer von euch anfängt – sprich, wer zuerst den Mut hat, sich »zu zeigen«, das ist der aktive Part. Der, der zuschaut, ist der passive Part.

Ebenso könnt ihr überlegen, ob ihr beide Runden an einem Tag machen möchtet oder ob ihr die zweite Runde an einem anderen Tag erleben wollt.

Legt fest, wie lange die Runde/n dauern soll/en. Bitte haltet euch an eure vereinbarte Zeit. Auch wenn einer meint, schon fertig zu sein, bleiben beide an ihrem Platz, bis der Timer klingelt. Einverstanden?

Mein Tipp: Beide Runden sollten in einer Woche stattfinden.

Für den aktiven Part

Mindset

Stell dir vor, dein Partner sieht dir nicht zu. Du musst nichts tun, um ihm oder ihr zu gefallen – also raus aus dem Performancemodus! Du darfst in der Wahrnehmung ganz bei dir bleiben und musst niemand anderes sein als du selbst.

Es geht jetzt nur noch um deinen Körper, dein Vergnügen, deine Lust, deine Fantasien und um die Verbindung mit deiner Erregung. Versuche, dem Drang zu widerstehen, Kontakt mit deinem Partner aufzunehmen. Es geht in dieser Übung mal nicht um irgendeine Art der Interaktion. Bleib ganz bei dir und versuche, keine Show abzuziehen. Je besser dir das gelingt, desto wirkungsvoller werdet ihr beide diese Übung erleben.

Material

Überlege, welche Dinge du dahaben möchtest. Öl empfehle ich sehr, aber auch Sextoys, Musik und Kerzen können gute Begleiter sein. Vielleicht möchtest du in greifbarer Nähe ein Tuch haben – falls du manche Körperteile abdecken willst. Oder du entscheidest dich, eine Augenbinde zu tragen.

Setting/Vorbereitung

Gestalte den Raum so, wie es sich für dich gut und richtig anfühlt. Achte auf die Temperatur des Raumes – frierend zu masturbieren, ist wenig lustvoll, die Gänsehaut soll lieber von deinen Berührungen kommen.

Du entscheidest auch, wo dein Partner sitzen soll und in welchem Abstand zu dir. Das kann sehr nah oder weiter weg sein – je nachdem, wie du es möchtest. So kreierst du deinen ganz individuellen Safe Space. Wichtig ist, dass auch dein Partner gut sitzt.

Nimm gern vorher ein entspannendes Bad oder eine Dusche – lass dir dafür Zeit, um ganz entspannt in deine Challenge zu gehen.

Schritt 1:

Lege dich auf den Platz, den du dir für dein Selbstlieberitual ausgewählt hast. Entscheide, ob du noch (leicht) gekleidet bist oder schon nackt. Du machst es so, wie es sich für dich authentisch anfühlt und wie du dich sicher fühlst. Du allein entscheidest, wie weit du dich entkleiden möchtest.

Schritt 2:

Wenn du so weit bist, bitte deinen Partner, den Raum zu betreten und Platz zu nehmen.

Schritt 3:

Besprecht ab jetzt nur noch das Nötigste.

Du beginnst nun in deinem Tempo mit deinem Selbstlieberitual. Es liegt ganz bei dir, wie du mit deiner Erregung spielen möchtest – ob du kommen möchtest oder nicht. Du entscheidest auch, welche Einblicke, du deinem liebsten

Menschen gewähren möchtest. Vielleicht wusste sie noch gar nicht, dass es dich z.B. erregt, wenn du dich beim Solo-Sex anal massierst.

Schritt 4:
Wenn die Zeit vorbei ist, bedanke dich bei deinem Partner. Das ist das Stichwort für ihn oder für sie, zu gehen. Du nimmst dir im Anschluss die Zeit, die du brauchst, um wieder im Hier und Jetzt anzukommen.

Für den passiven Part

Mindset

Deine einzige Aufgabe ist es, zu beobachten. *That's it.* Je unsichtbarer du für deinen Partner bist, desto besser. Daher verhalte dich ganz ruhig und still und vermeide es bitte, aktiv Kontakt mit deinem Partner aufzunehmen. Sei nicht verärgert oder enttäuscht, wenn auch er ganz bei sich bleibt und dich nicht zur Kenntnis nimmt. Das ist nämlich genau der Sinn der Übung.

Versuche einfach, liebevoll und interessiert zu beobachten. Es geht nicht darum, Fehler zu finden oder zu entscheiden, dass das Masturbationsverhalten deines Partners aus deiner Sicht falsch oder richtig ist.

Wenn dich das Beobachten erregt, dann ist das total okay. Du musst aber auch dann nichts tun oder dich anfassen. Genieße einfach, was ist. Atme einfach weiter ruhig ein und aus.

Setting/Vorbereitung

In der Zeit, in der dein Partner den Raum vorbereitet, kannst du etwas Schönes für dich tun (Meditieren, Teetrinken etc.). Auf jeden Fall bleibst du angezogen!

Schritt 1:

Wenn dein Partner dich hereinbittet, nimmst du ohne viele Worte an dem für dich vorgesehenen Ort Platz.

Bitte achte darauf, dass du aufrecht sitzt – das wird dir helfen, präsent und aufmerksam zu bleiben.

Schritt 2:

Lenke deinen Fokus während der Übung auf folgende Beobachtungen:

- Wie bewegt er oder sie die Hüften, den Oberkörper, die Hände?
- Wie viel Anspannung kannst du ausmachen und, wenn ja, in welchen Körperteilen?
- Wie verändert sich die Körperspannung über die Zeit? Wie die Atmung? Wie die Gesichtszüge?
- Sind die Lippen geöffnet, geschlossen oder gar fest aufeinandergepresst?
- Kannst du erkennen, wie dein Partner seine oder ihre Erregung steigert?
- Berührt er oder sie sich nur am Genital oder am ganzen Körper? Wie genau? Langsam oder schnell?
- Welche Berührungen kommen häufiger vor?
- Wie verwöhnt er oder sie sein Genital? Schnell, langsam, hart, weich – immer auf derselben Stelle?
- Und was ist eigentlich mit dem Anus? Spielt er auch eine Rolle im Solo-Liebesspiel deines Partners oder Partnerin?

Je genauer du beobachtest, desto mehr Neues wirst du von deinem liebsten Menschen erfahren.

Schritt 3:
Wenn dein Partner das Selbstlieberitual beendet hat, verlässt du den Raum und gibst ihm so lange Zeit, wie er benötigt, um wieder in der realen Welt anzukommen.

Schritt 4:
Ihr entscheidet, ob ihr jetzt die Rollen wechseln wollt oder dies lieber an einem anderen Tag tun wollt.

Feedbackrunde

Diese Challenge kann für ganz viel Nähe sorgen. Wichtig ist, zu wissen, dass der jeweils aktive Partner sich sehr verletzlich fühlen kann. Also geht achtsam miteinander um in der nun folgenden Feedbackrunde. Nehmt euch genug Zeit, euch über dieses sehr intime Erlebnis auszutauschen. Wenn ihr beide Runden hintereinander spielen wollt, tauscht euch bitte erst nach der zweiten Runde aus.

Das Feedback soll ausschließlich positiv und nicht wertend sein.

Ganz wichtig: Auch wenn es so verlockend erscheint und ihr beide eigentlich in Stimmung seid, verzichtet auf jegliche Art der sexuellen Interaktion. Nehmt euch stattdessen fest in den Arm, kuschelt gern und genießt eure Nähe. Ihr könnt euch feiern!

Hier sind einige Fragen, die ihr euch stellen könnt.

Der passive Part an den aktiven Part:

- Wie hat es sich für dich angefühlt, von mir beobachtet zu werden?
- Welche Gefühle oder Gedanken kamen bei dir auf?
- Konntest du dich auf dich selbst konzentrieren, oder war dein Fokus doch auf mich gerichtet?
- Hattest du das Gefühl, dass du etwas für mich machen musstest?

Der aktive Part an den passiven Part:

- Wie hat es sich für dich angefüllt, mir beim Masturbieren zuzuschauen? Hast du dich in der Rolle wohl gefühlt, oder war sie dir fremd?
- Gibt es etwas, was du besonders interessant fandest oder was für dich überraschend war? Was wusstest du noch nicht?
- Hast du irgendwelche Fragen zu dem, was du beobachtet hast?

HOT!

Solo-Sex zu zweit ist das pochende Herz der sexuellen Selbstsicherheit.

Reason why

In der Challenge »My, myself and I« habt ihr euch schon mit einem wesentlichen Aspekt der sexuellen Selbstsicherheit auseinandergesetzt – nämlich mit der Fähigkeit, euch selbst zu erotisieren und zufrieden zu sein mit den euch ganz eigenen weiblichen bzw. männlichen Anteilen.

Die Übung heute zielt auf den zweiten Aspekt der sexuellen

Selbstsicherheit ab: nämlich auf die Fähigkeit, sich dem anderen zu zeigen, stolz und selbstbewusst in der eigenen Lust. Ihr zeigt eurem Gegenüber, dass ihr euch unabhängig lustvoll befriedigen und vielleicht auch zuverlässig kommen könnt. Solo-Sex zu zweit bestärkt eure Autonomie – ein Aspekt, der auch in der Sexualität so wichtig ist. »Ich kann auch ohne dich« schafft eine erotische Distanz, die für beide sehr anziehend sein kann und auf Dauer für mehr Lust auf den anderen sorgt.

Das macht euch als Paar stark.

Als die beobachtende Person wirst du möglicherweise ganz neue Einblicke in die Sexualität deines Partners erhalten. Vielleicht siehst du etwas, was du zukünftig in euer Liebesspiel einfließen lassen möchtest? Lass dich überraschen und genieße es, als stille Voyeurin dem autoerotischen Liebesspiel deines Partners beiwohnen zu dürfen.

MARIE

»Wir kennen uns so lange und ich weiß, dass David es sich selbst macht. Aber ihm dabei zusehen – auf die Idee wäre ich in hundert Jahren nicht gekommen! Ich fand es super-spannend und habe erfahren, dass er seine Eier berührt. Das will ich auch einmal bei unserem Liebesspiel ausprobieren.

Ich habe mich vielleicht schon mal ein bisschen vor ihm berührt, um ihn geil zu machen (das ist aber, ehrlich gesagt, schon lange her), aber mich so ungehemmt in meiner Nacktheit betrachten zu lassen und mich dann dabei selbst zu berühren? Puh – das habe ich so noch nie gemacht!

Als Erstes dachte ich daran, wie er mich wohl findet, wenn er mich so ungeniert betrachten kann. Also, meinen Körper an sich. Der sieht nach den zwei Geburten einfach anders aus als früher, und gerade meinen Bauch mag ich gar nicht mehr. Ich vermeide es normalerweise, ihm den zu zeigen und lasse beim Sex gern mal mein T-Shirt an.

Na ja, und auch mein Solo-Sex ist eher unspektakulär. Ich liege immer auf dem Bauch und presse mein Schambein gegen meine Hand, bis ich komme. Da hat David nichts Besonderes zu sehen bekommen. Egal, ich habe es genauso wie immer auch vor ihm gemacht und mich schon ein bisschen dabei geschämt. Komisch war das. Er hat mich dann danach so lieb in den Arm genommen, dass mir die Tränen gekommen sind.«

GURU

»Liebe Marie, ich finde es bewundernswert, dass du dich David gegenüber so öffnen könntest. Das zeigt mir, wie groß euer gegenseitiges Vertrauen ist. Deine emotionale Entladung – deine Tränen – deute bitte so, dass du heute ganz viel alten Ballast losgeworden bist.«

DAVID

»Diese Übung fühlt sich für mich irgendwie eigenartig an. Ich war mein ganzes Leben damit beschäftigt, meine Masturbation zu verstecken. Das fing schon als Teenager an. Ich schloss immer die Tür, holte dann meine Pornohefte und die Taschentücher unter dem Bett hervor, wo ich sie versteckt hatte, damit ich mir ›sauber‹ einen runterholen konnte. Ich hatte quasi die ganze Zeit Todesangst, dass meine Mutter in den Raum kommen könnte. Und genau das ist dann einmal passiert. Das war ein wirklich schamvoller Moment in meinem Leben. Wir beide taten so, als wäre nichts passiert.

Mit Marie geht es mir fast genauso. Ich masturbiere immer heimlich und dann ganz schnell. Ich warte meistens, bis sie schläft, setze meine Kopfhörer auf und masturbiere zu Pornos. Wenn ich merke, dass sie aufwacht, ziehe ich schnell meine Hose hoch und wechsle zu einem anderen Fenster auf meinem Rechner.

Vor meiner Frau zu masturbieren, war für mich ein echt großer Schritt. Ich kann mir aber gut vorstellen, dass es mich am Ende befreit, wenn ich mich nicht mehr verstecken muss.

Marie beim Solo-Sex zu beobachten, hat mich irgendwie gerührt. Sie war so wunderschön und tief in ihrer eigenen Erregung versunken. Ich habe sie seit langer Zeit wieder einmal als sexuelles Wesen gesehen und eben nicht ›nur‹ als meine ›Kuschel-Marie‹.«

GURU

»David, du verbindest deine Masturbation mit Scham. Wie viele Männer hast du es dir als Teenager ganz schnell ›gemacht‹, damit du nicht entdeckt wirst. Dieses Verhalten kannst du jetzt loslassen und dich bestimmt nach und nach freier fühlen und dir mehr Zeit beim Solo-Sex lassen. Vielleicht kannst du Marie schon bald sagen, dass du jetzt einfach mal eine halbe Stunde für dich brauchst. Weniger Heimlichkeit sorgt für mehr Intimität in eurer Beziehung. Außerdem zeigst du dich deiner Marie als unabhängiger Mann mit eigenen Bedürfnissen.«

EUER EROTISCHES FEST

CHALLENGE 30: FEIERT EURE NEUE SEXUALITÄT

Dieses Abenteuer unterscheidet sich von allen anderen. Darum bildet es sozusagen auch den krönenden Abschluss. Es ist meine ganz persönliche Einladung an euch, ein rauschendes, sinnliches Fest nur für euch zwei zu feiern. Denn: Ihr könnt ziemlich stolz auf euch sein. Ihr habt dieses Buch bis zum Schluss gelesen und euch aufgemacht, ernsthaft, aber hoffentlich auch mit Humor und Spielspaß, eure Sexualität zu verändern und anzupassen. So, dass ihr heute und in diesem Moment viel besser wisst, wie ihr euch lieben wollt und wie ihr euch beim Sex mehr verbunden fühlen könnt. Ihr habt euch mit euren Widerständen auseinandergesetzt, verführt, miteinander gespielt, ausprobiert, experimentiert, entdeckt und seid bestimmt bei der ein oder anderen Challenge auch aneinandergeraten. Ihr habt an euren partnerschaftlichen und sexuellen Grundpfeilern gerüttelt, seid aus eurer Komfortzone herausgegangen und habt euch mit euren inneren Moralaposteln, Kritikerinnen und Zensoren unterhalten. Ihr habt vielleicht zum ersten Mal über Dinge gesprochen, die schon ganz lange im Verborgenen geschlummert haben.

Und auch wenn ihr am Ende des Buches angelangt seid, wünsche ich mir für euch, dass ihr nie aufhört, an eurer Sexualität zu »basteln«. Alle Abenteuer in diesem Buch könnt ihr beliebig oft wiederholen oder aber ihr vertieft euer Wissen mit anderen Büchern oder besucht einen inspirierenden Workshop oder, oder, oder ... Ihr habt hoffentlich Blut geleckt und bleibt euer Leben lang wissensdurstig – gerade auch in Sachen Sex. Man lernt auch hier nie aus.

Doch jetzt wird erst einmal gefeiert! Ihr feiert euch als Paar. Ihr wisst jetzt so viel mehr über die geheimsten Wünsche und Sehnsüchte eures Partners als zu Beginn des Buches, und das schreit doch nach einer lebendigen Umsetzung.

Darum geht es heute um ein erotisches Fest der Sinne. Ihr beide gestaltet das Programm gemeinsam. Ihr zaubert ein sinnliches Menü. Bitte versteht meine Anweisungen lediglich als einen ungefähren, inspirierenden Fahrplan für eine zauberhafte Nacht.

Mindset

Lasst euch auf den anderen ein. Aber bleibt dabei ganz bei euch und fühlt nicht für den anderen.

Improvisiert. Seid nicht zu sehr »im Kopf«.

An diesem Abend oder in dieser Nacht ist Platz für die Bedürfnisse von euch beiden. Ihr bleibt aber natürlich in Verbindung und erntet die köstlichen Früchte eurer »Arbeit«.

Challenge

Stellt euch vor, ihr wollt einen Preis für das sinnlichste Fest der Welt gewinnen:

Wann kann das Fest stattfinden, und wie lange dauert es? Gibt es ein Motto? Wie würde dann eure Wohnung aussehen? Oder verlegt ihr die Party in eine andere Location? Welches Licht passt zu eurem Abend? Brennen Kerzen? Was gibt es zu essen (bitte etwas Leichtes)? Wie zieht ihr euch an? Wie duftet es? Welche Musik wird gespielt? Welche Toys wollt ihr dabeihaben? Augenbinden und Öl? Wie sieht euer Programm aus (es darf natürlich spontan angepasst werden)? Eher soft oder eher in Richtung BDSM? Oder beides? Wird es Videoaufnahmen oder Fotos von eurem Fest geben?

Schritt 1: Jeder für sich

Mach die Augen zu und überlege, wie euer rauschendes Fest der Sinne aussehen könnte.

Verfasse eine kurze Beschreibung, bestehend aus mindestens fünf Punkten, die du erleben möchtest. Nimm gerne dieses Buch als Inspiration oder aber greife auf deine Fantasie zurück. Von Küssen mit Zunge bis hin zur Fesselung kann alles dabei sein.

Plane diesen Abend minutiös und genieße es, dir vorzustellen, was passieren soll. Fühle hinein in dich, was sich für dich gut anfühlt, und vergiss dein Gegenüber für den Moment. Du planst erst einmal *für dich*.

Schritt 2:

Traut euch nun, eure Ideen dem anderen mitzuteilen. Macht es euch dazu gemütlich und setzt euch einander gegenüber.

Jeder darf nun abwechselnd(!) die Punkte präsentieren, die er auf dem Fest erleben möchte.

Sucht euch dann gemeinsam *vier* Punkte aus dem Sammelsurium aus, die ihr vielleicht beide aufgeschrieben habt. Falls es keine Überschneidungen gibt oder es sehr viele Dinge sind, die ihr gern unterbringen würdet, entscheidet gemeinsam, welche Art von Fest es *dieses Mal* werden soll – andere Feste werden folgen.

Vereinbart im Anschluss ganz klar, wer welche Vorbereitung übernehmen will. Jeder übernimmt die Aufgaben, auf die er Lust hat.

Schritt 3: Vision Day

Eine Woche vor dem Fest: Setzt euch abermals zusammen und stellt euch nun eure konkreten Visionen des Festes in Bezug auf eure Aufgaben vor. Seid dabei verführerisch und schmückt eure Ideen aus. Beschreibt in schillernden Farben, wie euer Fest aussehen wird.

Sorgt dafür, dass eure Nacht nur euch gehört. Keine Kinder, keine Handys, keine Omas oder Opas.

Schritt 4:

Endlich ist es so weit: Euer Fest beginnt mit einem »Check-in«. Dafür braucht ihr zweimal fünf Minuten. In diesen fünf Minuten hört der eine dem anderen einfach nur zu und bleibt präsent. Stellt einen Timer. Ihr antwortet nicht und reagiert lediglich mit einem freundlichen Lächeln auf das, was euer Partner zu sagen hat. Dann wechselt ihr die Rollen.

Folgende Fragen könnt ihr euch gegenseitig stellen, bevor es losgeht:

- Wie fühlst du dich gerade?
- Was lässt dich eventuell gerade nicht gerne hier sein?
- Stell dir vor, du hättest einen Zauberstab, was würdest du damit anstellen?
- Was müsste heute passieren, damit du morgen deiner besten Freundin berichten würdest, dass wir ein rauschendes Fest gefeiert haben?

Schritt 5:
Wie ihr heute miteinander feiert und spielt, bleibt ab jetzt ganz euch überlassen. Ich habe nur eine Bitte: Seid wachsam und erkennt, wann ihr wieder in eure alte »Liebemach-Routine« verfallt. Falls einem von euch oder euch beiden das auffällt, sprecht es an. Ihr könnt dann gemeinsam entscheiden, ob auch das einfach okay ist.

HOT TIPP
Vielleicht habt ihr Lust, eine kleine Überraschung für euren Lieblingsmenschen in petto zu haben – etwas, wovon ihr wisst, dass sich der andere darüber freuen würde? Das kann ein Kleidungsstück sein, ein besonderes Öl oder aber die Wiederholung eines Abenteuers, von dem der andere dachte, dass es euch nicht gefallen hat …

Nach dem Fest ist vor dem Fest

Ich hoffe, ihr habt wild gefeiert. Ihr seid noch immer sextrunken und angenehm verstrahlt, aber glücklich und befriedigt am nächsten Morgen miteinander aufgewacht.

Und weil es das finale Abenteuer dieses Buches ist, möchte ich euch einladen, heute den letzten Abschnitt selbst zu schreiben: Was sagt ihr zu dieser Übung? Vielleicht möchte einer von euch den Guru übernehmen? Den braucht ihr nämlich nicht mehr – ihr seid nun beide selbst erleuchtet 😊.

LETZTER HOT TIPP

Ich fände es ganz toll, wenn ihr euch ein kleines Buch zulegt und es an einen Platz legt, der für euch beide leicht zugänglich ist. Hier könnt ihr zukünftig eure Gedanken, Wünsche, Ideen, aber auch Sorgen zu Papier bringen – und so im Gespräch miteinander bleiben. Ihr lest voneinander, überrascht euch vielleicht mit der ein oder anderen Information und könnt später möglicherweise einmal eure sexuelle Entwicklung bestaunen.

Ich wünsche euch eine wunderbare, sinnliche sexuelle Lebensreise und ganz viel Spaß beim Sex, der euch immer verbinden soll!

Eure Jana Welch

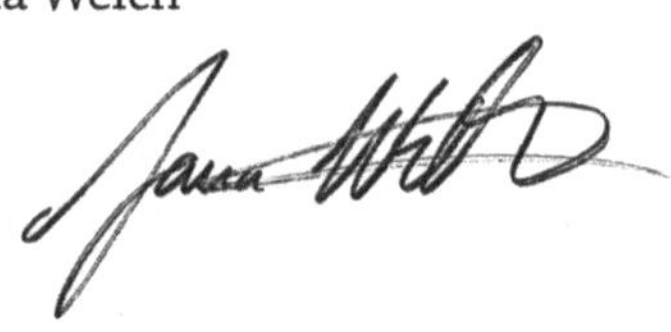

DAS BESTE ZUM SCHLUSS – ACHTSAME BERÜHRUNGEN

In diesem Buch ging es immer wieder um achtsame Berührungen. Ich habe jedoch in den Jahren meiner Tätigkeit als Sexologin festgestellt, dass viele Menschen gar nicht wissen, wie das genau gehen soll. Wie sie anders als sonst berühren könnten. Und dass es für sie fast anstrengend ist, sich jetzt auch noch darüber Gedanken machen zu müssen.

Wichtig ist eigentlich nur: Jeder Mensch mag andere Berührungen. Und ihr könnt herausfinden, was euch selbst, aber auch eurem Partner gut gefällt.

Ich habe eine Reihe von Berührungen aufgelistet, die die meisten Menschen als sehr angenehm empfinden. Ihr könnt sie ja mal für euch ausprobieren (und mir Feedback dazu geben oder aber eure Lieblingsberührungen mit mir teilen, wenn ihr mögt – für mein nächstes Buch).

- Wenn ihr euch berührt, seid dabei **präsent**. Schaut euch in die Augen. Küsst euch mit Zunge beim Sex.
- Seid **klar** in euren Berührungen.

- **Sei du selbst.** Du musst nicht so tun, als wärst du angetörnt, wenn du es nicht bist.
- Jemanden zu berühren, sollte **niemals anstrengend** sein. *»Don't just get a job done.«*
- Berührt eure Genitalien immer **mit Öl** (oder mit Spucke, wenn es für euch beide okay ist).
- Versucht immer mal wieder, euch ohne Agenda zu berühren, **ohne Ziel** oder ohne den Wunsch, dass dein Partner kommt.
- **Der Körper lügt nie!** Vielleicht sagt dir dein Partner nicht immer die Wahrheit, aber ihr oder sein Körper schon. Je mehr Anspannung ihr fühlen könnt, desto angespannter ist er oder sie. Frage deinen Partner, was er braucht, um sich zu entspannen.
- Berührungen können oft gar nicht **langsam** genug sein. Unsere Haut ist selten gelangweilt.
- Wenn du Berührungen als kitzelig empfindest, dann könnte das ein Zeichen deines angespannten Körpers sein. Vielleicht kannst du versuchen, durch **tiefes Atmen** und weniger Muskelspannung die Erregung im Körper zu verteilen.
- Wenn du eine Vulva berührst, dann versuche sie einmal so **vorsichtig** zu berühren, als würdest du mit deinem Zeigefinger ganz vorsichtig über deine Augenbrauen streichen. Ähnlich wie ein zarter Windhauch.
- Lege nach dem Sex deine Hand auf die Vulva und **»beschütze«** sie für ein paar Minuten.
- Wenn du einen Lingam berührst, sei dir bewusst, dass auch er **langsame Berührungen** schätzt. Es muss nicht immer schnell hoch und runter gehen. Und was ist mit seinen Hoden?
- Bitte ziehe niemals deinen Finger schnell aus der Vagina. Viele Frauen schätzen es, wenn der Mann sich **langsam zurückzieht.** Das gilt auch für deinen Penis.

Und hier noch zwei Dinge, die ich so wichtig finde, die aber bei den Übungen leider keinen Platz mehr gefunden haben:

- Jede Vagina hat eine andere Größe – manche sind länger, manche kürzer. Falls der Penis (extrem) lang ist, stößt er an den Muttermund der Frau. Autsch! Falls das bei euch so ist, probiert mal eine andere Stellung aus und/oder wickelt ein Tuch um den Schaft des Penis – das stoppt.
- Mundgeruch und mangelnde Körperhygiene können ein Major-Abtörner sein. Falls das bei euch der Fall sein sollte, bitte traut euch und sprecht es an.

WER SIND DIE KÖPFE HINTER STC?

In meinen Augen gibt es nicht nur **die eine** Sexualität. Sondern sie ist im besten Fall bunt und immer anders. Genauso wie die Abenteuer in diesem Buch und deren Verfasser. Alle Co-Autor*innen sind Spezialisten auf ihrem Gebiet, beraten mit Herz und Blut und stehen für einen speziellen Bereich, den sie für STC liebevoll in ein Abenteuer gepackt haben.

Mit jeder meiner Co-Autor*innen verbindet mich eine kleine oder große Geschichte. Manche begleiten mich schon viele Jahre, und andere habe ich auf meiner Reise für dieses Buch »gefunden«. Hier ein kurzer Überblick der Künstler, die in STC ausstellen.

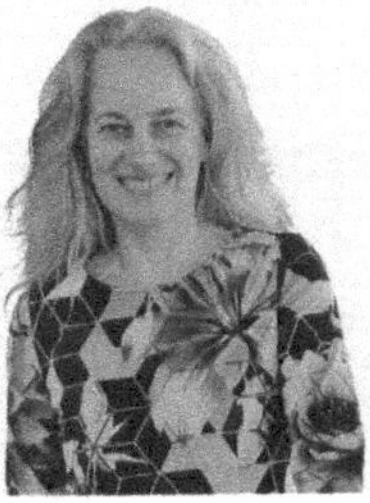

Yella Cremer
(Abenteuer 23: »Kuscheln mit Reinstecken«)
Yellas größtes Geschenk ist ihr sexpositiver Raum, der alle wandelt, die ihn betreten. Ihre offene, direkte und liebevolle Art sendet eine tiefe Erlaubnis.

»Sex ist nicht die Kirsche auf dem Kuchen, sondern die grundsätzliche Lebenskraft und Quelle für Verbindung, persönliche und spirituelle Entwicklung.«

Sie forscht und lehrt seit über 20 Jahren zum Thema Sexualität und Persönlichkeitsentwicklung als Autorin, Lehrerin, Coach und nennt sich »Anstifterin zu mehr Genuss«.

»Guter Sex ist eine Entscheidung«, sagt sie.

Ihr Wissen ist hands on: Von 2005 bis 2012 leitete Yella eine Tantramassage-Praxis. Ihr erstes Buch »Die 50 besten Sexschulen – Sex lässt sich lernen« erschien 2011, gefolgt von einer Reihe innovativer Kurzanleitungen zur Tantramassage und den Büchern »Das G-Punkt-Handbuch für Sexgötter«, »Yoni-Massage: Lust, Heilung und Intimität« und »Liebe würde Slow Sex machen«.

Ihr »Slow Sex«-Onlinekurs hat bisher schon hunderte von Paaren erreicht.

Sie lebt in Hamburg und als Teilzeit-Digitale-Nomadin auf der ganzen Welt. Mehr findet ihr unter www.lovebase.com.

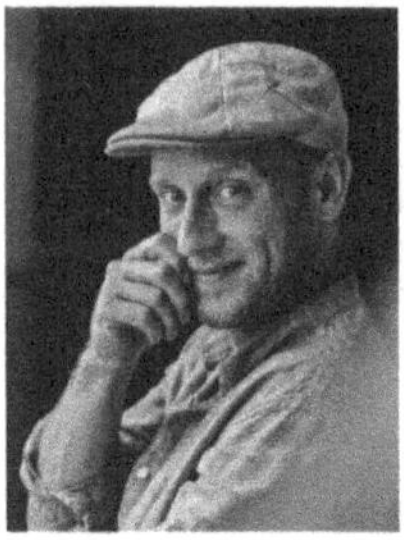

Ater Crudus
(Abenteuer 26, 27 und 28: »Shades of Home«)

ist Bondage-Experte, Coach und Autor aus Leipzig. Seit 2009 setzt er auf »Freies Fesseln«, um Menschen sicher und selbstbestimmt in die Welt des Fesselns einzuführen. Mit tausenden Workshop-Teilnehmerinnen festigt sich seine Vision für einen angstfreien Zugang.

Ater ist es wichtig, dass es keine starren Regeln gibt. Er ermutigt dazu, intuitiv und auf Augenhöhe zu agieren. Jeder soll seine eigenen Fähigkeiten und Vorlieben erkunden können, ohne vorgegebenen Konzepten zu folgen. Er war auch im Film »Touch Me Not« (2018) zu sehen und veröffentlicht regelmäßig Texte zum Thema Bondage.

Sein Wunsch: Mut zur eigenen Entdeckung, Glück in der Teilung und die Offenheit für ein neugieriges und unvoreingenommenes Leben.

https://shop.sensual-contact.de

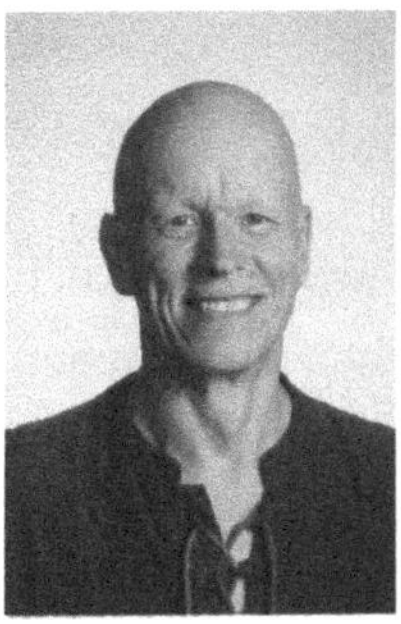

Ossi Kajas
(Abenteuer 18: »Tanz der vier Elemente«)

»Ich war schon immer daran interessiert, wie man sich mit den Liebesenergien des Universums verbinden kann, um mit der Natur in Kontakt zu sein. Gleichzeitig möchte ich die physische Freude am Menschsein, unseren Sinnen und dem sozialen Leben in der Gesellschaft erleben. Mein Körper ist der Tempel meiner Seele.«

Ossis Bewusstsein für den Körper und seine Lebenshaltungen wurden besonders von Kampfkunst, Zen, Tao, Meditation, NLP, Ashtanga Yoga, Tantra und Mantras beeinflusst, ebenso wie von Musik und kreativem Tanz, wie etwa dem Ecstatic Dance – bei dem Ossi Kajas auch als DJ auflegt.

Er leitet allein und mit seiner Partnerin Annica Hill (Sun& Moon) tantrische Paarkurse in Helsinki.

Er genießt sein Leben und sieht um sich herum mehr Möglichkeiten als Beschränkungen: »Jede Aktivität, die uns für das Leben sensibilisiert, stärkt uns, und Liebe ist die größte Kraft.«

https://ossikajas.com/in-english/

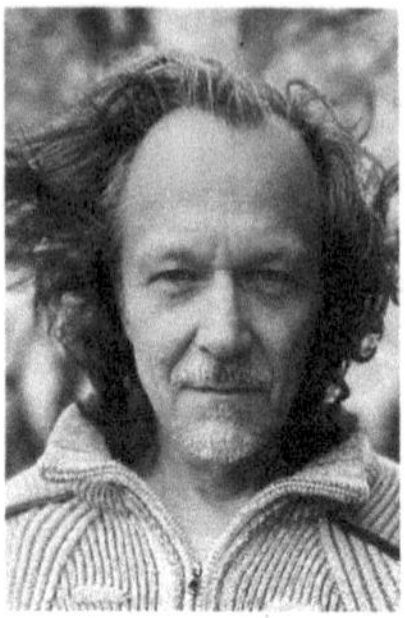

Ottokar Lehrner mit Jana Welch (Abenteuer 16: »Dr. Hart und Fräulein Schmidt« und Abenteuer 19: »Eine erotische Reise ans Meer«)

Der Wahlberliner ist Schauspieler und Regisseur für Bühne und Film, Autor und Host von sexpositiven Workshops und Festivals in Deutschland, Österreich und Australien. Sein Hauptformat ist »Wonne – vom Kopf in den Körper«. Er war Veranstalter der legendären Opium-Berlin-Events und arbeitet als Coach für Sexualität und Beziehung.

»Mein Kink ist Verbindung. Wenn du die andere wirklich siehst, wenn man vom anderen wahrhaftig gesehen wird – sehen heißt: wirklich meinen –, gibt es einen Quantensprung beim Gefühl, beim Begehren, der Lust und bei der Liebe. Und das alles ist so viel größer als der perfekte Arsch oder die schönsten Augen. Es führt einen weg vom ›Ich will‹ zu einem gemeinsamen Moment, einem magischen Tanz, und sei es nur für eine Nacht. Meine Herangehensweise ist eine spielerische – mit Leichtigkeit, Humor, Empathie und Liebe. Liebe zu mir selbst und den Menschen mit all ihren Facetten. www.changingreality.life

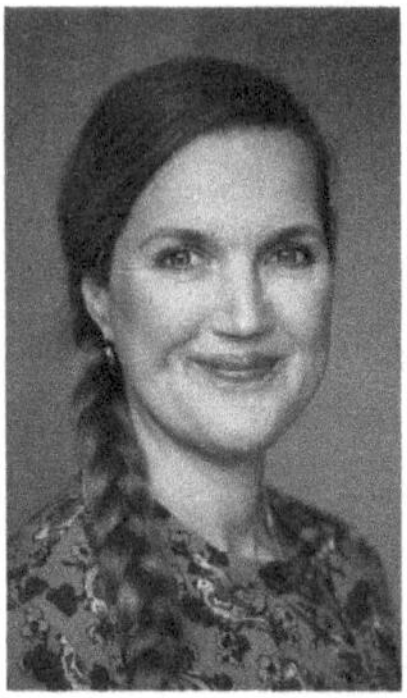

Dania Schiftan (Abenteuer 15: »Lecker lecken«)

ist klinische Sexologin und Psychotherapeutin mit eigener Praxis in Zürich. Ihr Buch »Coming Soon: Orgasmus ist Übungssache«, erschienen im Piper-Verlag, wurde inzwischen rund 60.000-mal verkauft. Als Autorin, Dozentin, Speakerin auf verschiedenen Veranstaltungen und in ihrem Podcast »Release –

Der Therapiepodcast mit Dania Schiftan« gibt sie ihr Wissen rund um eine genussvolle Sexualität an andere Menschen weiter. Jahrelange praktische Erfahrung kombiniert sie mit sinnvollen, leicht umsetzbaren Übungen, die dabei helfen, den eigenen Körper zu erforschen und die eigene Lust (wieder neu) kennenzulernen. Ja, Sex ist wichtig. Weil Wohlbefinden und Lebensqualität auch davon abhängen, ob wir unsere Sexualität zufriedenstellend erleben. Dania lebt mit ihrem Mann und ihren beiden Kindern in Zürich.

www.daniaschiftan.ch

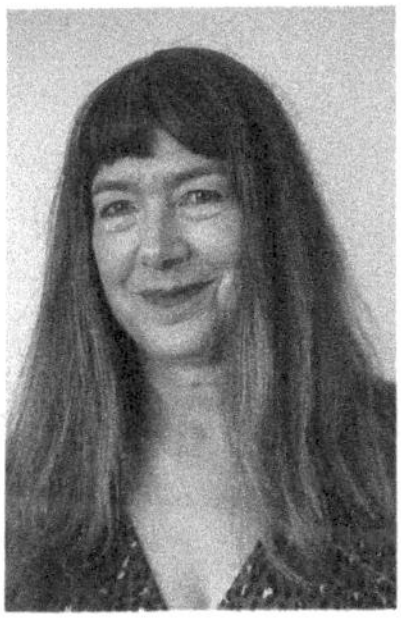

Stella Anna Sonnenbaum (Abenteuer 20: »Nächste Ausfahrt rechts«)

arbeitet als somatische Sexologin und Körpertherapeutin in London und online. Ursprünglich Apothekerin mit Magisterabschluss in Public Health, fand sie ihren Weg zur somatischen Sexologie über Tantra. Sie ergriff die Initiative, als sie selbst in einer sexlosen Beziehung lebte, und besuchte mit ihrem damaligen Partner Tantra-Retreats für Paare. Seit 2014 hilft sie nun selbst Paaren, mehr Intimität in ihrer Beziehung zu finden.

Mit ihren Zertifikaten in Sexologischer Körperarbeit (2015) und Somatic Sex Education (2017) unterstützt sie Menschen dabei, mehr Freude mit ihrem Körper und in ihrer Beziehung zu haben und erfolgreich über Berührung und Sexualität zu kommunizieren. Stella hält auch Vorträge und gibt Workshops zu Sexualität und Berührungskommunikation. Sie hat an einer Reihe von Publikationen mitgewirkt und war zuletzt (2023) als Intimitätscoach in der ITV-Serie »My Mum your Dad« zu sehen.

https://StellaWithLove.com

DANKSAGUNG

Man kann vieles allein schaffen, aber dann doch nicht alles. Dieses Buchprojekt hat mir mal wieder gezeigt, wie schön es ist, im Team zu arbeiten, und dass man viel mehr bekommt, wenn man auch etwas abgibt. So viele Menschen haben mitgeholfen, dass »Sex that connects« so geworden ist, wie ich es mir gewünscht und erhofft habe. Das ist nicht selbstverständlich für mich, und deswegen möchte ich mich von ganzem Herzen bedanken bei:

meiner Agentur AB Glanz, die unermüdlich an mich glaubt und die mich in jeder Situation unterstützt.

Meinem Verlag, der mir diese Chance schenkt, ein Buch veröffentlichen zu dürfen.

Meiner Lektorin Nina Schnackenbeck, die immer wieder Ordnung in meine Gedanken gebracht und die alles so schön korrigiert und verbessert hat. Das war ein Segen für mich.

Meiner Illustratorin Sabine Timmann, die mit ihren wunderschönen Outline-Zeichnungen mein Buch mit Leben und Erotik gefüllt hat.

Vielen lieben Dank auch an meine sechs Co-Autorinnen, deren Abenteuer dieses Buch so wunderbar bunt gemacht haben. Und natürlich auch Merci an meine Klienten, die mir immer wieder ihr Vertrauen schenken und die ich beraten darf. Ihre Sicht auf die Partnerschaft und Sexualität ist es, die mir geholfen hat, dieses Buch zu schreiben.

Herzlichen Dank auch an Eran Freiwald, mit dem ich dieses Buch Mitte 2022 konzipiert habe.

Und natürlich bedanke ich mich für die unermüdliche Unterstützung und Liebe meiner gesamten Familie: Bei meinem Partner Marc, der sich dreizehn Monate lang anhören musste, dass ich das Buch niemals zum Termin fertigbekommen würde und der mir immer zur Seite stand, bei meinen Kindern Eliot und Nelson, die in dieser Zeit oft zurückstecken mussten, und natürlich bei meiner Schwester Nina und meiner Mama. Alle haben mich ermuntert und immer an mich geglaubt. Ich danke euch von Herzen.